Kohlhammer

Pädiatrische Neurologie

Herausgegeben von Lucia Gerstl und Florian Heinen

Eine Übersicht aller lieferbaren und im Buchhandel angekündigten Bände der Reihe finden Sie unter:

 https://shop.kohlhammer.de/paediatrische-neurologie

Die Autoren

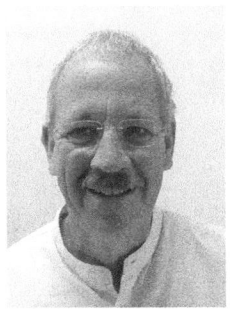

Prof. Dr. med. Wolfgang Müller-Felber, Kinderarzt und Kinderneurologe, Neurologe und Psychiater am Dr. v. Haunerschen Kinderspital des LMU Klinikums München sowie ehem. Leiter des Zentrums für Neuromuskuläre Erkrankungen und klinische Neurophysiologie im Kindesalter.

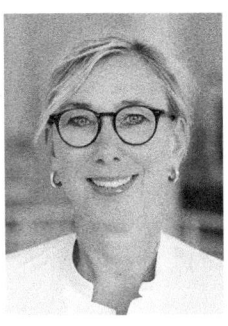

Prof. Dr. med. Ulrike Schara-Schmidt, Kinderärztin und Kinderneurologin, Leitende Ärztin der Abt. Neuropädiatrie mit Schwerpunkt neuromuskuläre Erkrankungen sowie stv. Direktorin der Klinik für Kinderheilkunde, Universitätsklinikum Essen.

Wolfgang Müller-Felber
Ulrike Schara-Schmidt

Neuromuskuläre Erkrankungen bei Kindern und Jugendlichen

Leitfaden für die klinische Praxis

2., überarbeitete Auflage

Unter Mitarbeit von Astrid Blaschek, Dieter Gläser und Sören Lutz

Verlag W. Kohlhammer

Dieses Werk einschließlich aller seiner Teile ist urheberrechtlich geschützt. Jede Verwendung außerhalb der engen Grenzen des Urheberrechts ist ohne Zustimmung des Verlags unzulässig und strafbar. Das gilt insbesondere für Vervielfältigungen, Übersetzungen, Mikroverfilmungen und für die Einspeicherung und Verarbeitung in elektronischen Systemen.

Pharmakologische Daten, d. h. u. a. Angaben von Medikamenten, ihren Dosierungen und Applikationen, verändern sich fortlaufend durch klinische Erfahrung, pharmakologische Forschung und Änderung von Produktionsverfahren. Verlag und Autoren haben große Sorgfalt darauf gelegt, dass alle in diesem Buch gemachten Angaben dem derzeitigen Wissensstand entsprechen. Da jedoch die Medizin als Wissenschaft ständig im Fluss ist, da menschliche Irrtümer und Druckfehler nie völlig auszuschließen sind, können Verlag und Autoren hierfür jedoch keine Gewähr und Haftung übernehmen. Jeder Benutzer ist daher dringend angehalten, die gemachten Angaben, insbesondere in Hinsicht auf Arzneimittelnamen, enthaltene Wirkstoffe, spezifische Anwendungsbereiche und Dosierungen anhand des Medikamentenbeipackzettels und der entsprechenden Fachinformationen zu überprüfen und in eigener Verantwortung im Bereich der Patientenversorgung zu handeln. Aufgrund der Auswahl häufig angewendeter Arzneimittel besteht kein Anspruch auf Vollständigkeit.

Die Wiedergabe von Warenbezeichnungen, Handelsnamen und sonstigen Kennzeichen in diesem Buch berechtigt nicht zu der Annahme, dass diese von jedermann frei benutzt werden dürfen. Vielmehr kann es sich auch dann um eingetragene Warenzeichen oder sonstige geschützte Kennzeichen handeln, wenn sie nicht eigens als solche gekennzeichnet sind.

Es konnten nicht alle Rechtsinhaber von Abbildungen ermittelt werden. Sollte dem Verlag gegenüber der Nachweis der Rechtsinhaberschaft geführt werden, wird das branchenübliche Honorar nachträglich gezahlt.

Dieses Werk enthält Hinweise/Links zu externen Websites Dritter, auf deren Inhalt der Verlag keinen Einfluss hat und die der Haftung der jeweiligen Seitenanbieter oder -betreiber unterliegen. Zum Zeitpunkt der Verlinkung wurden die externen Websites auf mögliche Rechtsverstöße überprüft und dabei keine Rechtsverletzung festgestellt. Ohne konkrete Hinweise auf eine solche Rechtsverletzung ist eine permanente inhaltliche Kontrolle der verlinkten Seiten nicht zumutbar. Sollten jedoch Rechtsverletzungen bekannt werden, werden die betroffenen externen Links soweit möglich unverzüglich entfernt.

2., überarbeitete Auflage 2025

Alle Rechte vorbehalten
© W. Kohlhammer GmbH, Stuttgart
Gesamtherstellung: W. Kohlhammer GmbH, Heßbrühlstr. 69, 70565 Stuttgart
produktsicherheit@kohlhammer.de

Print:
ISBN 978-3-17-043504-9

E-Book-Formate:
pdf: ISBN 978-3-17-043505-6
epub: ISBN 978-3-17-043506-3

Inhalt

I Diagnostik

1 Anamnese **11**

2 Klinische Untersuchung **14**

3 Technische Untersuchungen **16**
- 3.1 Labordiagnostik 16
- 3.2 Neurografie 18
- 3.3 Elektromyografie (EMG) 19
- 3.4 Myosonografie 21
- 3.5 Neurosonografie 23
- 3.6 Weitere bildgebende Verfahren 24
- 3.7 Muskelbiopsie 25
- 3.8 Fibroblastenkultur 28
- 3.9 Genetische Diagnostik 29

4 Leitsymptome und ihre Differenzialdiagnosen **31**
- 4.1 Floppy-Infant-Syndrom 31
- 4.2 Muskelschwäche 33
- 4.3 Myalgien 36
- 4.4 Belastungsintoleranz 37
- 4.5 Faszikulationen 38
- 4.6 Fibrillationen 39
- 4.7 Muskel-Rippling 40
- 4.8 Tremor 40
- 4.9 Trophische Störungen der Skelettmuskulatur 41
- 4.10 Myotonie/Muskelsteifigkeit 43
- 4.11 Rhabdomyolyse 45
- 4.12 Ptosis 46
- 4.13 Externe Ophthalmoplegie 47
- 4.14 Störung der Pupillomotorik 48
- 4.15 Fazies myopathica 49
- 4.16 Sprechstörung-Dysarthrie 50
- 4.17 Schluckstörung 52
- 4.18 Sensibilitätsstörungen 53

5	Nichtmuskuläre Manifestationen bei Muskelerkrankungen	55
5.1	Respiratorische Insuffizienz	55
5.2	Kardiomyopathie	58
5.3	Zentralnervöse Manifestationen	60
5.4	Hepatopathie	62
5.5	Hörstörungen	63
5.6	Augensymptome/Störungen des Sehapparates	64
5.7	Skoliose	67
5.8	Kontrakturen	68

II Krankheiten

1	Vorderhornerkrankungen	73
1.1	Genetische Motoneuronopathien	73
1.2	Entzündliche Motoneuronerkrankungen	94

2	Neuropathien	97
2.1	Entzündliche Neuropathien	97
2.2	Hereditäre Neuropathien	117
2.3	Toxische Neuropathien	135

3	Myopathien	139
3.1	Progressive Muskeldystrophien	139
3.2	Strukturmyopathien – kongenitale Myopathien mit Strukturbesonderheiten	186
3.3	Metabolische Myopathien	198
3.4	Maligne Hyperthermie	226
3.5	Myotonie/Kanalerkrankungen	229
3.6	Entzündliche Myopathien	241

4	Neuromuskuläre Übertragungsstörungen	253
4.1	Immunogene Erkrankungen der Synapse	253
4.2	Kongenitales myasthenes Syndrom (CMS)	267
4.3	Toxische Erkankungen der neuromuskulären Übertragung	277

III Therapeutische Grundprinzipien

1	Gesetzliche Bestimmungen der Leistungsträger	285
2	Grundsätze der Rehabilitation	287
3	Besonderheiten rehabilitativer Maßnahmen bei Kindern und Jugendlichen mit neuromuskulären Erkrankungen	288

4	Psychosoziale Betreuung	289
5	Physiotherapie	290
6	Ergotherapie	296
7	Logopädie	298
8	Anästhesie und Chirurgie bei neuromuskulären Erkrankungen	300

IV Verzeichnisse

Literaturverzeichnis	303
Autorenverzeichnis	307
Abkürzungsverzeichnis	308
Sachwortverzeichnis	311

I Diagnostik

1 Anamnese

Neuromuskuläre Erkrankungen beinhalten Erkrankungen der Motorneurone in der Medulla oblongata und im Rückenmark, der peripheren Nerven, der neuromuskulären Synapse sowie der Herz- und Skelettmuskulatur. Im Kindes- und Jugendalter sind diese Krankheiten überwiegend genetisch bedingt, als sekundär erworbene Veränderungen sind sie deutlich seltener als im Erwachsenenalter. Insgesamt handelt es sich um sehr seltene Erkrankungen und eine kausale Therapie steht für die meisten Erkrankungen derzeit noch nicht zur Verfügung. Fortschritte der Molekularbiologie ermöglichen inzwischen allerdings bei einzelnen Erkrankungen eine kausal orientierte Behandlung. Die individuelle Diagnosesicherung spielt zudem für die Beratung der Familien bezüglich der Prognose, für eine gezielte Pränataldiagnostik und eine optimale symptomatische Therapie eine wesentliche Rolle. Trotz der zahlreich zur Verfügung stehenden technischen Untersuchungsmöglichkeiten kommt der ausführlichen Anamnese und der eingehenden klinisch-neurologischen Untersuchung eine zentrale Rolle in der Diagnostik zu. Gerade in Zeiten der Hochdurchsatzgenetik ist eine präzise klinische Einordnung essenziell, um die Kausalität genetischer Varianten einschätzen zu können.

In der *Eigenanamnese* sind besonders zu beachten:

- Pränatale Entwicklung
  - Angaben zur intrauterinen Entwicklung und zur Geburt, um die insgesamt häufigeren erworbenen zentralnervösen Ursachen gegenüber den selteneren neuromuskulären Erkrankungen abzugrenzen
  - Polyhydramnion als Hinweis auf eine bereits pränatal bestehende Schluckstörung
  - Verminderte Kindsbewegungen, wobei hier insbesondere ein Nachlassen der Kindsbewegungen im Verlauf der Schwangerschaft von Bedeutung ist
- Neonatalperiode
  - Floppy-Infant-Syndrom
  - Schluckstörung nach der Geburt (Notwendigkeit der Sondierung)
  - Respiratorische Probleme
  - Angeborene Kontrakturen (Arthrogryposis multiplex) als Hinweis auf eine bereits pränatal bestehende verminderte Bewegung
- Psychomotorische Entwicklung
  - Exakte Dokumentation der motorischen Meilensteine: Diese sind häufig bei kongenitalen Myopathien verzögert. Allerdings können sie auch bei degenerativen Myopathien (z. B. DMD) verzögert sein. Es sollte nicht nur darauf

geachtet werden, ob die Meilensteine zeitgerecht erreicht werden, sondern insbesondere auch darauf, ob die Qualität der Bewegung Gleichaltrigen entsprochen hat. Häufig berichten die Eltern, dass betroffene Kinder immer etwas langsamer und ungeschickter waren als ihre Altersgenossen.
  - Mentale Entwicklung: Diese ist in aller Regel bei neuromuskulären Erkrankungen im Bereich der Norm. Ausnahmen von dieser Regel sind Dystrophia myotonica, DMD, einige kongenitale Muskeldystrophien mit zusätzlicher Beteiligung des Gehirns sowie Mitochondriopathien.
  - Sprachentwicklung: Diese ist häufig verzögert bei gleichzeitiger mentaler Entwicklungsstörung. Bei Knaben mit Sprachentwicklungsverzögerung sollte auf jeden Fall auch an die Möglichkeit einer DMD gedacht werden.
- Zeitliche Charakteristik
  - Ablauf mit langsam oder rasch progredientem Beginn und Verlauf (abrupt bei toxischen, metabolischen Ursachen, bei Progression über Tage bis Wochen entzündliche Erkrankungen, über Monate bis Jahre eher hereditäre, degenerative Erkrankungen)
  - Hinweise für ein episodisches Auftreten (z. B. Kanalkrankheiten, Störungen der neuromuskulären Transmission)
  - Belastungsabhängige Beschwerden oder Beschwerden mit Zunahme im Verlauf des Tages (bei Störung der neuromuskulären Übertragung)
- Vorausgegangene Erkrankungen (z. B. Durchfallerkrankungen bei Guillain-Barré-Syndrom, Chemotherapie)
- Zusatzsymptome
  - Hinweise für eine kardiale Beteiligung
  - Respiratorische Probleme (insbesondere auch Hinweise auf nächtliche respiratorische Insuffizienz wie Durchschlafstörungen, Albträume, morgendliche Kopfschmerzen, Inappetenz, neu aufgetretene Gedeihstörung, Nachlassen von Schulleistungen)
  - Myalgien: Hier muss vor allem danach gefragt werden, ob diese in Ruhe, bei Belastung oder im Anschluss an Belastung auftreten.
  - Sensibilitätsstörungen (bei Neuropathien), schlecht heilende Wunden bei sensorischen Neuropathien
  - Deutliche Verschlechterung bei Infekten (häufig bei mitochondrialen Erkrankungen, aber auch bei immunologischen neuromuskulären Erkrankungen)
  - Roter/bierbrauner/Cola-farbener Urin als Hinweis auf Rhabdomyolyse
  - Gelenkschwellung, Arthralgien bei entzündlichen Erkrankungen
- Die *Familienanamnese* gibt Aufschluss über zusätzlich betroffene Familienmitglieder und die Stammbaumanalyse (optimal sind drei Generationen) über mögliche Erbgänge in der Familie. Bei ebenfalls betroffenen Familienmitgliedern sind ausführliche Anamnese und Untersuchung zu ergänzen. Hier muss vor allem gezielt nach Störungen gefragt werden, welche die Familie unter Umständen gar nicht in Zusammenhang mit der Muskelerkrankung sieht:
  - Narkosezwischenfälle als Ausdruck einer Anlage für die maligne Hyperthermie

- Katarakt bei Dystrophia myotonica
- Schwierigkeiten beim Schuhkauf als Hinweis auf Ballenhohlfuß

Allerdings kann die Familienanamnese in der Regel nicht die persönliche Untersuchung von möglicherweise betroffenen Familienmitgliedern ersetzen. Man erlebt häufig, dass entweder Symptome überbewertet werden (z. B. etwas hoher Fußrist als Ballenhohlfuß) oder umgekehrt nicht wahrgenommen werden (z. B. Myotonie, für welche Betroffene oft eine ausreichende Kompensation entwickelt haben).

- Frage nach möglichen Ursachen
  - Toxin- und Medikamentenexposition
  - Physikalische Ursachen (z. B. länger andauernder Druck bei peripheren Lähmungen)

2   Klinische Untersuchung

Ganz allgemein lässt sich die klinische Untersuchung beim Kind in die beiden Bereiche

- Beobachtung der Spontanmotorik und
- formale Untersuchung

untergliedern. Je jünger das Kind ist, desto mehr muss man sich auf die Spontanbeobachtung verlassen.

Wenn möglich, sollte das Kind auf jeden Fall animiert werden

- auf einem Gang zu rennen,
- Treppe zu steigen,
- vom Boden aufzustehen,
- aus der Rückenlage aufzustehen und
- nach Gegenständen zu greifen.

Trotz der notwendigen spielerischen Atmosphäre sollte auch hier mit einer gewissen Systematik vorgegangen werden. Kriterien für die Beurteilung sind:

- Kann das Kind Tempo machen? Benötigt das Kind hierzu Ausgleichsstrategien wie vermehrte Mitbewegungen der Arme?
- Kann das Kind ohne Probleme losrennen oder kommt es zu einer Besserung nach Belastung (Warming-Up-Phänomen bei Myotonie)?
- Hochkommen vom Boden möglich? Abstützen an den Oberschenkeln oder an Gegenständen nötig (Gowers-Manöver als Hinweis auf eine proximale Muskelschwäche)?
- Ausgleichbewegungen? Trendelenburg-Zeichen?
- Ist das Gangbild steif (Myotonie oder zentrale Parese) oder schlaff (wie dies bei den meisten neuromuskulären Erkrankungen der Fall ist)?
- Besteht ein unsicheres Gangbild als Hinweis auf eine Störung der sensiblen Afferenz oder eine zusätzliche zentrale Koordinationsstörung? Hierbei muss allerdings immer mit überlegt werden, ob nicht die Muskelschwäche eine Koordinationsstörung vortäuscht.
- Vermehrte Vorfußbelastung?
- Kann das Kind über Kopf Gegenstände greifen? Erfolgen diese Bewegungen kraftvoll oder nur mit Schwungholen (wie dies beim schwachen Muskel häufig

der Fall ist)? Kann das Kind die Extremitäten entgegen der Schwerkraft in einer Position stabil halten?

Bei der formalen klinischen Untersuchung sollte auf folgende Aspekte besonders geachtet werden:

- Prüfung der Muskelkraft: Diese sollte möglichst präzise beschrieben werden (sowohl was die Verteilung betrifft als auch den Schweregrad). Bewährt hat sich hier zumindest beim älteren Kind das Medical-Research-Council (MRC)-Schema.
- Umschriebene Atrophie oder Hypertrophie der Muskulatur (z. B. Wadenhypertrophie?)
- Prüfung der Sensibilität (sowohl epikritische als auch protopathische Sensibilität)
- Muskeltonus
- Aktionsmyotonie, Perkussionsmyotonie
- Muskeleigenreflexe (hier vor allem Reflexdifferenzen und Unterschiede zwischen proximal und distal relevant)
- Hauterscheinungen (Cutis laxa? Exanthem im Sinne einer Dermatomyositis?)
- Dysmorphe Stigmata (länglicher Gesichtsschädel, hoher Gaumen, Trichterbrust) als Hinweis auf kongenitale Myopathien
- Orthopädische Aspekte
   - Beurteilung der Wirbelsäule (Skoliose? Rigid-Spine-Syndrom?)
   - Nachweis anderer Kontrakturen (Ellbogen, Hüftgelenk und Kniegelenk, Ulnardeviation der Hände)
   - Ballenhohlfuß, Klumpfuß
   - Hinweise auf Hüftgelenksluxation
   - Schwellungen, schmerzhafte Bewegungseinschränkungen

Bei jeder klinischen Untersuchung sollte auf jeden Fall mit überprüft werden, ob:

- Kardiale Probleme bestehen.
- Respiratorische Probleme vorhanden sind.

3 Technische Untersuchungen

3.1 Labordiagnostik

3.1.1 Biochemische Untersuchungen im Blut

Die Skelettmuskulatur ist reich an Kreatinkinase (CK), Laktatdehydrogenase (LDH), Aldolase und Pyruvatkinase; zusätzlich sind, wie in Leber und Erythrozyten, auch Glutamat-Oxalacetat-Transaminase (GOT) und Glutamat-Pyruvat-Transaminase (GPT) in der Skelettmuskulatur vorhanden.

- *CK (Serum)*: setzt sich zusammen aus den Isoenzymen CK-MM (Skelettmuskel), CK-MB (Herz- und Skelettmuskel) und CK-BB (ZNS); in der Routine misst man die CK, CK-MB und CK-MM; eine Erhöhung weist im Kindes- und Jugendalter in der Regel auf eine Schädigung der Skelettmuskulatur hin; ein Myokardinfarkt als Ursache ist extrem selten

> **Cave**
> - Labor- und altersabhängige Normwerte müssen bei der Interpretation beachtet werden.
> - Bei klinisch gesunden Patienten ist bei einer CK-Erhöhung vor Einleitung einer weiteren Diagnostik eine Makro-CK differenzialdiagnostisch auszuschließen (dies ist allerdings nicht nötig, falls auch andere Enzyme wie GOT, GPT, Aldolase oder LDH gleichsinnig erhöht sind).
> - Eine normale CK schließt eine neuromuskuläre Erkrankung nicht aus.

- *GOT und GPT (Serum)*: Bei neuromuskulären Erkrankungen handelt es sich um Isoenzyme aus der Skelettmuskulatur. Die Bestimmung der CK sollte Teil der Labordiagnostik bei der Abklärung einer Transaminasenerhöhung sein, um Fehldiagnosen auszuschließen.
- *LDH (Serum)*: Hier gilt das Gleiche wie für GOT und GPT.
- *Aldolase (Serum)*: unspezifische Erhöhung, daher in der Praxis nicht primär eingesetzt, evtl. hilfreich bei Dermatomyositis (kann erhöht sein bei sonst normalen Werten für CK, GOT, GPT und LDH)
- *Pyruvat und Laktat (Serum, Liquor, Urin)*: Vor allem bei Verdacht auf eine mitochondriale Erkrankung. Dann Laktat auch in Urin und Liquor untersuchen!

Ansonsten bei neuromuskulären Krankheiten nicht wegweisend. Häufig finden sich unspezifische Erhöhungen (z. B. bei schwieriger Blutentnahme).
- *Blutbild und C-reaktives Protein (CRP) (Serum):* Wichtig bei Verdacht auf entzündliche Muskelerkrankungen, wobei hier auch Normalwerte vorkommen können. Bei chronischen oder langsamer verlaufenden Erkrankungen kann die BSG erhöht sein, trotz sonst unauffälligen Entzündungsparametern.
- *Elektrolyte, besonders Kalium (Serum):* erhöht oder erniedrigt bei periodischen Paresen (hypo- oder hyperkalämisch); hier ist die Aussage der Messung besonders während der Episoden hoch. Wichtiger Parameter bei Rhabdomyolyse (wegen der Gefahr der Hyperkaliämie mit dem Risiko eines Herzstillstands).
- *Blutzucker (BZ):* Hypoglykämien können in Verbindung mit muskulären Symptomen bei den muskulären Glykogenosen (z. B. Glykogenose Typ III) auftreten.
- *Schilddrüsenparameter (f T3, f T4, TSH) (Serum):* sollten bei Muskelschwäche (Hyperthyreose/Hypothyreose), Muskelschmerzen (Hypothyreose) und ätiologisch ungeklärter CK-Erhöhung (Hypothyreose) immer mit untersucht werden.
- *Kalziumstoffwechsel (Kalzium, Phosphat, Magnesium und Parathormon):* im Serum messbar; bei muskulärer Hypotonie, Belastungsintoleranz und übererregbarer Muskulatur müssen Störungen des Kalziumhaushaltes berücksichtigt werden.
- *Ammoniak (Serum):* erhöht bei Lipidmyopathien
- *Carnitin:* beim systemischen Carnitinmangel vermindert messbar. Beim rein muskulären Carnitinmangel ist allerdings nur eine Bestimmung in der Muskulatur aussagekräftig.
- *Acylcarnitine im Serum:* Bei Lipidspeichermyopathien/beta-Oxidationsdefekten findet sich ein pathologisches Profil. Aus der Verteilung der Acylcarnitine kann auf die möglichen Stoffwechseldefekte rückgeschlossen werden.
- *Dicarbonsäuren im Urin:* bei Lipidmyopathien nachweisbar
- *Selten:* Bei der Kombination CK-Erhöhung, Glycinausscheidung im Urin und klinischer Symptomatik eines adrenogenitalen Syndroms mit Hyponatriämie, Hyperkaliämie und metabolischer Azidose ist ein größerer Gendefekt auf dem X-Chromosom, ein sogenanntes »Contiguous Gene Syndrome«, auszuschließen oder zu belegen; dieser Defekt betrifft mehrere nebeneinander liegende Gene auf dem X-Chromosom, die die genannte Symptomkonstellation bedingen.
- *Liquoruntersuchung:* In der Differenzialdiagnostik bei neuromuskulären Erkrankungen selten indiziert, wichtig bei: Guillain-Barré-Syndrom, Mitochondriopathie (Laktaterhöhung im Liquor wegweisend) und in Einzelfällen bei der Abgrenzung hereditäre Neuropathie versus entzündliche Neuropathie

3.2 Neurografie

3.2.1 Methodik

Durch elektrische Stimulation mit Oberflächenelektroden und Ableitung ebenfalls mit Oberflächenelektroden können sowohl sensible als auch motorische Nerven untersucht werden. Es empfiehlt sich, die Reizstärke unter kontinuierlicher Stimulation schrittweise bis zur adäquaten, supramaximalen Erregung zu erhöhen und die minimal notwendige Stromstärke zu verwenden, um eine unnötige Traumatisierung des Kindes zu vermeiden. Es empfiehlt sich, mit der sensiblen Neurografie zu beginnen, da diese zum einen mit niedrigeren Reizstärken und damit weniger Belastung für das Kind machbar ist, zum anderen beim unruhigen Kind deutlich schwieriger durchzuführen ist.

Eine Sedierung ist in geübten Händen in der Regel nicht notwendig.

3.2.2 Indikation

Bei Kindern mit Verdacht auf eine neuromuskuläre Erkrankung sollte die Indikation großzügig gestellt werden, da Neuropathien sehr vielgestaltige Bilder (einschließlich proximaler Muskelschwäche) bieten können. Dies umso mehr, da es sich – wenn kindgerecht durchgeführt – um ein wenig invasives Verfahren handelt.

3.2.3 Kontraindikationen

Keine.

3.2.4 Beurteilungskriterien

Die neurografische Untersuchung erlaubt Rückschlüsse auf die Intaktheit von Axon und Myelinscheide. Hierzu werden routinemäßig folgende Parameter untersucht:

- Nervenleitgeschwindigkeit (NLG): Eine Verminderung unter 20% des Normwertes ist ein Hinweis auf eine demyelinisierende Schädigung des peripheren Nerven. Allerdings muss beim Kind darauf geachtet werden, dass die Messung bei normaler Hauttemperatur (34 Grad Celsius) erfolgt oder der Wert korrigiert wird. Es müssen altersabhängige Normwerte zugrunde gelegt werden. Ungefähr ab dem 2. Lebensjahr können die Normwerte der Erwachsenen verwendet werden.
- Distale motorische Latenz (DML): ist ebenfalls ein möglicher Hinweis auf eine demyelinisierende Schädigung. Allerdings sollten die Werte wegen der oft schlecht kontrollierbaren Temperatur sehr kritisch betrachtet werden.

- Motorisches Summenaktionspotenzial (CMAP): vermindert bei axonaler Schädigung, aber auch bei Verlust von Muskelfasern im Rahmen von Myopathien sowie selten bei einer stark ausgeprägten neuromuskulären Übertragungsstörung (z. B. Botulismus). Eine Unterscheidung zwischen Myopathie und neurogenen Schädigungen ist somit allein aufgrund der CMAPs nicht möglich! Ist das Summenaktionspotenzial bei distaler Stimulation mehr als doppelt so hoch wie das bei proximaler Stimulation, kann ein Leitungsblock (z. B. im Rahmen einer demyelinisierenden Erkrankung) vorliegen.
- Sensibles Summenaktionspotenzial (SNAP): vermindert bei axonaler Schädigung des sensiblen Nerven

3.2.5 Fehlerquellen

- Nicht ausreichende Stimulation des Nerven (insbesondere bei ungeübtem Untersucher)
- Zu kühle Extremitäten
- Versehentliche Stimulation eines benachbarten Nerven (dies spielt insbesondere bei kleinen Kindern mit eng aneinander liegenden Nerven am Oberarm eine Rolle)

3.2.6 Grenzen der Methodik

Insbesondere in den ersten beiden Lebensjahren findet sich noch eine sehr breite Streuung der Normwerte. Aus diesem Grund lassen sich geringfügige demyelinisierende Störungen nicht sicher beweisen. Die Messung der sensiblen und motorischen Summenaktionspotenziale unterliegt methodisch bedingt (z. B. Dicke des subkutanen Fettgewebes) großen Schwankungen. Deshalb lassen sich auch hier geringfügige Schädigungen nicht hinreichend beweisen.

3.3 Elektromyografie (EMG)

3.3.1 Methodik

Die Untersuchung erfolgt mit konzentrischen Nadelelektroden. Registriert wird das Muster am entspannten Muskel sowie bei Willkürinnervation, wobei der Untersucher in der Lage sein muss, aus dem EMG-Muster zu beurteilen, ob es sich um Willkürinnervation oder um pathologische Spontanaktivität am ruhenden Muskel handelt. Eine Aufforderung an das Kind zur Entspannung oder Anspannung der Muskulatur führt, da es sich um eine schmerzhafte Untersuchung handelt, beim Kind in der Regel nicht zum Ziel. Die Untersuchung sollte nur von einem Untersucher durchgeführt werden, der über ausreichende Erfahrung in dieser Technik beim Kind verfügt. Die Anzahl der sondierten Muskeln muss auf ein Minimum eingeschränkt werden. Deshalb ist eine klinische Untersuchung des Kindes vor der Elektromyografie zwingend notwendig. Durch eine vorgeschaltete myosonografische Untersuchung, die die topografische Verteilung der Veränderungen erfasst, kann das Ausmaß der EMG-Untersuchung deutlich beschränkt werden.

3.3.2 Indikation

Bedingt durch die Entwicklungen in Bildgebung und Molekulargenetik hat sich die Indikation deutlich eingeengt. Es empfiehlt sich in jedem Fall, vor Durchführung des EMGs eine Sonografie der Muskulatur sowie bei Verdacht auf eine Muskeldystrophie eine Bestimmung des CK-Werts durchzuführen.

Wesentliche Indikationen sind:

- Traumatische Nervenläsionen: Mithilfe der Elektromyografie kann der Nachweis von Reinnervation geführt werden. In Kombination mit klinischen Kriterien kann somit die Entscheidung für oder gegen eine operative Revision getroffen werden.
- Bei Verdacht auf eine spinale Muskelatrophie kann die Elektromyografie schnell die Verdachtsdiagnose erhärten, in der Regel wird allerdings bei klinischem Verdacht direkt die Molekulargenetik veranlasst. Bei anderen neurogenen Läsionen (axonale Neuropathie, atypische spinale Muskelatrophie, neurogene Arthrogryposis multiplex) ist nach wie vor die Elektromyografie ein diagnostischer Baustein.
- Bei klinischem Verdacht auf eine Myotonie kann die Elektromyografie entscheidende Hinweise geben, wobei häufig der klinische Befund allein auch schon diese Diagnose erlaubt. Allerdings ist bei der Dystrophia myotonica in den ersten Lebensjahren nicht mit dem Auftreten myotoner Entladungen zu rechnen.
- Keine Indikation zur Elektromyografie besteht bei Verdacht auf Muskeldystrophie mit eindeutig nachgewiesener deutlicher CK-Erhöhung.

3.3.3 Kontraindikationen

Ausgeprägte Gerinnungsstörungen. Bei Verdacht auf Gefäßmalformationen (Hämangiome, Lymphangiome) sollte ebenfalls auf die Untersuchung im betroffenen Bereich verzichtet werden.

3.3.4 Beurteilungskriterien

Wesentliche Kriterien sind:

- Pathologische Spontanaktivität (Fibrillationen, positive Wellen) als Ausdruck einer floriden Schädigung des Nerven oder der Muskelmembran, myotone Entladungen
- Entladungsmuster bei Willkürinnervation
- Dauer, Amplitude und Phasenanzahl der Muskelaktionspotenziale
- Verteilungsmuster dieser Veränderungen (generalisiert, fokal, segmental, radikulär)

3.3.5 Fehlerquellen

Es handelt sich um ein extrem von der Erfahrung des Untersuchers abhängiges Verfahren. Wesentliche Fehlerquellen sind:

- Untersuchung des falschen Muskels
- Fehlinterpretation der Befunde
- Falsche klinische Wertung der Befunde

3.3.6 Grenzen der Methodik

Diese ergeben sich zum einen aus der eingeschränkten Anzahl untersuchbarer Muskeln. Eine falsche Auswahl untersuchter Muskeln führt zwangsläufig zu einem falschen Ergebnis.
Sehr häufig finden sich normale Befunde bei:

- Sehr frischen Läsionen
- Metabolischen Myopathien
- Strukturmyopathien
- Störungen der neuromuskulären Übertragung
- Demyelinisierenden Neuropathien

3.4 Myosonografie

3.4.1 Methodik

Die Untersuchung erfolgt am besten mit einem Linearschallkopf mit Frequenzen zwischen 7,5 und 15 MHz. Zur Diagnostik neuromuskulärer Erkrankungen ist es sinnvoll, regelmäßig eine standardisierte Auswahl von Muskeln zu untersuchen.

Hierbei sollten sowohl proximale als auch distale Muskeln an Armen und Beinen untersucht werden. Zusätzlich ist bei vielen Fragestellungen auch eine Untersuchung der Bauchwandmuskulatur sinnvoll.

Der Schallkopf sollte senkrecht zur Muskeloberfläche ohne viel Druck gehalten werden.

3.4.2 Indikation

Die Myosonografie ist ein problemlos einzusetzendes Screening-Verfahren zur Beurteilung der Muskulatur. Eine hohe Aussagekraft besteht bei:

- 5q-spinaler Muskelatrophie
- Kongenitalen Myopathien mit Strukturbesonderheiten
- Kongenitalen Muskeldystrophien
- Progressiven Muskeldystrophien (nicht im präsymptomatischen Stadium)

3.4.3 Kontraindikationen

Keine.

3.4.4 Beurteilungskriterien

Die Auswertung erfolgt überwiegend durch visuelle Analyse. Ob eine computergestützte Texturanalyse tatsächlich zusätzliche Vorteile bringt, ist umstritten. Recht gut etabliert ist die visuelle Beurteilung nach der Heckmatt-Skala, welche zwar nur eine grobe Einteilung ermöglicht, dafür aber recht gut reproduzierbar ist:

- Grad 1 = unauffälliger Muskel
- Grad 2 = leichte Vermehrung der Echointensität
- Grad 3 = deutliche Vermehrung der Echointensität, Knochenecho (eben) noch darstellbar
- Grad 4 = fehlendes Knochenecho

Eine computerbasierte Texturanalyse ermöglicht hingegen eine feinere Gradierung, allerdings müssen hier zahlreiche, zum Teil schlecht standardisierbare Variablen wie Verstärkung oder zu untersuchende Muskulatur mit berücksichtigt werden.

Liegt eine Vermehrung der Echointensität vor, sollte das Muster der Veränderungen mitberücksichtigt werden:

- Diffuses Muster (z.B. bei progressiven Muskeldystrophien, kongenitalen Myopathien mit Strukturbesonderheiten)
- Fokal nodulär (z.B. bei kongenitalen Muskeldystrophien, zum Teil bei neurogener Muskelatrophie)

3.4.5 Fehlerquellen

Aufsetzen des Schallkopfes mit Druck bzw. eine schräge Position des Schallkopfes kann zu einer Vermehrung der Echointensität führen.

3.4.6 Grenzen der Methode

Haupteinschränkung ist die deutliche Abhängigkeit der Befunde von der Erfahrung des Untersuchers. Eine Standardisierung der Methode ist nur sehr eingeschränkt möglich.

In Frühstadien (z. B. noch asymptomatische Muskeldystrophien) finden sich häufig Normalbefunde oder nicht eindeutige Befunde.

Die artdiagnostische Zuordnung gelingt nur in eingeschränktem Maß. So lassen sich neurogene Veränderungen nicht immer eindeutig von myogenen Veränderungen unterscheiden. Hier ist häufig die Kombination mit der klinischen Neurophysiologie sinnvoll.

3.5 Neurosonografie

3.5.1 Methodik

Die Untersuchung erfolgt am besten mit einem Linearschallkopf mit Frequenzen > 12 MHz. Die Bestimmung der Nerven erfolgt anhand anatomischer Landmarken. Gut untersuchbar sind n. medianus, n. radialis, n. ulnaris, n. peroneus und n. tibialis.

3.5.2 Indikation

Hauptindikation sind Läsionen des peripheren Nerven. Bei einem Teil hereditärer Neuropathien kann eine Verdickung von Nerven nachgewiesen werden, systematische Untersuchungen im Kindesalter zu diesem Thema insbesondere auch im Vergleich zur Neurografie fehlen bisher.

3.5.3 Kontraindikationen

Keine.

3.5.4 Beurteilungskriterien

Beurteilt wird

- Die Kontinuität der Nerven im Verlauf
- Das fokale Auftreten von Verdickungen oder Texturstörungen
- Diffuse Verdickung im Vergleich zu einem alterskorrigierten Normkollektiv

3.5.5 Fehlerquellen

Falsche Zuordnung von Nervenstrukturen
    Schräger Schallwinkel (→ nicht korrekte Messung des Durchmessers)

3.5.6 Grenzen der Methode

Haupteinschränkung ist die deutliche Abhängigkeit der Befunde von der Erfahrung des Untersuchers.

3.6 Weitere bildgebende Verfahren

Mittels der Magnetresonanztomografie der Muskulatur (MRT)/Ganzkörper-MRT kann ein exaktes Befallsmuster sowie eine Unterscheidung zwischen Degeneration/Fibrose und Entzündung/Ödem getroffen werden. Aufgrund der meist für die Kernspintomografie erforderlichen Narkose bei kleinen Kindern bevorzugen die Autoren in diesem Fall die Myosonografie.
Dem CT der Muskulatur bleibt allenfalls die Frage nach einer Verkalkung (z. B. im Rahmen einer Dermatomyositis) vorbehalten.

Andere Untersuchungsmethoden (z. B. die Myospektroskopie) sind speziellen wissenschaftlichen Fragestellungen vorbehalten.

Liegt als Teil der Symptomatik auch eine Störung des ZNS (z. B. kognitive Störungen, motorische Defizite, zerebrale Krampfanfälle, Seh- und Hörstörungen, Verhaltens- und Lernprobleme, emotionale Störungen und autistische Verhaltensweisen) vor, sollte eine MRT-Bildgebung des Gehirns (evtl. auch des Rückenmarks) erfolgen. In unterschiedlicher Ausprägung kommen Hirnfehlbildungen und Störungen der weißen Substanz vor.

3.7 Muskelbiopsie

Im Rahmen der Diagnostik einer neuromuskulären Erkrankung oder einer systemischen Erkrankung mit Beteiligung der Skelettmuskulatur kann die Muskelbiopsie für die abschließende Diagnose wichtig sein. Die Indikation ist nach ausführlicher Anamnese, klinischer Untersuchung und anderen Spezialuntersuchungen zu stellen (z. B. Laborbefunde, Myosonografie oder MRT der Muskulatur). Bedingt durch die Fortschritte der Molekulargenetik hat der Stellenwert der Muskelbiopsie deutlich abgenommen. Häufig erfolgt erst die genetische Diagnostik; bei unklaren Ergebnissen der genetischen Diagnostik kann die Muskelbiopsie im Anschluss sinnvoll sein.

3.7.1 Indikation – Technik – Präparation

Vor Durchführung muss geklärt sein:

- Kann die Diagnose auch durch weniger invasive Maßnahmen erreicht werden (z. B. Molekulargenetik, pathobiochemische Untersuchung an anderen Geweben wie Leukozyten)?
- Welchen konkreten Beitrag erwartet man von der Biopsie für die Differenzialdiagnose (so ist es nicht sinnvoll, durch die Biopsie lediglich die Tatsache eines neurogenen Gewebsmuster nachweisen zu wollen)?
- Erwachsen aus der Biopsie therapeutische Konsequenzen?
- Ist das Labor in der Lage, die Biopsie nach dem Stand der Kunst zu verarbeiten (eine Pathologie allein in der Hämatoxylin-Eoosin-(HE)-Färbung ist nicht ausreichend!)?

Aufgrund der heutigen Möglichkeiten der Molekulargenetik besteht bei vielen neuromuskulären Erkrankungen keine primäre Indikation zur Muskelbiopsie mehr.

Bei neuromuskulären Erkrankungen mit ähnlichem Phänotyp steht inzwischen die Hochdurchsatzgenetik (Exom-Sequenzierung/Genom-Sequenzierung) ganz im Vordergrund. In Einzelfällen bei unklarem molekulargenetischen Befund kann die Biopsie allerdings auch dazu dienen, Material für weiterführende Untersuchungen auf Proteom- und RNA-Ebene zu gewinnen.

Bei Erkrankungen mit ähnlichem Phänotyp kann allein durch Anamnese, klinische Untersuchung und Spezialbefunde die gezielte genetische Untersuchung nicht immer sinnvoll ausgewählt werden. Hier bieten die Exom-, Trio-Exom- und Whole-Genome-Sequenzierungen Möglichkeiten, zeitgleich eine Vielzahl von Genen zu untersuchen und auch neue Gendefekte zu detektieren. Einzelgen-Untersuchungen sind selten geworden, z. B. bei 5q SMA, DMD, DM1 und CMT1a und die Genpanel-Diagnostik erlaubt die zeitgleiche Untersuchung mehrerer Gene, ist aber auf die bekannten Gene, die vorher festgelegt werden, begrenzt.

Die Muskelbiopsie ist indiziert, um bei differenzialdiagnostisch schwieriger Abgrenzung Zusatzinformationen zu liefern. Darüber hinaus auch nach einer genetischen Analyse, um die mögliche Pathogenität der in der Gendiagnostik gefundenen Varianten zu belegen bzw. auszuschließen.

3.7.2 Welcher Muskel soll biopsiert werden?

Die Auswahl der Biopsiestelle ist anhand der klinischen Untersuchung (Verteilung der Muskelschwäche, Hyper- oder Atrophie der Muskulatur) zu wählen; die genaue Stelle kann durch die Myosonografie unter Umständen präzisiert werden. Die Kernspintomografie ist grundsätzlich der Myosonografie bezüglich der Aussagekraft überlegen, dafür kann die Myosonografie aber rasch, in jedem Alter, ambulant und ohne Narkose durchgeführt werden. Der ausgewählte Muskel sollte deutlich, aber nicht zu schwer betroffen sein, um eine möglichst sichere Aussage zu erzielen (bei zu gering betroffenem Muskel sind kaum pathologische Veränderungen zu erwarten, bei zu stark betroffenem sog. Endstadiumbild mit überwiegend fettigem und bindegewebigem Umbau ist eine differenzierte Aussage unmöglich).

Bei den meisten neuromuskulären Erkrankungen ist die proximale Muskulatur betroffen und hier sind gut erreichbare Muskeln der M. vastus lateralis oder seltener in den oberen Extremitäten der M. deltoideus. Allerdings ist auch der tibialis anterior, der sehr oberflächennah liegt, häufig mitbetroffen.

Vor der Biopsie sollte der Muskel bis zu 3 Monaten nicht mit Injektions-Nadeln (z. B. Impfungen) oder EMG-Nadeln verletzt worden sein, um eine »Nadelmyopathie« zu vermeiden. Eine EMG-Sondierung unmittelbar vor der Biopsie macht allerdings keine Probleme, da entzündliche Abräumreaktionen erst nach einigen Stunden auftreten.

3.7.3 Technik der Muskelbiopsie

Die Entnahme der Muskulatur ist möglich mit:

- Speziellen Nadeln; hier hat sich besonders die Bergström-Nadel durchgesetzt (3–4 mm Durchmesser für Säuglinge, 5 mm für ältere Kinder, Jugendliche und Erwachsene). Dies kann mit lokaler Anästhesie und Sedierung ambulant erfolgen; das Resultat ist abhängig von der Kooperation der Patienten und der Erfahrung des durchführenden Arztes.
- Die offene Biopsie ist die invasivere Methode, erlaubt aber die Gewinnung von größeren Mengen Muskelgewebe, was im Einzelfall bei notwendigen Spezialuntersuchungen berücksichtigt werden muss.

Da die Muskelbiopsie erst nach Ausschöpfung aller sinnvollen Untersuchungen, einschließlich der genetischen Analysen, erfolgen soll, sind Spezialuntersuchungen wie pathobiochemische Diagnostik mit einem entsprechenden Bedarf an Gewebe häufig eingeplant. Aus diesem Grund werden bei den Verfassern offene Biopsien bevorzugt. Dies geschieht bei Neugeborenen bis Jugendlichen im Rahmen eines stationären Aufenthaltes unter Analgosedierung, eine Intubationsnarkose wird wenn möglich vermieden. Der Beleg/Ausschluss einer genetischen Disposition zur malignen Hyperthermie ist mit keiner dieser Methoden zu führen. Hier ist, wenn die Sicherung nicht durch genetische Analysen in den heute bekannten Genen erfolgen konnte, die Durchführung des In-vitro-Kontrakturtestes nach Europäischem Protokoll derzeit der Goldstandard. Es ist mit einem dafür spezialisierten Labor (Liste der Labore unter www.emhg.org) vorab zu besprechen, wobei für die Durchführung bei Kindern nur wenige Labore benannt werden können.

3.7.4 Präparation der Muskelbiopsie

Grundsätzlich reagiert das Muskelgewebe auf jegliche Art von Manipulation, dies ist unbedingt zu vermeiden! Die richtige und umgehende Präparation des Gewebes ist wichtige Voraussetzung für alle weiteren Untersuchungen und für die Interpretation der Befunde. Histologische, histochemische und immunhistochemische Untersuchungen werden am gefrorenen Gewebe durchgeführt. Dazu wird das Gewebe so rasch wie möglich in flüssigem Stickstoff tiefgefroren, am Mikrotom geschnitten und Kryostatschnitte für die Färbungen und Reaktionen vorbereitet.

Für biochemische Untersuchungen (z. B. Atmungskettenenzyme bei mitochondrialen Erkrankungen) muss das Gewebe direkt am OP-Tisch in flüssigem Stickstoff tiefgefroren werden, um Enzyme so optimal wie möglich zu asservieren. Für elektronenmikroskopische Untersuchungen darf das Gewebe nicht tiefgefroren werden; hierfür ist es für die gängigsten Untersuchungen in 2–6 %igem Glutaraldehyd mit geeignetem Puffer zu fixieren (für Spezialuntersuchungen sind entsprechende Fixierungen zu wählen).

Für die Untersuchung vitaler Mitochondrien muss das Gewebe umgehend in passendem Puffermedium in ein Speziallabor gebracht werden.

Es empfiehlt sich, immer mit dem Labor vorher die Vorgehensweise bei Entnahme, Verarbeitung und Transport des Gewebes zu besprechen.

3.7.5 Untersuchungsmethoden am Muskelgewebe

Jedes neuromuskuläre/neuropathologische Labor hat seine Standarduntersuchungen. Wichtig ist, die Untersuchungen so zu wählen, dass die an die Muskelbiopsie gestellten Fragen beantwortet werden können.

- Histologische/histochemische Untersuchungen (Hämatoxylin & Eosin, Gomorri Trichrom, Ölrot, Periodsäure-Schiff-Reaktion [PAS]) erfassen die generelle Struktur der Gewebeprobe, Fasergrößen und -formen, Lage der Kerne, Bindegewebe, Entzündungszellen, Nerven und Blutgefäße, Mitochondrien, Myofibrillen, extra- und intrazelluläres Fett sowie intrazelluläres Glykogen.
- Enzymhistochemisch (Adenosintriphosphatase [ATPasen], Nikotinamid Adenin Dinukleotidtetrazolium Reduktase [NADH-TR]-, Cytochrom Oxidase [COX]-, Succinatdehydrogenase [SDH]- und kombinierte COX/SDH-Reaktionen) wer-

den die verschiedenen Muskelfasern differenziert und es können Hinweise auf Defekte der Atmungskettenenzyme detektiert werden.
- Weitere Untersuchungen erfolgen in Abhängigkeit der Ergebnisse o. g. Untersuchungen.
- Immunhistochemische Methoden (z. B. Peroxidase-Technik, Immunfluoreszenzuntersuchung) werden durchgeführt, um die Lokalisation spezieller Proteine im Muskel-, Nerven- oder Bindegewebe zu visualisieren. Dies erfolgt über die spezifische Affinität hergestellter Antikörper zu den zu untersuchenden Proteinen. Besonders bei autosomal-rezessiven und X-chromosomal rezessiven Erbgängen ist diese Methode aussagekräftig für eine genauere Klassifikation der Erkrankung und die gezieltere genetische Analyse (z. B. DMD/BMD, Gliedergürtel-Muskeldystrophien, kongenitale Muskeldystrophien), da das Fehlen oder die deutliche Reduktion des Proteins zu erwarten ist. Bei autosomal-dominanten Erkrankungen ist das Protein häufig durch das verbleibende Allel ohne Mutation nicht beeinträchtigt und die Untersuchung zeigt »normale Ergebnisse«x (z. B. Lamin A/C bei Laminopathie).
- Immunoblot-Untersuchungen (Western Blot) ermöglichen die quantitative Untersuchung dieser Proteine, nicht ihre Lokalisation. Sie können im Einzelfall wichtige Zusatzinformationen für die endgültige Diagnose liefern, insbesondere, wenn das immmunhistochemische Proteinsignal nur abgeschwächt – nicht fehlend – ist oder die Frage besteht, welches Protein primär, welches sekundär betroffen ist.
- Weitere häufigere Spezialuntersuchungen wie z. B. die biochemische Analyse der Atmungskettenenzyme und des Pyruvatdehydrogenase-Komplexes oder des Glykogengehaltes der Muskulatur werden nur in dafür spezialisierten Laboren durchgeführt. Es empfiehlt sich immer vorab die Kontaktaufnahme »von Labor zu Labor«, um Präparation, Asservierung und Transport der Probe zu besprechen. Im besten Fall bestehen je nach Untersuchung und Labor feste Kooperationen; das erhöht die Aussagekraft der Ergebnisse. Die Elektronenmikroskopie gehört auch in diese Gruppe und bleibt speziellen Fragestellungen vorbehalten.

3.8 Fibroblastenkultur

Bei genetisch unklaren Befunden kann es Sinn machen, weitere Untersuchungen an Fibroblasten durchzuführen (z. B. RNA-Sequencing, Biochemie). Dies sollte in Rücksprache mit dem genetischen Labor bzw. mit in Frage kommenden Forschungslaboratorien erfolgen.

3.9 Genetische Diagnostik

Für die neuromuskulären Erkrankungen sind mittlerweile viele Gene zu den entsprechenden Erkrankungen bekannt, die eine abschließende Diagnose erlauben, wenngleich für eine stetig geringer werdende Anzahl noch keine kausalen Gene identifiziert sind.

Inzwischen stellt die molekulargenetische Diagnostik für die meisten im Kindesalter auftretenden hereditären neuromuskulären Erkrankungen den Goldstandard dar, wobei in ca. 30 % der Fälle nach wie vor trotz klinisch sehr dringendem Verdacht auf eine hereditäre neuromuskuläre Erkrankung kein genetischer Nachweis gelingt. Eine unauffällige molekulargenetische Untersuchung schließt somit eine erbliche neuromuskuläre Erkrankung keinesfalls aus, verpflichtet aber zum gründlichen Nachdenken über mögliche erworbene Ursachen.

Die Kausalität molekulargenetischer Veränderungen wird inzwischen graduiert. Normabweichungen im genetischen Code werden als Varianten klassifiziert. Hierbei werden in der Regel international festgelegte Kriterien (ACMG-Kriterien) in die Bewertung einbezogen und die Klasse festgelegt: Klasse 1 (benigne), Klasse 2 (wahrscheinlich benigne), Klasse 3 (Variante unklarer Signifikanz [VUS]), Klasse 4 (wahrscheinlich pathogen), Klasse 5 (pathogen). Die endgültige klinische Bewertung einer Variante sollte in enger Kooperation zwischen Genetiker und Kliniker erfolgen.

Welche molekulargenetische Untersuchung sinnvoll ist, hängt von der Fragestellung ab, wobei eine Stufendiagnostik und die entsprechende Auswahl der Untersuchungstechnik durchaus sinnvoll sein kann:

Bei hohem klinischen Verdacht auf eine spezielle Diagnose und einem nicht allzu großen Gen kann nach wie vor die Einzelgenanalyse Sinn machen. Beispiele hierfür sind:

- Spinale Muskelatrophie (wobei hier die Untersuchung inzwischen bereits im Neugeborenen-Screening erfolgt) (*SMN1*-Gen)
- DMD (*DMD*-Gen)
- Dystrophia myotonica (*DMPK*-Gen)
- Fazio-skapulo-humerale Muskeldystrophie (*DUX4*)
- Autosomal-dominante demyelinisierende Polyneuropathie (*PMP22*-Gen)

Kann hingegen keine spezifische klinische Diagnose gestellt werden und/oder kommen mehrere Gene als Ursache in Betracht, empfiehlt sich aktuell eine Hochdurchsatzanalyse mittels Whole Exome Sequencing (WES) oder Whole Genome Sequencing (WGS). Dabei ist es häufig sinnvoll, dies im Rahmen einer »Trio«-Analyse unter Einschluss der Eltern durchzuführen. Allerdings muss im Auge behalten werden, dass eine WES-Analyse unter Umständen folgende Veränderungen nicht erfasst:

- Repeat-Erkrankungen (z. B. Myotone Dystrophie, Friedreich-Ataxie)
- Manche Deletionen oder Duplikationen

- Tief-intronische Varianten
- Genregulatorische Elemente außerhalb der Exonsequenzen

Manche Bereiche werden durch die Methode nicht hinreichend abgebildet. Die Filterkriterien entscheiden zudem mit darüber, welche Veränderung gesehen oder auch übersehen werden. Aus diesem Grund sollte unbedingt eine enge Rücksprache zwischen Genetiker und Kliniker erfolgen. In Fällen, in denen keine eindeutige Diagnose gestellt werden konnte, macht eine Reanalyse nach 1–2 Jahren Sinn, da häufig in der Zwischenzeit neue wissenschaftliche Daten die Bewertung einer genetischen Variante verändern können und die Auswerte-Tools einer ständigen Verbesserung unterliegen.

In Einzelfällen sind zusätzlich ergänzende Methoden wie RNA-Analysen oder Proteom-Analysen (meist auf wissenschaftlicher Basis) hilfreich.

4 Leitsymptome und ihre Differenzialdiagnosen

4.1 Floppy-Infant-Syndrom

4.1.1 Definition

Das »Floppy-Infant«-Syndrom beschreibt eine Skelettmuskelhypotonie im ersten Lebensjahr. Zu unterscheiden ist die chronische Symptomatik, die im Folgenden besprochen wird, von der akuten Skelettmuskelhypotonie, die durch Traumen oder andere akute systemische Erkrankungen in jedem Lebensalter auftreten kann.

4.1.2 Symptome

Klinisch ist das »Floppy-Infant«-Syndrom charakterisiert durch die Kombination von:

- Auffälliger Haltung mit »Froschhaltung« der Beine (abduzierte und außenrotierte Beine auf der Unterlage) und »Henkelstellung« der Arme (die in Beugung auf der Unterlage nach oben geschlagen sind)
- Vermindertem Muskeltonus kombiniert mit Muskelschwäche
- Überstreckbaren Gelenken

Zusätzlich können ein Durchschlupfphänomen (in axillärer Hängelage klappen die Arme des Kindes nach oben und es rutscht durch die Hände des Untersuchers nach unten), eine unzureichende Kopfkontrolle und Rumpfinstabilität vorhanden sein.

Anamnestisch müssen Daten zur Schwangerschaft, Geburt und postnataler Entwicklung, einschließlich der Dynamik der Symptome, erhoben werden; zusätzlich sind Erkrankungen bei der Mutter und in der weiteren Familie zu erfragen.

4.1.3 Einteilung

Die für die weitere Diagnostik entscheidende Frage ist, ob die Ursache des »Floppy-Infant«-Syndroms

- zentralnervös (Störung des ersten motorischen Neurons oder des ZNS) oder
- peripher (Störung des neuromuskulären Systems) ist.

Der Anteil zentralnervöser Störungen beim »Floppy-Infant«-Syndrom wird in der Literatur mit 60–80% angegeben.

Für die klinische Unterscheidung ist wichtig, ob das Kind nur hypoton oder sowohl hypoton als auch schwach ist, ob die Rumpfmuskulatur stärker betroffen als die Extremitätenmuskulatur ist und wie Hypotonie und Kraft auf Stimulation reagieren.

Symptome bei zentralnervöser Genese in unterschiedlicher Konstellation:
Es findet sich zumindest in Muskeln, die dem Bewegungsmuster (also z.B. dem Antigravitationsmuster) entsprechen, eine normale Muskelkraft. Die Muskeleigenreflexe sind erhalten oder gesteigert (Ausnahme kurz nach akutem Symptombeginn). Der Muskeltonus ist im Rumpfbereich häufig erniedrigt bei normalem bis erhöhtem Tonus in den Extremitäten. Bulbäre und respiratorische Störungen können zusätzlich auftreten. Die Vigilanz und Kognition können beeinträchtigt sein. Die Symptomatik kann in Abhängigkeit von der Vigilanz fluktuieren.

Symptome bei peripherer Störung in unterschiedlicher Konstellation:
Es findet sich generalisiert ein herabgesetzter Muskeltonus und eine Muskelschwäche, normale, herabgesetzte oder fehlende Muskeleigenreflexe. Bei Traktion bleibt der Kopf deutlich zurück, die Beine werden nicht vor den Körper gebeugt und von der Unterlage angehoben, bulbäre und respiratorische Störungen können, wie bei zentralen Ursachen, zusätzlich auftreten. Die Vigilanz und Kognition sind häufig nicht beeinträchtigt.

> **Cave**
>
> *Mischformen sind möglich!* Kinder mit peripherer Störung haben ein höheres Risiko, eine hypoxisch-ischämische Enzephalopathie als Folge einer Asphyxie zu entwickeln, die zusätzliche zentralnervöse Störungen verursacht. Bei systemischen Erkrankungen können »alle Etagen« des motorischen Systems betroffen sein.

4.1.4 Differenzialdiagnosen

- *ZNS-Erkrankungen:* hypoxisch-ischämische Enzephalopathie nach ante- oder peripartaler Asphyxie, Hirnfehlbildungen, Enzephalitis, neurometabolische Störungen (z.B. nicht-ketotische Hyperglycinämie, Störungen des Neurotransmitter-Stoffwechsels, Enzephalomyopathien bei mitochondrialen Erkrankungen), neurodegenerative Prozesse (z.B. Leukodystrophien, lysosomale Speicherkrankheiten)
- *Erkrankungen des Rückenmarks:* Fehlbildungen, degenerative Prozesse, Trauma
- *Periphere Erkrankungen (Zweites Motorneuron, peripherer Nerv, neuromuskuläre Endplatte und Muskel):* z.B. autosomal-rezessive proximale spinale Muskelatrophie, Neuropathien, kongenitale transiente Myasthenie, kongenitale myasthene Syndrome, infantiler Botulismus, kongenitale Myopathien und Muskeldystro-

phien, kongenitale myotone Dystrophie (DM1), schwere Form des M. Pompe (Glykogenose Typ II)
- *Syndromale Erkrankungen:* z. B. Trisomie 21, Prader-Willi-Syndrom, Zellweger-Syndrom
- *Metabolische, endokrine Erkrankungen:* Hypothyreose, Störungen des Kalzium- und Magnesiumstoffwechsels, Bindegewebsstörungen, Defekte im Aminosäuren-/Organosäurenstoffwechsel, Neurolipidosen, Lipomukopolysaccharidosen, Störungen der O-Glykosylierung (CDG-Syndrome)
- *Schwere systemische Allgemeinerkrankungen* (z. B. Sepsis, kardiale Erkrankungen)
- *Andere:* »benigne Hypotonie« im Säuglingsalter, postnatale Intoxikation durch an die Mutter verabreichte Medikamente, Intoxikation durch eigene Medikation (z. B. Phenobarbitalüberdosierung), chronische Erkrankungen anderer Genese, z. B. kardial oder gastrointestinal

Die klinische Abgrenzung der Krankheiten erfolgt durch die ausführliche Untersuchung (typische Symptome für *zentral vs. peripher plus für die einzelnen Erkrankungen wegweisende Zusatzbefunde*). Die weiterführenden Spezialuntersuchungen werden durch die Verdachtsdiagnosen geleitet. Genetische Hochdurchsatztechnologien spielen eine zunehmend größere Rolle in der Abklärung des Floppy-Infant-Syndroms.

4.2 Muskelschwäche

4.2.1 Definition

Muskelschwäche im Zusammenhang mit neuromuskulären Erkrankungen entspricht in der Regel einer schlaffen Parese mit vermindertem Muskeltonus. Der Schweregrad der Muskelschwäche wird am besten entsprechend der MRC-Klassifikation festgelegt:

0 = keinerlei Bewegung
1 = Anspannung der Muskulatur ohne Bewegungseffekt
2 = Bewegung unter Aufhebung der Schwerkraft
3 = Bewegung gegen Schwerkraft
4 = Bewegung gegen mäßigen Widerstand
5 = normale Bewegung

Beim kleinen Kind kann es allerdings sinnvoller sein, den Bewegungsumfang anzugeben, da hier gerade die Frage, was ein adäquater mäßiger Widerstand ist, nicht gut eingeschätzt werden kann.

4.2.2 Einteilung

Muskelschwäche ist das Kardinalsymptom sämtlicher neuromuskulärer Erkrankungen. Wesentlich für die Einordnung des Syndroms Muskelschwäche sind:

- Manifestationsalter
- Lokalisation
- Zeitlicher Verlauf/Abhängigkeit von Belastungen
- Begleitsymptome (Sensibilitätstörungen, Hauterscheinungen, andere neurologische Symptome)

Manifestationsalter:

- Ein pränataler Beginn mit verminderten Kindesbewegungen, Gelenkfehlstellungen (Arthrogryposis multiplex) findet sich bei:
  - Kongenitalen Muskeldystrophien
  - Kongenitalen Myopathien mit Strukturbesonderheiten
  - Intrauterinen neurogenen Schädigungen (SMA-0, neurogene Arthrogryposis multiplex)
- Ein Beginn kurz nach der Geburt bzw. in den ersten Lebensmonaten findet sich häufig bei:
  - Kongenitalen Myopathien
  - Kongenitaler Muskeldystrophie
  - 5q-spinaler Muskelatrophie Typ 1 (Werdnig-Hoffmann-Erkrankung)
  - Kongenitalen myasthenen Syndromen
  - Einigen wenigen metabolischen Erkrankungen (Morbus Pompe, Mitochondriopathie)
  - Seltenen, früh beginnenden Neuropathien
- Ein späterer Beginn (variabel vom Kleinkindalter bis in die Adoleszenz) findet sich bei:
  - Den meisten progressiven Muskeldystrophien
  - Milderen Formen der spinalen Muskelatrophie (Typ 2 und Typ 3)
  - Hereditären Neuropathien
  - Metabolischen Myopathien

Autoimmunerkrankungen (Guillain-Barré-Syndrom, Myositis, Myasthenia gravis) können grundsätzlich in jedem Lebensalter vorkommen, sind allerdings in den ersten beiden Lebensjahren eher selten.

Lokalisation:

- Eine proximale Lokalisation findet sich, anders als bei Erkrankungen im Erwachsenenalter, im Kindesalter sowohl bei neurogenen (z.B. spinale Muskelatrophie) als auch bei myopathischen Erkrankungen.
- Eine distale Betonung spricht in der Regel für eine periphere Neuropathie. Lediglich bei der myotonen Dystrophie, den extrem seltenen distalen Myopathien

und vereinzelt bei der fazio-skapulo-humeralen Muskeldystrophie kann es ebenfalls zu einer distalen Betonung kommen.
- Ein asymmetrischer Befund ist relativ häufig bei fazio-skapulo-humeraler Muskeldystrophie sowie bei der Myasthenia gravis.
- Eine Schwäche mit Beteiligung der mimischen Muskulatur lässt an eine kongenitale Myopathie mit Strukturbesonderheiten, eine FSHD, eine neuromuskuläre Übertragungsstörung und an eine Mitochondriopathie denken.
- Eine Schwäche mit Beteiligung der äußeren Augenmuskeln sollte an eine Myasthenie oder an eine kongenitale Myopathie mit Strukturbesonderheiten (Zentronukleäre Myopathie) denken lassen. Zudem sind mitochondriale Erkrankungen in Betracht zu ziehen.

Zeitlicher Verlauf:
Eine Verschlechterung im Tagesverlauf bzw. nach Belastung macht eine neuromuskuläre Übertragungsstörung wahrscheinlich. Seltener kann es auch bei metabolischen Myopathien unter Belastung zu einer deutlicheren Zunahme der Symptomatik kommen. Eine geringe Zunahme der Muskelschwäche im Tagesverlauf hingegen ist unspezifisch und findet sich praktisch bei jeder neuromuskulären Erkrankung.

Begleitsymptome:

- Eine deutliche Verschlechterung des Allgemeinbefindens bei gleichzeitiger Muskelschwäche und/oder Hautveränderungen sollte an eine Dermatomyositis denken lassen.
- Gleichzeitig vorhandene Sensibilitätstörungen legen eine Schädigung des peripheren Nervensystems oder eine zentralnervöse Erkrankung nahe.

4.2.3 Differenzialdiagnosen

Beim Leitsymptom Schwäche muss immer überlegt werden, ob nicht auch eine zentrale Ursache hierfür in Betracht kommt. Unterscheidungskriterien sind der Muskeltonus (vermindert bei neuromuskulären Erkrankungen, in der Regel erhöht bei zentralen Störungen), das Verteilungsmuster und der Reflexstatus (häufig verminderte Reflexe bei neuromuskulären Störungen und gesteigerte Reflexe bei zentralnervösen Erkrankungen).

Es muss immer unterschieden werden, ob tatsächlich eine Schwäche vorliegt oder ob es bedingt durch Schmerzen (im Rahmen orthopädischer oder rheumatologischer Probleme) zu einer Minderinnervation der Muskulatur kommt.

I Diagnostik

4.3 Myalgien

4.3.1 Definition

Myalgien beschreiben Schmerzen in der Skelettmuskulatur. Diese können fokal oder generalisiert, permanent oder intermittierend auftreten. Die Ursachen können neuromuskulär, aber auch außerhalb der Muskulatur oder der peripheren Nerven liegende Prozesse sein.

4.3.2 Einteilung

Myalgien ohne körperliche Belastung:

- Myositis, viral, bakteriell oder »autoimmun« als juvenile Dermatomyositis
- Genetisch determinierte maligne Hyperthermie und Maligne-Hyperthermie-Reaktion bei verschiedenen neuromuskulären Erkrankungen nach Verwendung von entsprechenden Trigger-Substanzen (z. B. Succinylcholin, volatile Anästhetika).
- Toxische Myopathien im Kindes- und Jugendalter, z. B. nach Vincristin
- Elektrolytstörungen (Dehydratation, Wasserintoxikation, Nierenfunktionsstörungen)
- Endokrine Erkrankungen (z. B. Hypothyreose)
- Akutes Guillain-Barré-Syndrom, sehr selten hingegen bei hereditären Neuropathien

Myalgien nach körperlicher Belastung:

- Muskeldystrophien, besonders bei der BMD, seltener bei der DMD, aber auch bei anderen Muskeldystrophien möglich, oft nach starker körperlicher Belastung. Häufig, wenn auch nicht ausschließlich, sind die Waden betroffen.
- Kongenitale Myopathien: insgesamt selten, aber nach starker körperlicher Belastung möglich
- Entzündliche Myopathien: Hier kommt es häufig bereits bei geringer Anstrengung zu Muskelkater-ähnlichen Schmerzen.
- Metabolische Myopathien: hier häufig belastungsabhängige Myalgien kombiniert mit Muskelkrämpfen; Vorkommen bei Störungen der Glyko(geno)lysen (hier häufig Walking-Through-Phänomen mit Besserung der Symptomatik bei fortgesetzter Belastung), bei muskulären Fettstoffwechselstörungen, Myoadenylatdeaminasemangel und Mitochondriopathien
- Myotonia congenita Becker und Thomsen sowie Paramyotonie: häufig deutliche Zunahme der Schmerzen bei Kälteexposition
- Periodische Paresen, besonders bei der hypokalämischen Form

4.3.3 Differenzialdiagnosen

Primär müssen Schmerzen ausgeschlossen werden, die nicht durch neuromuskuläre Erkrankungen bedingt sind, z. B. zentralnervöse, pyramidale oder extrapyramidale Affektionen. Innerhalb der erstgenannten Erkrankungsgruppe sind anamnestisch Beginn, Ausdehnung, Dauer und Charakter zu erfragen, zusätzlich Auftreten in der Nacht und/oder am Tag sowie ohne oder nach körperlicher Anstrengung. Bei der klinischen Untersuchung ist auf weitere Symptome bei neuromuskulären Erkrankungen zu achten; die Symptomkonstellation kann hinweisend für bestimmte Erkrankungen und damit für die weitere Differenzialdiagnostik sein.

4.4 Belastungsintoleranz

4.4.1 Definition

Die Belastungsintoleranz beschreibt eine unzureichende Muskelkraft und -ausdauer für eine gegebene Belastungssituation. Für die objektive Beurteilung sind eine Altersabhängigkeit und der Trainingszustand zu berücksichtigen. Das Symptom kann permanent und intermittierend auftreten. Ursächlich können biochemische Abnormalitäten, z. B. im Lipid- oder Glukosestoffwechsel sowie bei der oxidativen Phosphorylierung in der Atmungskette, sein.

4.4.2 Einteilung

Grundsätzlich ist zu klären, ob es sich um ein echtes Symptom oder eine subjektive Wahrnehmung handelt, z. B. bei schlechtem Trainingszustand. Hier liefern genaue Anamnese, klinische Untersuchung mit wegweisenden weiteren Symptomen und Funktionstests Zusatzinformationen.

4.4.3 Differenzialdiagnosen

- Kongenitale myasthene Syndrome (hier häufig deutliche Zunahme der Belastungsintoleranz im Tagesverlauf, nach körperlicher Anstrengung und Infekten, seltener Schwankungen über Wochen)
- Myasthenia gravis (hier ist die Anamnese wichtig, die Belastungsintoleranz entwickelt sich bei vorher gesunden Kindern). Tageszeitliche Schwankungen in Abhängigkeit der körperlichen Belastung sind häufig. Häufig sind Hirnnerven (Okulomotorik, Kauen, Schlucken) mit betroffen.
- Mitochondriopathien: Hier findet sich häufig eine deutliche Zunahme, z. B. bei Infekten mit/ohne Fieber. Die Symptome überdauern dann den akuten Infekt längere Zeit.

- Metabolische Myopathien, z. B. Störungen der Glyko(geno)lyse und der Beta-Oxidation, Lipidspeichermyopathien
- Kongenitale Myopathien: Hier steht mehr eine permanente Muskelschwäche im Vordergrund. Bei einzelnen Subtypen kann es allerdings zusätzlich zu einer Belastungsintoleranz kommen.
- Degenerative Muskelerkrankungen (Muskeldystrophien): Hier ist in der Regel die kontinuierliche Belastungsintoleranz mit einer Muskelschwäche kombiniert.
- Periodische Paralysen: Wichtig ist hier die klinische und laborchemische Untersuchung bei akuter Verschlechterung.
  - *Cave: Herzrhythmusstörungen!*
  - Im Rahmen der akuten Paralyse findet sich häufig eine Areflexie, die nach Besserung wieder verschwindet.
- Andere Ursachen wie kardiale, pneumologische und nephrologische Erkrankungen sind auszuschließen.

4.5 Faszikulationen

4.5.1 Definition

Es handelt sich um eine unwillkürliche Kontraktion einzelner motorischer Einheiten, welche bei oberflächlichen Muskeln mit dem bloßen Auge sichtbar sind. In tieferen Muskelschichten können Faszikulationen mit der Myosonografie dargestellt werden. Häufig finden sich Faszikulationen in wechselnder Lokalisation. Die Entladung ist unregelmäßig.

4.5.2 Einteilung

Faszikulationen sind Ausdruck ephaptischer Entladungen von Nerven. Dementsprechend können sie bei allen neurogenen Prozessen gefunden werden. Je proximaler die Schädigung ist, desto wahrscheinlicher ist das Auftreten von Faszikulationen. Allerdings treten Faszikulationen auch bei einigen hereditären Neuropathien auf.

Unter der Behandlung mit Cholinesterasehemmern treten Faszikulationen meist dann auf, wenn im entsprechenden Muskel eine Überdosierung vorliegt. Dies ist besonders häufig bei rein okulärer Myasthenie möglich, bei welcher die Skelettmuskulatur mit Ausnahme der Augenmuskulatur keinen Bedarf für eine Behandlung mit Cholinesterasehemmern hat.

4.5.3 Differenzialdiagnosen

Die wesentliche Unterscheidung ist zwischen den häufigen benignen Faszikulationen und solchen, die mit einer Krankheit assoziiert sind. Bei der letzteren Gruppe finden sich auf jeden Fall zusätzliche Symptome wie Muskelschwäche oder Muskelatrophie. Faszikulationen kommen relativ häufig bei der spinalen Muskelatrophie einschließlich der im Kindesalter extrem seltenen amyotrophen Lateralsklerose, aber auch bei hereditären sensomotorischen Neuropathien vor.

4.6 Fibrillationen

4.6.1 Definition

Es handelt sich um Entladungen einzelner Muskelfasern. Diese lassen sich lediglich an sehr oberflächlich gelegenen Strukturen (Zunge) optisch erfassen. Ein sicherer Nachweis gelingt lediglich durch die Elektromyografie. Sonografisch ist der Nachweis nicht möglich.

> **Cave**
>
> Der Tremor beim Herausstrecken der Zunge wird häufig mit Fibrillationen verwechselt. Es muss deshalb auf jeden Fall darauf geachtet werden, dass dieser Befund an der entspannten, im Mund liegenden Zunge untersucht wird.

4.6.2 Einteilung/Differenzialdiagnosen

Häufig finden sich Fibrillationen bei der akuten spinalen Muskelatrophie Werdnig-Hoffmann, aber auch bei der Intermediärform der spinalen Muskelatrophie.

Lediglich elektromyografisch fassbares Fibrillieren kommt sowohl bei akuten neurogenen Schädigungen als auch bei Myopathien vor. Es ist dann jeweils Ausdruck einer floriden Schädigung.

4.7 Muskel-Rippling

4.7.1 Definition

Rippling beschreibt eine mechanisch induzierte unwillkürliche Bewegung der Muskulatur und ist Ausdruck einer muskulären Übererregbarkeit. Bei plötzlicher Dehnung der Muskulatur nach vorheriger Kontraktion treten wellenartige Bewegungen in diesen Muskeln auf, z. B. kommt es bei abrupter Beugung im Kniegelenk nach vorheriger Streckung zu Wellenbewegungen über den M. quadriceps femoris, meist von oben lateral nach unten medial.

4.7.2 Differenzialdiagnosen

- Die autosomal-dominant, seltener -rezessiv vererbte Rippling-Myopathie (Caveolinopathie, *CAV3*-Gen)
- Autoimmune Prozesse können zu einem sekundären Rippling-Phänomen mit Vorliegen von MURC/CAV4-Antikörpern führen, dies ist bei der Myasthenia gravis beschrieben.

4.8 Tremor

4.8.1 Definition

Es handelt sich um unwillkürliche, rhythmische Zuckungen.

4.8.2 Einteilung

Je nach Auslösesituation, in der der Tremor auftritt, wird unterschieden:

- Ruhetremor, welcher am entspannten Muskel auftritt
- Haltetremor, welcher bei Aktivation gegen Schwerkraft auftritt
- Intentionstremor, welcher bei Zielbewegungen auftritt

Im Zusammenhang mit neuromuskulären Erkrankungen spielen lediglich der Haltetremor und der Intentionstremor eine Rolle, während der Ruhetremor extrapyramidal motorischen Erkrankungen zugeordnet werden kann.

Die Einteilung nach der Tremorfrequenz sowie der Tremoramplitude (feinschlägig oder grobschlägig) helfen in der Regel wenig bei der differenzialdiagnostischen Einordnung.

4.8.3 Differenzialdiagnosen

Haltetremor:
Findet sich bei neuromuskulären Erkrankungen häufig bei:

- Hereditären sensomotorischen Neuropathien: In der Regel werden die Patienten durch den Tremor kaum beeinträchtigt.
- Zustand nach Guillain-Barré-Syndrom: Hier kann der Haltetremor als sehr störend empfunden werden. Zum Teil ist sogar eine Behandlung notwendig.
- Spinaler Muskelatrophie: Hier ist der Tremor selten beeinträchtigend. Bei Behandlung mit ß-Sympathikomimetika kann es allerdings zu einer störenden Zunahme des Tremors kommen.

Bei der Hyperthyreose tritt ebenfalls ein deutlicher Haltetremor auf. Dieser kann mit einer proximalen Muskelschwäche kombiniert sein. Allerdings ist diese Erkrankung im Kindesalter eher selten.

Differenzialdiagnostisch müssen allerdings überwiegend medikamentöse Ursachen überlegt werden. Eine Vielzahl von in der Pädiatrie verwendeten Substanzen wie Antiepileptika (u. a. Valproinsäure), ß-Sympathikomimetika, Immunsuppressiva (Cyclosporin A) können zu einem zum Teil erheblichen Haltetremor führen.

Intentionstremor:
Vorkommen eines Intentionstremors im Zusammenhang mit einer Myopathie oder Neuropathie sollte an die Möglichkeit einer zusätzlichen zentralnervösen Schädigung denken lassen. Dies ist der Fall bei:

- Mitochondrialen Erkrankungen
- Neuropathie im Rahmen von anderen neurometabolischen Erkrankungen (CDG-Syndrom, Leukodystrophie)
- Heredoataxien (vor allem Friedreich-Ataxie, selten andere autosomal-rezessive oder -dominante Formen)
- CCFDN (Congenital Cataracta Facial Dysmorphism Neuropathy Syndrome = Variante des Marinesco-Sjögren-Syndroms)

4.9 Trophische Störungen der Skelettmuskulatur

4.9.1 Definition

Trophische Störungen beschreiben eine Muskelhypertrophie (Zunahme der Skelettmuskulatur durch Zunahme der Myofibrillen) oder eine Muskelatrophie (Abnahme der Skelettmuskulatur). Bei Ersterer muss noch eine Pseudohypertrophie abgegrenzt werden, bei der es zur Zunahme des Volumens durch eine vermehrte Binde- und Fettgewebseinlagerung kommt.

Hypertrophien bzw. Pseudohypertrophien und Atrophien können nebeneinander vorkommen, entwickeln sich im Verlauf der Erkrankung, können aber auch schon bei Manifestation oder bei den kongenitalen neuromuskulären Erkrankungen unmittelbar postnatal sichtbar sein. Bei Atrophien sind neben den neuromuskulären auch ZNS-Erkrankungen zu berücksichtigen.

4.9.2 Einteilung

Trophische Störungen sind wichtige Zeichen für eine neuromuskuläre Erkrankung. Insbesondere das Verteilungsmuster und die Entwicklung im Verlauf können differenzialdiagnostisch wegweisend sein, sind aber nicht spezifisch für bestimmte Krankheiten. Da nahezu bei jeder Muskel- und Nervenerkrankung trophische Störungen auftreten können, seien im Folgenden nur einige typische Differenzialdiagnosen genannt.

4.9.3 Differenzialdiagnosen

Im Vordergrund stehende Muskelhypertrophie/Pseudohypertrophie:

- X-chromosomale Dystrophinopathien (DMD und BMD): Fokale Hypertrophie/Pseudohypertrophie (Waden, Oberschenkel, seltener Oberarme), im fortgeschrittenen Verlauf fokale Atrophien (Oberschenkel, Oberarme, Schulter- und Beckengürtel); bei Konduktorinnen häufig Waden(pseudo)hypertrophie
- Gliedergürtel-Muskeldystrophien: Vom Subtyp abhängige Verteilung der Muskel(pseudo)hypertrophie und Atrophie
- Kongenitale Muskeldystrophien: Bei einigen schon früh Wadenhypertrophie, häufig aber auch generalisierte Muskelatrophie
- 5q-spinale Muskelatrophie Typ 3: Wadenhypertrophie möglich, das klinische Bild kann einer BMD ähneln! Häufig findet sich gleichzeitig eine Atrophie im Bereich der Handbinnenmuskulatur, was in der Unterscheidung zu proximal betonten Myopathien ein hilfreiches klinisches Kriterium sein kann.
- Myotonia congenita Becker und Thomsen, Paramyotonie: Generalisierte Hypertrophie, oft bei Typ Becker am deutlichsten ausgeprägt, oft wird zusätzlich trotz kräftig aussehender Muskulatur über eine Muskelschwäche berichtet; andere Symptome der Myotonie oder Paramyotonie beachten!

Im Vordergrund stehende Muskelatrophie:

- Neuropathien: Häufig distal beginnende Atrophien an den unteren, später auch an den oberen Extremitäten, bei manchen Formen auch von Beginn an generalisierte Atrophie

- Kongenitale Myopathien: Häufig generalisierte Atrophie, bei manchen Subtypen auch zusätzlich besonders deutlicher Befall, wie z. B. bei CMD mit Selenoprotein-Defizienz im Vordergrund stehende Atrophie der Adduktorenmuskeln
- Kongenitale myasthene Syndrome: Bei einigen Unterformen generalisierte Atrophie möglich, die im Verlauf auch zunehmen kann (z. B. Mutationen in *CHRNE*, *RAPSN* oder *DOK7*); hier ist auf zusätzliche myasthene Symptome zu achten
- Zentralnervöse Erkrankungen mit fokalen oder generalisierten Atrophien: Cerebralparesen, neurodegenerative Erkrankungen
- Kongenitale Plexusparese: Fokale Muskelatrophie der Armmuskulatur der betroffenen Seite möglich

4.10 Myotonie/Muskelsteifigkeit

4.10.1 Definition

Die Myotonie beschreibt eine Muskelversteifung, die durch eine durch Spontanaktivität fortgesetzte Muskelkontraktion ohne adäquate Muskelrelaxation bedingt ist. Sie kann durch Willküraktivität (Aktionsmyotonie) oder durch mechanischen Druck (Perkussionsmyotonie) ausgelöst werden. Der Daueraktivität liegt eine Störung des Muskelmembranpotenzials, häufig als Folge gestörter Chlorid- und Natriumkanäle zugrunde. Elektromyografisch finden sich spontane und repetitive Muskelaktionspotenziale, die als verzögerte Muskelerschlaffung klinisch sichtbar sind und akustisch im EMG als ein »Motorradgeräusch« mit wechselnder Frequenz und Amplitude imponieren.

4.10.2 Einteilung

Es ist bei Anamnese und Untersuchung nach anderen klinischen Zeichen der Myotonie zu fragen bzw. zu suchen, z. B. Greifmyotonie (nach kräftigem Händedruck verzögertes Öffnen der Hand), »Warm-Up«-Phänomen (nach Ruhephasen und beim Aufstehen aus dem Sitzen oder Liegen müssen die Muskeln erst wiederholt kontrahiert werden, bis es zu einer Besserung der Bewegungsabläufe kommt), plötzliche Versteifung der Muskeln unterschiedlicher Ausdehnung bei Kälteexposition (eingeschränkte Beweglichkeit, plötzliche Stürze, »eingefrorenes Lächeln«). Grundsätzlich abzugrenzen ist die Paramyotonie, bei der es bei wiederholten Muskelkontraktionen zu einer Zunahme der Myotonie kommt (paradoxe Myotonie), hier ist die Verschlechterung bei Kälteexposition besonders deutlich.

4.10.3 Differenzialdiagnosen

Im Kindesalter zu berücksichtigen sind vor allem die genetisch determinierten Erkrankungen:

- Myotone Dystrophie Typ 1 (DM1): Hier tritt die Myotonie allerdings erst im Schulalter auf.
- Myotonia congenita Becker (autosomal-rezessiv) und Thomsen (autosomal-dominant) durch Störungen im Chloridkanal
- Myogene chondrodystrophe Myotonie (Schwartz-Jampel-Syndrom) durch Störungen im Perlecan-Protein. Kennzeichen sind hier zusätzliche dysmorphe Stigmata.
- Paramyotonia congenita (Verstärkung bei wiederholter Muskelkontraktion, deutliche Zunahme bei Kälte, oft nachfolgende Muskelschwäche) durch Störung im Natriumkanal
- Kaliumsensitive Myotonie (Klinik ähnlich der Myotonia congenita Thomsen, zusätzlich verstärkt Kalium die Myotonie) durch Störungen im Natriumkanal
- Hyperkaliämische periodische Parese (Myotonie kann der Parese vorausgehen!) durch Störung im Natriumkanal
- Hypokaliämische periodische Parese (Kalziumkanalkrankheit, Störungen im Kaliumkanal)
- Sekundäre hypokaliämische Paresen, z. B. bei Hypo- oder Hyperthyreose

Abzugrenzen von der Myotonie sind Muskelsteifigkeit und elektrisch stumme Muskelkontraktionen.

Der Begriff *Muskelsteifigkeit* ist in der Literatur nicht klar definiert. Er wird häufig für spontan auftretende Muskelkontraktionen benutzt, die mit oder ohne schmerzhafte Muskelkrämpfe auftreten können. Von Betroffenen wird die Myotonie oft als Muskelsteifigkeit beschrieben (zur DD s. o.). Andere Ursachen können sein: »Stiff-Man«-Syndrom, Tetanus, Neuromyotonie, Hypothyreose mit Muskelhypertrophie (Hoffman-Syndrom).

Elektrisch stumme Muskelkontraktionen können bei starker und/oder ischämischer körperlicher Belastung im Rahmen metabolischer Myopathien (Glyko(geno)lysen, Myoadenylatdeaminase-Mangel) auftreten. Sie sind schmerzhaft, dauern Minuten bis zu einer Stunde an und können bei weiterer Ausbreitung zur Myoglobinämie und -urie führen. Im Gegensatz zur Myotonie sind diese Muskelkontraktionen elektromyografisch stumm.

4.11 Rhabdomyolyse

4.11.1 Definition

Die Rhabdomyolyse beschreibt eine akute, passagere Muskelnekrose. Leider gibt es keine exakten Kriterien, ab welchem Anstieg der CK-Werte bereits von einer Rhabdomyolyse gesprochen werden sollte.

Pathophysiologisch kommt es durch eine Vielzahl von genetischen oder erworbenen Ursachen zu einer Muskelmembranschädigung und Nekrose der Muskelfasern. Dies bedingt eine Freisetzung von Myoglobin, Muskelproteinen und Muskelenzymen sowie Kalium und Phosphat ins Blut und bei Überschreiten der Nierenschwelle für Myoglobin auch in den Urin. Die Ablagerung von Myoglobin in den Nierentubuli kann zum akuten Nierenversagen führen. Bei geschädigter Muskelmembran kommt es zu vermehrtem Kalziumeinstrom in die Zelle, was die kontraktilen Elemente der Zelle weiter triggert; die Hyperkaliämie kann kardiale Arrhythmien bis hin zum Herzstillstand bedingen. Insgesamt stellt die Rhabdomyolyse mit der komplexen Pathophysiologie ein akutes lebensbedrohliches Krankheitsbild dar.

4.11.2 Differenzialdiagnosen

- Idiopathische paroxysmale Rhabdomyolyse
- Metabolische Myopathien: Defekte der Glyko(geno)lyse, muskuläre Fettstoffwechselstörungen, Myoadenylatdeaminase-Mangel und Mitochondriopathien
- Störung der intrazellulären Kalziumhomöostase: Genetisch determinierte maligne Hyperthermie und maligne Hyperthermie-Reaktion bei verschiedenen neuromuskulären Erkrankungen nach Verwendung von entsprechenden Trigger-Substanzen (z. B. Succinylcholin, volatile Anästhetika)
- Malignes neuroleptisches Syndrom bei Verwendung verschiedener Neuroleptika
- Medikamente, z. B. Zytostatika
- Elektrolytstörungen (z. B. Hypothyreose, diabetisches Koma, Hypokaliämie, Hypernatriämie, metabolische Azidose)
- Störung der intrazellulären Kalziumhomöostase
- Traumen, z. B. Elektrounfall, Verbrennungen, Erfrierungen, Crush-Syndrom
- Ischämische Muskelläsionen, z. B. durch Gefäßokklusion bei Sichelzellanämie
- Muskeldystrophien, besonders bei der BMD, seltener bei der DMD, aber auch bei anderen Muskeldystrophien möglich (z. B. LGMD-R9), oft nach starker körperlicher Belastung
- Infektiöse oder parainfektiöse Myositis (viral, bakteriell)
- Autoimmunmyositis als juvenile Dermatomyositis
- Exzessive Muskelanstrengung: Status epilepticus, Status asthmaticus, Tetanus, exzessive sportliche Aktivitäten bei inadäquatem Trainingseffekt

> **Cave**
>
> In der differenzialdiagnostischen Aufarbeitung darf die Muskelbiopsie nicht im akuten Stadium erfolgen, da bei ausgeprägter Schädigung die Untersuchungen nicht zu einem verwertbaren Ergebnis führen! Wenn notwendig, ist sie im Abstand von mindestens drei Monaten zum akuten Ereignis durchzuführen.

4.12 Ptosis

4.12.1 Definition/Einteilung

Die Ptosis beschreibt ein teilweises oder vollständiges Herabsinken des Augenlids. Peripher bedingte Störungen führen zu einer Retraktorenlähmung mit einem Defizit der Oberlidhebung; die Oberlidsenkung, also die Ptosis, ist dabei das klinische Leitsymptom. Diese kann akut oder chronisch, ein- oder beidseitig in jedem Lebensalter auftreten, zusätzlich ist eine gewisse Ermüdungsabhängigkeit bei allen Ptosisformen möglich.

Bei gering ausgeprägter Symptomatik kann diese unter Umständen nur am sitzenden Kind beobachtet werden.

Die Ursachen können ZNS-Erkrankungen, Läsionen des peripheren Neurons, Übertragungsstörungen an der neuromuskulären Endplatte, Erkrankungen der Muskeln und der umgebenden Lidstrukturen sein.

4.12.2 Differenzialdiagnosen

- Läsion im Okulomotoriuskerngebiet: meist beidseitige Ptosis, wichtige DD: Tumor mit kompressiver Okulomotoriuslähmung!
- Kongenitale Okulomotoriuslähmung: Ein- und beidseitig, zyklisches Auftreten mit intermittierend normaler Lidspalte
- Sympathikusläsion: Im Kindesalter Ptosis neben Miosis, Enophthalmus und Schweißsekretionsstörungen Teil des Horner-Syndroms. Die Ptose bei Sympathikusläsion ist häufig nur gering ausgeprägt. Ein kompletter Schluss des Lids ist nie ein Horner-Syndrom!
- Marcus-Gunn Phänomen: Neurogene Ptosis mit mandibulärer Synkinese
- Kongenitale Ptose: Ein- oder beidseitige angeborene Hypoplasie des Levatormuskels, bei vertikalen Blickbewegungen ist die Oberlidexkursion eingeschränkt, bei Abblick weite Lidspalte!
- Synaptogene Ptosis: Ein- und beidseitig, ermüdungsabhängig bei Myasthenia gravis, kongenitalen myasthenen Syndromen und Botulismus. Bei längerem

Aufwärtsblick kommt es zu einer Zunahme der Ptosis (»positiver Simpson-Test«). Bei Kälteexposition (Eisbeutel) zu einer Besserung der Ptosis.
- Hereditäre periphere Neuropathien: Bei einzelnen genetisch determinierten Erkrankungen Ptosis im Rahmen intermittierend auftretender fazialer Schwäche möglich (z. B. bei hereditärer motorisch-sensorischer Neuropathie Typ 1 A)
- Muskelerkrankungen: Beidseitige Ptosis, besonders bei kongenitalen Myopathien; sie kann bei Erkrankungsbeginn (meist im Rahmen einer fazialen Schwäche) vorhanden sein oder sich erst im Krankheitsverlauf entwickeln. Bei mitochondrialen Erkrankungen stellt eine Ptosis ebenfalls ein sehr häufiges Symptom dar.
- Pseudoptosis: Normale neuronale Efferenz und intakte Lidmuskulatur! Möglich bei Volumenverlust der Orbita durch z. B. Enophthalmus, Anophthalmus
- Andere: Vergrößertes Oberlid bei z. B. Blepharochalasis
- Die Ptosis muss immer abgegrenzt werden von einer pathologischen Kontraktur des orbicularis oculi. Diese kann entweder im Rahmen eines Blepharospasmus, welcher im Kindesalter extrem selten ist, oder im Rahmen einer Fazialissynkinesie bei Zustand nach Fazialisparese auftreten.

4.13 Externe Ophthalmoplegie

4.13.1 Definition

Die Ophthalmoplegie beschreibt den kompletten Ausfall im Gebiet aller okulomotorischen Hirnnerven (N. oculomotorius III, N. trochlearis IV, N. abduzens VI).

4.13.2 Einteilung

Es wird eine *externe Ophthalmoplegie* mit Erhalt der autonomen Innervierung der Pupille und des Ziliarmuskels von der *internen Ophthalmoplegie* mit freier Bulbusbeweglichkeit bei absoluter Pupillenstarre unterschieden.

4.13.3 Differenzialdiagnosen

Bei neuromuskulären Erkrankungen ist für die differenzialdiagnostischen Überlegungen bei der externen Ophthalmoplegie zu berücksichtigen:

- Myasthenia gravis: Ein- und beidseitiger Befall möglich, bei jungen Kindern oft einziges Symptom mit wechselnder Intensität. Typisch hierbei ist, dass die Augenmuskelparese von Untersuchung zu Untersuchung einem unterschiedlichen Innervationsgebiet zugeordnet werden kann. Bei längerer Fixierung eines Ge-

genstands nimmt der Schielwinkel zu. In der Regel empfinden die Patienten, wenn sie älter sind, Doppelbilder.
- Kongenitale myasthene Syndrome: Einseitiger Beginn möglich, häufig beidseitiger Befall (z. B. bei Mutationen in den Untereinheiten des Acetylcholinrezeptors, Defizienz der Acetylcholinesterase). Häufig findet sich eine hochgradige Symptomatik mit »eingemauerten« Bulbi. Die Patienten drehen den Kopf, um zur Seite zu blicken. Doppelbilder treten eher selten auf.
- Botulismus: Neben der Ptose bestehen hier häufig andere Hirnnervenausfälle sowie autonome Störungen.
- Kongenitale Myopathien: In der Regel beidseitig, z. B. typisch bei Mutationen im Ryanodinrezeptor1-Gen (*RYR1*) oder bei zentronukleären Myopathien.
- Chronisch progressive externe Ophthalmoplegie (CPEO): Mitochondriale Erkrankung mit Progredienz der Symptomatik, in der Regel beidseitig. Beginn typisch im Erwachsenenalter, aber Manifestationen im ersten Lebensjahrzehnt sind beschrieben. In der Regel kommt es zu keinen Doppelbildern. Die Bulbi sind eingemauert. Zusätzlich besteht fast regelhaft eine Ptose.
- Okuläre Myositis: Eingeschränkte und schmerzhafte Augenbewegungen, häufig, aber nicht ausschließlich, einseitig. Häufig besteht gleichzeitig eine Protrusio bulbi und Gefäßinjektionen der Kornea. Insgesamt handelt es sich um ein extrem seltenes Krankheitsbild. Differenzialdiagnostisch müssen auf jeden Fall maligne Raumforderungen sowie Erreger-bedingte Entzündungen ausgeschlossen werden.

4.14 Störung der Pupillomotorik

4.14.1 Definition/Einteilung

Störungen der Pupillomotorik umfassen ein- oder beidseitige Beeinträchtigungen der Pupillendilatation (mydriatisch) und der Pupillenkonstriktion (miotisch) auf Lichteinfall. Ungleich weite Pupillen (Anisokorie) sind überwiegend durch einseitige Schädigungen bedingt.

4.14.2 Differenzialdiagnosen

Bei einem einseitigen Befund müssen auf jeden Fall primär lokale Schädigungen im Verlauf des Nervus Okulomotorius oder des Sympathicus ausgeschlossen werden.

Insgesamt ist eine beidseitige Pupillomotorikstörung bei neuromuskulären Erkrankungen selten. Sie kommt vor bei:

- Botulismus: Hier findet sich häufig zusätzlich eine mit Mydriasis
- Miller-Fisher-Syndrom
- Kongenitales myasthenes Syndrom: Bei Patienten mit einem kongenitalen myasthenen Syndrom mit Defizienz der Acetylcholinesterase (Mutationen im kodierenden Gen *COLQ*) findet sich eine eingeschränkte/fehlende Pupillenreaktion auf Licht und Dunkelheit.

4.15 Fazies myopathica

4.15.1 Definition

Die Fazies myopathica beschreibt die Muskelschwäche der Gesichtsmuskulatur. Klinisch sind sofort sichtbare Symptome die eingeschränkte Mimik mit immer müdem Gesichtsausdruck, eine Ptosis und oft ein offener Mund mit zeltförmiger Oberlippe. Bei der klinischen Untersuchung haben die Patienten meist Schwierigkeiten, die Wangen aufzublasen oder die Augen kraftvoll zu schließen.

4.15.2 Einteilung

Die faziale Muskelschwäche kann permanent oder intermittierend sein; sie kann bei Erstmanifestation der Erkrankung oder im Verlauf auftreten.

Grundsätzlich kann die Fazies myopathica zentralnervös und peripher bedingt sein. Häufige Ursachen sind periphere neuromuskuläre Erkrankungen; eine gewisse Zunahme der Symptomatik wird bei Ermüdung beobachtet; insgesamt kommt sie zwar bevorzugt bei bestimmten neuromuskulären Erkrankungen vor, bleibt aber unspezifisch.

4.15.3 Differenzialdiagnosen

Häufig assoziiert mit einer Fazies myopathica sind:

- Kongenitale Strukturmyopathien (z.B. Nemaline Myopathie, zentronukleäre Myopathien, Central-Core-Myopathien mit Ryanodinrezeptor1-Defekt)
- Myotone Dystrophie (DM1)
- Fazio-skapulo-humerale Muskeldystrophie: Hier besteht in der Regel zusätzlich eine Schwäche der proximalen Muskulatur der Arme, die Arme können seitlich nicht über die Horizontale gebracht werden.
- Kongenitale myasthene Syndrome (hier häufig deutliche Zunahme nach Belastung im Tagesverlauf, seltener Schwankungen über Wochen)
- Botulismus: hier zusätzliche autonome Symptome sowie eine generalisierte Ermüdbarkeit der Muskulatur

I Diagnostik

- Myasthenia gravis (hier ist die Anamnese wichtig, Fazies myopathica entwickelt sich, vorher gesunde Kinder!), weitere Muskeln können betroffen sein, tageszeitliche Schwankungen in Abhängigkeit der körperlichen Belastung möglich
- Mitochondriopathien, häufig im Rahmen von Enzephalomyopathien, deutliche Zunahme z. B. bei Infekten mit/ohne Fieber
- Juvenile Dermatomyositis (hier ist die Anamnese wichtig: Fazies myopathica entwickelt sich, vorher gesunde Kinder!), zusätzlich Schmetterlingserythem möglich, je nach Ausprägung können weitere Muskeln betroffen sein. Insgesamt ist eine Fazies myopathica bei der Dermatomyositis ein extrem ungewöhnlicher Befund und sollte zu differenzialdiagnostischen Überlegungen Anlass geben.

Wichtige Differenzialdiagnose einer kongenitalen Fazies myopathica sind Anlagestörungen im Hirnstammbereich im Sinne eines Moebius-Syndroms (wobei hier häufig Störungen der Okulomotorik, insbesondere eine Abduzensparese vergesellschaftet sind).

4.16 Sprechstörung-Dysarthrie

4.16.1 Definition

Im Unterschied zur Sprachstörung handelt es sich bei der Sprechstörung um eine Störung der Aussprache von Wörtern. Ist die Aussprache undeutlich, spricht man von Dysarthrie, bei völligem Verlust einer verständlichen Sprache von Anarthrie.

4.16.2 Einteilung

- Bulbäre Sprechstörung mit einer verwaschenen Sprache
- Sprechstörung durch Makroglossie
- Nasale Sprechstörung (Rhinolalia aperta)
- Zerebelläre Sprechstörung mit einer abgehackten, wenig modulierten Sprache (skandierende Sprache)

Bei der klinischen Untersuchung muss beim Symptom Sprechstörung gezielt geachtet werden auf:

- Zungenatrophie (diese kann vor allem am Zungerand gesehen werden, wobei darauf geachtet werden muss, dass nicht Abdrücke der Zähne in der Zunge damit verwechselt werden)
- Faszikulieren der Zunge (*Wichtig: Untersuchung an der im Mundraum ruhenden Zunge nicht bei der herausgestreckten Zunge!* Bei herausgestreckter Zunge ist häufig auch beim Gesunden eine Bewegungsunruhe sichtbar)

- Aktive Beweglichkeit der Zunge (Diadochokinese)
- Hebung des Gaumensegels (eine einseitige Störung häufig nicht im Rahmen einer neuromuskulären Erkrankung, sondern im Rahmen einer lokalen Schädigung oder eines zentralnervösen Prozesses)
- Hoher gotischer Gaumen (kongenitale Myopathien mit Strukturbesonderheiten)

4.16.3 Differenzialdiagnosen

Eine *bulbäre Sprechstörung* findet sich im Kindesalter in erster Linie bei Erkrankungen des zweiten Motoneurons und bei neuromuskulären Übertragungsstörungen:

- Fazio-Londe-Syndrom, bzw. Brown-Vialetto-van Laere-Syndrom mit zusätzlicher Schwerhörigkeit (bei beiden Mutationen im *SLC52 A3*-Gen nachgewiesen)
- Kindliche amyotrophe Lateralsklerose
- Triple-A-Syndrom (mit zusätzlicher Achalasie und Addison-Syndrom), kongenitales myasthenes Syndrom und Myasthenia gravis (bei diesen Störungen häufig in der Intensität stark schwankend mit Zunahme bei Belastung)

> **Cave**
>
> Differenzialdiagnostisch muss eine supranukleäre Bulbärparalyse (Pseudobulbärparalyse, Worster-Drought-Syndrom) abgegrenzt werden. Im Unterschied zur Bulbärparalyse findet sich hier keine Atrophie der Zunge. Der Masseterreflex ist in der Regel gesteigert.

Sprechstörung durch Makroglossie bisweilen bei:

- DMD (hier häufig kombiniert mit einer Sprachstörung)
- M. Pompe (Glykogenose Typ II)

Nasale Sprechstörung ist typisch für:

- Kongenitale Myopathien mit Strukturbesonderheiten
- Myotone Dystrophie, Myasthenia gravis und myasthene Syndrome

Eine zerebelläre Sprechstörung ist Hinweis auf eine Multisystemerkrankung wie eine mitochondriale Zytopathie.

4.17 Schluckstörung

4.17.1 Definition

Während die unteren zwei Drittel des Ösophagus aus glatter Muskulatur bestehen, ist das obere Drittel des Nahrungstrakts aus quergestreifter Muskulatur aufgebaut. Der Schluckakt kann bei neuromuskulären Erkrankungen in verschiedenen Abschnitten beeinträchtigt sein:

- Kaumotorik (mit nicht ausreichender Zerkleinerung der Nahrung)
- Zungenmotorik
- Schluss des Gaumensegels
- Oberer Ösophagus

4.17.2 Einteilung

In aller Regel ist die Schluckstörung nur ein Teil der Gesamtsymptomatik. Oft muss sogar gezielt nach der Schluckstörung gefragt werden, da die Patienten bisweilen die Schluckstörung und ihre Folgen (wie z.B. rezidivierende Pneumonien) nicht im Zusammenhang mit der neuromuskulären Erkrankung sehen.

Bei früh beginnenden Schluckstörungen haben die Kinder oft bereits Schwierigkeiten beim Stillen. Neben Verschlucken kann eine Gedeihstörung Hinweis auf die Schluckstörung sein.

Ein fehlender Schluss des Gaumensegels führt zum Austreten von Nahrung und Flüssigkeit aus der Nase.

4.17.3 Differenzialdiagnosen

Für die diagnostische Einordnung bedeutsam ist der *Zeitpunkt des Auftretens der Schluckstörung*.

Bei Geburt schwere Schluckstörungen typischerweise bei:

- Kongenitaler myotoner Dystrophie
- Kongenitalen myasthenen Syndromen
- Schwerer neurogener Arthrogryposis multiplex
- Einigen kongenitalen Myopathien mit Strukturbesonderheiten (z.B. Myotubuläre Myopathie)

Stark fluktuierende Schluckstörung mit Ermüdung bei längerem Essen, typischerweise bei:

- Myasthenie/myasthenen Syndromen

Schluckstörungen, die im Verlauf der Erkrankung zunehmen, häufig bei:

- Spinaler Muskelatrophie, wobei hier vor allem das akute Werdnig-Hoffmann-Syndrom betroffen ist. Bei milderen Formen (Intermediärtyp) tritt die Schluckstörung häufig erst später auf. Bei diesen Formen besteht dann gleichzeitig eine Schwierigkeit beim Öffnen des Mundes durch eine Kontraktur im Kiefergelenk.
- DMD: Hier tritt die Problematik erst spät im Verlauf, meist mehrere Jahre nach Beginn der respiratorischen Insuffizienz, auf.
- M. Pompe (Glykogenose Typ II)
- Progressiver Bulbärparalyse

Schluckstörung als führendes Symptom:

- Bulbospinale Muskelatrophie Fazio-Londe
- Brown-Vialetto-van Laere-Syndrom (kominiert mit Taubheit)

4.18 Sensibilitätsstörungen

4.18.1 Definition

Hierunter werden Störungen der sensiblen Wahrnehmung zusammengefasst, welche folgende Systeme betreffen:

- Die epikritische Sensibilität (also Berührung, Lageempfinden, Vibrationsempfinden, welche im Bereich der Hinterstränge geleitet werden)
- Die protopathische Sensibilität (also die Wahrnehmung von Schmerz und Temperatur, welche vor allem über den Tractus spinothalamicus geleitet wird). Eine Störung in diesem System wird häufig vom Patienten nicht wahrgenommen, einziger Hinweis hierauf können schlecht heilende Wunden sein. Aus diesem Grund muss gezielt im Rahmen der Untersuchung nach Störungen von Schmerz und Temperaturempfinden gesucht werden
- Oder beide Systeme zusammen

Ist lediglich die protopathische Sensibilität bei erhaltener epikritischer Sensibilität gestört, spricht man von einer dissoziierten Empfindungsstörung.

4.18.2 Einteilung

Wesentlich für die Einteilung ist neben der Art der betroffenen Qualitäten (also protopathische Sensibilität versus epikritische Sensibiliät) vor allem die Lokalisation von Sensibilitätsausfällen.

Bei neuromuskulären Erkrankungen spricht eine distal symmetrische (handschuhförmige oder sockenförmige) Verteilung für eine mögliche Polyneuropathie. Allerdings können auch zentrale Prozesse im Bereich des Rückenmarks initial mit diesem Muster beginnen.

Multiple Ausfälle, welche jeweils mehreren einzelnen peripheren Nerven zugeordnet werden können, entsprechen dem Muster einer Mononeuropathia multiplex. Dieses Muster findet sich bei entzündlichen Erkrankungen insbesondere der Vasa nervorum (z. B. bei Vaskulitis) oder bei einer vermehrten Druckempfindlichkeit des peripheren Nerven (z. B. bei der Neuropathie mit Neigung zu Druckparesen). Derartige Erkrankungen sind im Kindesalter extrem selten.

Insbesondere bei der Gruppe der hereditären sensomotorischen Neuropathien finden sich häufig neurophysiologisch eindeutige Hinweise auf eine Mitbeteiligung des sensiblen Nerven ohne entsprechende subjektive Beschwerden.

4.18.3 Differenzialdiagnosen

Sensibilitätstörungen weisen immer auf eine Schädigung entweder der sensiblen Afferenz oder der zentralen Verarbeitung hin. Im Zusammenhang mit neuromuskulären Erkrankungen sind sie somit immer ein Hinweis auf eine hoch wahrscheinliche Erkrankung des peripheren Nerven (Polyneuropathie).

Wichtigste Differenzialdiagnose bei einer symmetrischen Sensibilitätsstörung ist eine Schädigung im Bereich des Myleons. Zerebrale Schädigungen hingegen zeigen meist eine asymmetrische Verteilung.

5 Nichtmuskuläre Manifestationen bei Muskelerkrankungen

5.1 Respiratorische Insuffizienz

5.1.1 Definition

Als respiratorische Insuffizienz bezeichnet man eine Störung des pulmonalen Gasaustausches mit pathologisch veränderten Blutgaswerten.

Bei einem Teil der neuromuskulären Erkrankungen kommt es im Verlauf zur respiratorischen Insuffizienz. Hierbei können verschiedene Mechanismen eine Rolle spielen:

- Eine Schwäche der Atempumpe
- Verminderte Sekretmobilisation mit Schwierigkeiten beim Abhusten
- Ausbildung von Atelektasen
- Restriktion durch eine Skoliose
- Obstruktion durch Instabilität des Rachenraums
- Auftreten von Pneumonien

Bei mitochondrialen Erkrankungen sowie bei der myotonen Dystrophie (meist allerdings erst im Erwachsenenalter) kann zusätzlich eine zentrale Atemregulationsstörung eine Rolle spielen.

5.1.2 Symptomatik

In der Regel geht die Hypoxie einer Hyperkapnie voraus. Die respiratorische Insuffizienz beginnt üblicherweise zuerst im Nachtschlaf, später besteht sie während des ganzen Tages. Dementsprechend sind die ersten Symptome der respiratorischen Insuffizienz:

- Albträume
- Gestörter Nachtschlaf
- Morgendliche Kopfschmerzen
- Inappetenz
- Tagesmüdigkeit
- Psychische Veränderungen

Für die Beratung der Patienten und ihrer Familien wesentlich ist, dass eine klare Vorstellung darüber vorliegt, bei welchen Erkrankungen tatsächlich mit einer respiratorischen Insuffizienz zu rechnen ist und zu welchem Zeitpunkt. So macht es keinen Sinn, Kinder mit DMD bereits im Kindergartenalter im Schlaflabor zu untersuchen und so der Familie unnötigen psychischen Stress aufzubürden. Umgekehrt ist bei den unten genannten Erkrankungen mit sehr früher respiratorischer Insuffizienz eine sehr frühzeitige Überwachung zwingend notwendig.

Bei den Erkrankungen, die mit einer respiratorischen Insuffizienz einhergehen können, müssen die Patienten und die Familie über die entsprechenden Symptome informiert sein, um rechtzeitig eine Beatmungstherapie beginnen zu können.

5.1.3 Differenzialdiagnosen

Da einige neuromuskuläre Erkrankungen zusätzlich mit einer Kardiomyopathie einhergehen, muss immer überlegt werden, ob primär eine kardiale oder eine respiratorische Ursache vorliegt.

Die unspezifischen Symptome der nächtlichen respiratorischen Insuffizienz müssen außerdem von Symptomen einer Depression im Rahmen einer Anpassungsstörung abgetrennt werden.

5.1.4 Einteilung

Wesentlich für die Einteilung und die diagnostische Wertung ist die Frage, ob die respiratorische Insuffizienz:

- unmittelbar postpartal,
- früh im Krankheitsverlauf (bei noch relativ geringer Schwäche der Skelettmuskulatur) oder
- spät im Krankheitsverlauf auftritt.

Unmittelbar postpartal:
Nur wenige neuromuskuläre Erkrankungen zeigen bereits postnatal eine schwere respiratorische Insuffizienz, welche eine Intubation und Beatmung notwendig macht. Differenzialdiagnostisch muss bei diesen Erkrankungen in erster Linie eine Störung des zentralen Atemantriebs sowie eine Zwerchfellhernie ausgeschlossen werden.

- Kongenitale Form der Myotonen Dystrophie: Bei dieser Erkrankung kommt es, falls die akute Zeit überlebt wird, in der Regel zu einer deutlichen Besserung der respiratorischen Funktion. In der Regel besteht gleichzeitig eine deutliche Schluckstörung.
- Kongenitale Myopathie mit Strukturbesonderheiten (X-chromosomale zentronukleäre (myotubuläre) Myopathie, Nemaline Myopathie)
- Myasthene Syndrome: Wegen der therapeutischen Konsequenzen sollte immer überlegt werden, ob ein repetitiver Stimulationstest sowie ein Behandlungsver-

such entweder mit Edrophoniumchlorid (»Tensilontest«) oder mit einem länger wirksamen Cholinesterasehemmer indiziert ist.
- Schwere neurogene Arthrogryposis multiplex
- Muskulärer Carnitin-Mangel
- Schwere kongenitale Neuropathien

Sehr früh im Krankheitsverlauf:
Eine respiratorische Insuffizienz kann bei einigen Erkrankungen bisweilen sogar schwereren Ausfällen im Bereich der Skelettmuskulatur vorausgehen:

- Morbus Pompe
- Multi Minicore Disease (vor allem bei durch *SELENON*-Mutationen (SEPN1) verursachter Erkrankung), selten Myasthenia gravis/myasthene Syndrome
- Myofibrilläre Myopathie (vor allem bei schweren Verläufen u. a. durch Mutationen im *BAG3*- oder *FHL1*-Gen)

Spät im Krankheitsverlauf:
Bei diesen Erkrankungen korreliert die respiratorische Insuffizienz sehr gut mit der zu diesem Zeitpunkt dann bereits deutlichen Schwäche der Skelettmuskulatur. In der Regel sind die Patienten zum Zeitpunkt, zu dem eine respiratorische Insuffizienz auftritt, bereits auf den Rollstuhl angewiesen. Eine respiratorische Insuffizienz ist im Verlauf der Erkrankung:

- *Fast obligat bei:*
  - DMD
  - 5q-spinaler Muskelatrophie Typ I (syn: akutes Werdnig-Hoffmann-Syndrom) ohne kausal orientierte Behandlung
  - SMA mit respiratorischem Distress (SMARD1)-Syndrom
- *Kommt nur bei einem Teil vor bei:*
  - Gliedergürteldystrophien (Calpainopathie, LGMD-R9)
  - 5q-spinaler Muskelatrophie (Intermediärform/Kugelberg-Welander)
  - Strukturmyopathie (Nemaline, zentronukleäre Myopathie, Fasertypendysproportion)
  - Rigid-Spine-Syndrom (z. B. mit Mutation im *SELENON*-Gen)
  - Seltenen hereditären sensomotorischen Neuropathien (hier vor allem sehr früh beginnende Formen)
- *Eine Verschlechterung der restriktiven Ventilationsstörung im Zusammenhang mit Infekten bei:*
  - Myasthenia gravis
  - Myasthenen Syndromen, z. B. mit *CHAT*-Mutation
  - Guillain-Barré-Syndrom

Bei *entzündlichen Myopathien* des Kindesalters kommt es nur sehr selten zu einer hochgradigen respiratorischen Insuffizienz. Betroffen hiervon sind vor allem Kinder mit Mischkollagenosen, bei welchen zusätzlich eine interstitielle Lungenerkrankung vorliegt.

5.2 Kardiomyopathie

5.2.1 Definition

Bei neuromuskulären Erkrankungen ist neben der Skelettmuskulatur der Herzmuskel sehr häufig betroffen. Dies kann sich äußern als:

- Störung der Impulsgeneration,
- Störung der Reizleitung,
- hypertrophe, dilatative oder restriktive Kardiomyopathie,
- linksventrikuläre Hypertrabekulisierung (»Spongy Myocardium«) oder als
- sekundäre Klappeninsuffizienz.

Die kardiale Mitbeteiligung kann schon bei Manifestation oder erst im Verlauf der Erkrankung auftreten; in Einzelfällen geht sie der Affektion der Skelettmuskulatur voraus oder steht klinisch im Vordergrund.

5.2.2 Einteilung

Die kardiale Symptomatik ergibt sich aus der zugrunde liegenden Pathologie.

Zur Diagnostik werden alle zur Verfügung stehenden diagnostischen Methoden und Techniken eingesetzt (Anamnese, klinische Untersuchung mit Fokus auf die kardialen Symptome, 12-Kanal-EKG, 24 h-EKG und Echokardiografie, Spiroergometrie, evtl. Kardio-Magnetresonanztomografie). Sollten diese keine wegweisenden Befunde liefern und die kardiale Beteiligung klinisch vorliegen, sind in Abhängigkeit von der Verdachtsdiagnose weitere Spezialuntersuchungen (z.B. invasive elektrophysiologische Untersuchungen, Stress-Echokardiografie, transösophageale Echokardiografie) zu erwägen.

Grundsätzlich können Typ und Ausmaß der kardialen Symptomatik wegweisend für die neuromuskuläre Grunderkrankung sein. Bei jeder Diagnose einer neuromuskulären Erkrankung sollte mindestens initial die kardiologische Diagnostik erfolgen (s.o.). Bei anzunehmender oder manifester kardialer Mitbeteiligung sind individuell Methoden, Untersuchungsintervalle und Therapie festzulegen.

5.2.3 Differenzialdiagnosen

Störung der Impulsgeneration oder der Reizleitung:

Es gibt keine für eine neuromuskuläre Erkrankung pathognomonische EKG-Veränderung. Sämtliche Blockbilder, bradykarde/tachykarde, supraventrikuläre/ventrikuläre Rhythmusstörungen können vorkommen, wenngleich bestimmte EKG-Muster bei der einen Krankheit mehr als bei der anderen beobachtet werden. Wichtige Beispiele sind:

- Atrioventrikulärer Block 1° bei myotoner Dystrophie (DM1)
- Vorhoffibrillationen bei Laminopathie und Mitochondriopathien
- Plötzlicher Herztod bei Laminopathie und X-chromosomaler Emery-Dreifuss-Muskeldystrophie, klassisch infantiler M. Pompe (Glykogenose IIa)
- Kompletter AV-Block bei X-chromosomaler Emery-Dreifuss-Muskeldystrophie
- Atriale Fibrillationen und eine schwere dilatative Kardiomyopathie können zu vermehrter Hyperkoagulabilität führen.

Hypertrophe, dilatative oder restriktive Kardiomyopathien und linksventrikuläre Hypertrabekulisierung (»Spongy Myocardium«):

Hier ist zu beachten, dass unterschiedliche Formen einer Kardiomyopathie bei einer Erkrankung vorkommen können. Besonders im Kindes- und Jugendalter zu berücksichtigen sind:

Hypertrophe Kardiomyopathie:

- BMD und Konduktorinnen
- Laminopathie
- Gliedergürtel-Muskeldystrophien
- Kongenitale Muskeldystrophien (Dystroglykanopathien)
- Kongenitale Myopathien (z. B. Nemaline, zentronukleäre, Multicore-Myopathie)
- Myofibrilläre Myopathien (im Kindesalter besonders Desminopathie)
- Glykogenosen (Typ II, III, IV und VII)
- Myoadenylatdeaminase-Mangel
- Mitochondriopathien

Dilatative Kardiomyopathie:

- BMD/DMD und Konduktorinnen
- Laminopathie
- X-chromosomale Emery-Dreifuss-Muskeldystrophie
- Gliedergürtel-Muskeldystrophien (Sarkoglykanopathien, bes. Delta-SG, Dystroglykanopathien, Dysferlinopathie, Caveolinopathie)
- Kongenitale Muskeldystrophien (z. B. Merosinopathie, Dystroglykanopathien, Myosinspeichermyopathie mit Kardiomyopathie)
- Kongenitale Myopathien (z. B. Nemaline, Central-Core-, zentronukleäre Myopathie, kongenitale Fasertypendisproportion, Aktinopathie)
- Myofibrilläre Myopathien (im Kindesalter besonders Desminopathie)
- Glykogenose Typ IV
- Mitochondriopathien
- Myopathie mit primärem Carnitinmangel

Restriktive Kardiomyopathie:

- Laminopathie
- Kongenitale Myopathien (z. B. Multicore-Myopathie)

- Myofibrilläre Myopathien (im Kindesalter besonders Desminopathie)
- Mitochondriopathien

Linksventrikuläre Hypertrabekulisierung (»Non-compaction« oder »Spongy Myocardium«):

- Laminopathie
- Myotone Dystrophie (DM1)
- BMD/DMD
- Mitochondriopathien
- Infantile Glykogenose Typ II (M. Pompe)
- Myoadenylatdeaminase-Mangel
- Friedreich-Ataxie

5.3 Zentralnervöse Manifestationen

5.3.1 Definition

Eine Störung des zentralen Nervensystems (ZNS) ist mit verschiedenen neuromuskulären Erkrankungen assoziiert. In unterschiedlicher Ausprägung kommen Hirnfehlbildungen und Störungen der weißen Substanz vor; klinisch manifestieren sich kognitive Affektionen, motorische Defizite, zerebrale Krampfanfälle, Seh- und Hörstörungen, Verhaltens- und Lernprobleme, emotionale Störungen und autistische Verhaltensweisen. Innerhalb einzelner Erkrankungen mit Mutationen in einem definierten Gen gibt es nicht immer eine sichere Genotyp-Phänotyp-Korrelation, wohl aber ist die klinische Symptomatik mit dem Ausmaß der Hirnfehlbildung bzw. der Affektion der weißen Substanz häufig zu korrelieren.

5.3.2 Einteilung/Differenzialdiagnosen

Hirnfehlbildungen:
Beinhalten Balken- und Septum-pellucidum-Defekte, Migrationsstörungen, Lissenzephalien, Hydrozephalus, Hypoplasie der Pons, des Kleinhirnwurmes und der Hemisphären sowie die Hirnstammhypoplasie und zerebelläre Zysten, selten eine Dandy-Walker-Malformation, Arnold-Chiari-Malformation Typ1 oder Enzephalozelen. Diese Fehlbildungen können in unterschiedlicher Schwere vorkommen bei:

- Kongenitalen Muskeldystrophien mit alpha-Dystroglykan-Mangel: Hier handelt es sich um ein Kontinuum von isolierter Kleinhirnaffektion bis zu komplexen

Hirnfehlbildungen (bei Walker-Warburg-Syndrom [WWS] und Muscle-Eye-Brain-Krankheit [MEB])
- Kongenitaler Muskeldystrophie mit alpha2-Laminindefizienz: Polymikrogyrie und fokale kortikale Dysplasie überwiegend im Okzipitallappen, selten Hypoplasie des Kleinhirns oder des Hirnstamms
- Gliedergürtel-Muskeldystrophien mit alpha-Dystroglykan-Mangel (allelisch zu CMDs mit alpha-Dystroglykan-Mangel): besonders Mikrozephalie und Kleinhirnaffektionen
- Friedreich-Ataxie: spinozerebelläre Atrophie, welche allerdings erst spät im Verlauf auftritt
- Mitochondriopathien: Balkenhypoplasie, unspezifische Hirnvolumenminderung, Kleinhirnaffektionen

Störungen der weißen Substanz umschreiben leukenzephalopathische Veränderungen. Diese kommen vor bei:

- CMD mit kompletter oder partieller alpha2-Laminindefizienz
- CMD mit alpha-Dystroglycan-Mangel bei Mutationen im *LARGE1*-Gen
- Myotone Dystrophie (DM1), besonders paraventrikulär okzipital betont
- Mitochondriopathien

Psychomotorische Retardierung/kognitive Störungen/Verhaltensauffälligkeiten können bei verschiedenen Erkrankungen in unterschiedlicher Ausprägung auftreten. Morphologische ZNS-Affektion sind häufig – aber nicht immer – assoziiert:

- Myotone Dystrophie (DM1), besonders bei kongenitaler und infantiler Form
- Kongenitale Muskeldystrophien mit alpha-Dystroglykan-Mangel
- Kongenitale Muskeldystrophie mit alpha7-Integrindefekt: bis zu 30% der Patienten betroffen
- Gliedergürtel-Muskeldystrophien mit alpha-Dystroglykan-Mangel (allelisch zu CMDs mit alpha-Dystroglykan-Mangel) mit Mutationen in *POMT1, POMT2, DAG1*
- DMD: 30% der Patienten sind betroffen. Im Unterschied zur muskulären Symptomatik ist die ZNS-Symptomatik nicht progredient.
- BMD: Eine Intelligenzminderung scheint statistisch nicht häufiger als in der Normalbevölkerung aufzutreten, wohl aber werden viele Jungen mit einer Konzentrations- und Aufmerksamkeitsstörungen vorgestellt.
- Mitochondriopathien: Variable Ausprägung, statische und progrediente Verläufe möglich
- Klassisch infantiler M. Pompe (Glykogenose Typ II): Symptomatik überhaupt zu beobachten, weil Betroffene unter Enzymersatztherapie älter werden und die Enzymersatztherapie keinen Einfluss auf die Glykogenspeicherung im ZNS hat.

- Infantile Form der Fazio-skapulo-humeralen Muskeldystrophie (FSHD): Hier muss bei Verdacht auf autistische Störung immer überprüft werden, ob nicht eine mit der FSH-Dystrophie häufig assoziierte Schwerhörigkeit Ursache der Verhaltensauffälligkeiten ist.
- Selten bei kongenitalen Myopathien

Zerebrale Krampfanfälle können fokal, fokal beginnend und sekundär generalisierend sowie primär generalisierend auftreten; dabei sind bei einem Patienten auch unterschiedliche Anfälle zu beobachten. Nicht selten hängt die Symptomatik von der zugrunde liegenden ZNS-Affektion ab, Krampfanfälle können aber auch ohne jegliche Hirnfehlbildung, Leukenzephalopathie oder kognitive Beeinträchtigung auftreten. Zu berücksichtigende Krankheitsbilder sind:

- Kongenitale Muskeldystrophien mit kompletter oder partieller alpha2-Laminindefizienz
- Kongenitale Muskeldystrophien mit alpha-Dystroglykan-Mangel
- Infantile Form der Fazio-skapulo-humeralen Muskeldystrophie (FSHD)
- Mitochondriopathien

5.4 Hepatopathie

5.4.1 Definition

Eine Hepatopathie beschreibt eine akute oder chronische Leberfunktionsstörung unterschiedlicher Ätiologie. Sie kann sich im Rahmen einer systemischen Erkrankung oder isoliert manifestieren.

5.4.2 Differenzialdiagnosen

Bei neuromuskulären Erkrankungen ist eine Hepatopathie, häufig mit Hepatomegalie, besonders zu berücksichtigen bei:

- Metabolischen Myopathien: Glykogenosen (Typ II, III, IV). Bei der Glykogenose III geht die Hepatopathie der klinisch manifesten Myopathie Jahre voraus.
- Mitochondriopathien: Isolierte Leberaffektion bis zum akuten Leberversagen, z.B. bei mitochondrialen Translationsdefekten oder im Rahmen einer systemischen Enzephalomyopathie mit Hepatopathie, z.B. M Alpers.
- Beta-Oxidationsdefekten

> **Cave**
>
> Bei Muskeldystrophien kommt es häufig zu einer Erhöhung von Glutamat-Oxalacetat-Transaminase (GOT), Glutamat-Pyruvat-Transaminase (GPT) und Laktatdehydrogenase (LDH). Hierbei handelt es sich in der Regel nicht um eine Leberbeteiligung, sondern um Isoenzyme aus der Muskelzelle, die mit einer Kreatinkinase (CK)-Erhöhung einhergehen können.

Bei ungeklärter »Hepatopathie« sollte deshalb immer die CK zumindest einmalig bestimmt werden!

Umgekehrt sollte eine Erhöhung der Transaminasen, die weit über den üblichen Bereich hinausgeht, der durch die CK-Erhöhung erklärt werden kann, immer an die Möglichkeit einer kombinierten Erkrankung denken lassen.

5.5 Hörstörungen

5.5.1 Definition

Eine Hörstörung liegt vor, wenn bei verschiedenen Frequenzen eine Einschränkung gegenüber der normalen Hörfähigkeit festgestellt wird.

5.5.2 Einteilung

Hörstörungen im Rahmen neuromuskulärer Erkrankungen sind relativ selten und werden häufig nicht mit der Grunderkrankung in Zusammenhang gebracht. Im Einzelfall können sich hieraus allerdings wertvolle diagnostische Schlüsse ergeben. Allerdings treten bei einem Teil der neuromuskulären Erkrankungen Hörstörungen erst in einem fortgeschrittenen Stadium der Erkrankung und somit erst im Erwachsenenalter auf.

Zum anderen muss bei jeder Sprechstörung im Rahmen einer neuromuskulären Erkrankungen auch überlegt werden, ob diese tatsächlich durch die Muskelschwäche hinreichend erklärt ist oder ob eine Schwerhörigkeit ursächlich mitverantwortlich ist.

Bei einigen wenigen Erkrankungen kann die Hörstörung dem Auftreten der neuromuskulären Symptome vorausgehen.

Diagnostisch und vor allem therapeutisch ist allerdings entscheidend, dass auch bei Kindern mit neuromuskulärer Erkrankung die übliche Ausschlussdiagnostik, nämlich HNO-ärztliche Untersuchung, insbesondere zum Ausschluss eines Paukenergusses, auf jeden Fall durchgeführt wird.

I Diagnostik

In ▶ Tab. 5.1 sind die neuromuskulären Erkrankungen aufgeführt, bei denen gehäuft mit Hörstörungen gerechnet werden muss.

Tab. 5.1: Hörstörungen bei neuromuskulären Erkrankungen

Erkrankung	Wichtige Zusatzsymptome	Häufigkeit bei Krankheitsbild	Hörstörung bereits in Kindheit
Myopathien			
FSHD	Fazies myopathica, respiratorische Insuffizienz	25 % (bei frühem Beginn der FSHD)	+
Scapuloperonealsyndrom		??	
infantiler M. Pompe	Floppy-Infant-Syndrom, Kardiomyopathie, Hepatopathie. Durch Langzeitüberleben unter ERT häufige Hörstörung	häufig	+
Multisystemerkrankungen			
Mitochondriopathie	Multisystemerkrankung, Kleinwuchs	häufig	+
Hypothyreose	mentale Retardierung	häufig	+
Neuropathie *Hereditäre sensomotorische Neuropathie*			
CMT1 A		?	+
CMT1B			–
CMT1E		30 %	+
M. Refsum	Nachtblindheit vorausgehend		–
CMT2 A			

5.6 Augensymptome/Störungen des Sehapparates

5.6.1 Definition

Einschränkungen der Sehfähigkeit können durch Veränderungen im gesamten visuellen System hervorgerufen werden. Hierzu zählen die Katarakte sowie Veränderungen der Netzhaut und des Sehnerven.

5.6.2 Symptome

Beeinträchtigungen im visuellen System im Rahmen neuromuskulärer Erkrankungen sind relativ selten. Sie führen je nach zugrunde liegender Ursache zu einer progredienten Visusminderung, teils verbunden mit Gesichtfelddefekten und Störungen des Farbsehens.

5.6.3 Katarakt (Syn.: Grauer Star)

5.6.3.1 Definition

Die Katarakt bezeichnet eine Trübung der Augenlinse.

5.6.3.2 Symptome

Hauptsymptom ist ein langsamer, schmerzloser Verlust des Visus mit Verschwommensehen, zunehmender Blendungsempfindlichkeit und reduzierter Wahrnehmung von Kontrasten »wie durch einen Nebel«.

5.6.3.3 Wichtige neuromuskuläre Differenzialdiagnosen

- Myotone Dystrophie (DM1)
- Marinecso-Sjögren-Syndom
- CCFDN-Syndrom
- Iatrogen (z. B. Steroidbehandlung bei DMD)

5.6.4 Retinopathia pigmentosa (Syn.: tapetoretinale Degeneration, Retinitis pigmentosa)

5.6.4.1 Definition

Die Retinits pigmentosa stellt eine hereditäre Störung retinaler Proteine dar, die für Funktion oder Struktur der Photorezeptoren/des retinalen Pigmentepithels wichtig sind.

5.6.4.2 Symptome

Die Retinitis pigmentosa führt initial zu einer Funktionsstörung des Stäbchensystems mit Nachtsehstörungen und Einschränkung des mittelperipheren Gesichtsfeldes. Tritt im Verlauf zusätzliche eine Beeinträchtigung des Zapfensystems auf, kommt es zusätzlich zu einer Visusminderung, Farbsinnstörungen, Blendungsempfindlichkeit und Gesichtsfeldausfällen im Zentrum.

5.6.4.3 Differenzialdiagnosen

- Mitochondriale Erkrankungen (v. a. beim Kearns-Sayre-Syndrom)
- M. Refsum (autosomal-rezessive Phytansäurespeicherkrankheit. Sie wird zu den hereditären motorisch-sensiblen Neuropathien gerechnet [Typ IV])
- Abetalipoproteinämie (Syn.: Bassen-Kornzweig-Syndrom/Akanthozytose) autosomal-rezessiv vererbte Hypolipoproteinämie, mit intestinaler Malabsorption, Pigmentdegeneration der Netzhaut, progressiver sensorischer Ataxie und peripherer Neuropathie

5.6.5 Optikusatrophie

5.6.5.1 Definition

Im Verlauf der Krankheit kommt es zur Degeneration von Fasern des Nervus opticus, insbesondere in seinem temporalen Bereich. Die Funduskopie zeigt einen typischen Befund des Augenhintergrundes mit Pseudopapillenödem und abgeblasster Papille, Arterienerweiterungen und peripapillären Teleangiektasien.

5.6.5.2 Symptome

Progressiver Visusverlust bis zur Erblindung mit verminderter Wahrnehmung von Rot-Grün sowie zentralen Gesichtsfeldausfällen. Die Funduskopie zeigt einen typischen Befund des Augenhintergrundes mit Pseudopapillenödem und abgeblasster Papille, Arterienerweiterungen und peripapillären Teleangiektasien.

5.6.5.3 Differenzialdiagnosen

- *Selten, daher:* Andere Ursachen ausschließen!
  - Vor allem Tumore (+ als Folge der Behandlung)
  - Intrakranielle Druckerhöhung
  - Toxische Ursachen (z. B. Vitaminmangel [B_1, B_2, B_6, B_{12}, Folsäure, Cobalamin], Vincristin, Ethambutol, Rifamopicin, Toxine [Methanol, Blei])
- Spätes Symptom einer retinalen Erkrankung (z. B. Retinitis pigmentosa, neuronale Ceroidlipofuszinose, Infektion/Entzündungen, arterielle Okklusion)
- Mitochondriale Erkrankungen (unter anderem DOA [autosomal-dominante Optikusatrophie], LHON-Syndrom)
- Neuropathie mit Mutation im *MFN2*-Gen (CMT2 A2 A)

5.7 Skoliose

5.7.1 Definition

Unter einer Skoliose versteht man eine Seitabweichung der Wirbelsäule von der Längsachse kombiniert mit einer Rotation der Wirbelkörper um die Längsachse und Torsion der Wirbelkörper (Verschieben der Deck- und Grundplatten gegeneinander) – begleitet von strukturellen Verformungen der Wirbelkörper.

5.7.2 Einteilung

Obwohl grundsätzlich bei entsprechender Fehlbelastung bei fast allen neuromuskulären Erkrankungen eine Skoliose auftreten kann, wird dieses Symptom bei einer geringeren Anzahl von Erkrankungen entweder bereits sehr früh im Krankheitsverlauf oder sehr ausgeprägt gesehen. Hilfreich für die Einordnung sind:

- Zeitpunkt des Auftretens im Krankheitsverlauf
- Gleichzeitiges Vorhandensein eines Rigid-Spine-Syndroms

5.7.3 Differenzialdiagnosen

Ein *frühes Auftreten* bei noch erhaltener Gehfähigkeit findet sich bei:

- Spinaler Muskelatrophie Typ 3 (insbesondere bei schweren Formen)
- Hereditären sensomotorischen Neuropathien
    - CMT2 A2 (*MFN2*)
    - CMT2C (*TRPV4*)
    - CMT2D (*GARS1*)
    - CMT2K (*GDAP1*)
    - CMT2 L (*HSPB8*)
    - AR-CMT2B1 (*LMNA*)
    - CMT3 (*PMP22, MPZ, PRX, EGR2*)
    - CMT4 (*GDAP1, MTMR2, SBF2, SH3TC2, NDRG1, ERG2, PRX, FDG4, FIG4*)
- Friedreich-Ataxie
- Kongenitalen Myopathien
    - Minicore Disease/Multi-Minicore Disease
    - Nemaline Myopathie
    - Selenoprotein-1 (*SELENON*-Myopathie)
    - *FHL1*-Myopathie
    - Morbus Pompe (Glykogenose Typ II, bei ca. 10 % der Patienten)
- Andersen-Syndrom

Skoliose nach Verlust der Gehfähigkeit ist typisch für:

- DMD
- Seltener bei Gliedergürteldystrophie (*FKRP*)
- 5q-spinale Muskelatrophie (Typ I/II, bei welchen allerdings die Gehfähigkeit nie erlangt wurde)

Skoliose und gleichzeitiges Rigid-Spine-Syndrom (Versteifung der Wirbelsäule mit verminderter Fähigkeit, diese zu beugen) finden sich gehäuft bei:

- Emery-Dreifuss-Dystrophie/Lamin A/C-Myopathie
- Rigid-Spine-Syndromen (*SELENON*-Mutation, Four and a half Lim Domain (*FHL1*)-Mutation
- Morbus Pompe (Glykogenose Typ II)

5.8 Kontrakturen

5.8.1 Definition

Bedingt durch das Ungleichgewicht zwischen verschiedenen Muskelgruppen kommt es bei neuromuskulären Erkrankungen sehr häufig zu Kontrakturen.

5.8.2 Einteilung

Kontrakuren treten überwiegend mit zunehmendem Grad der Behinderung auf, meist lassen sich aus diesen später im Verlauf der Erkrankung auftretenden Kontrakturen keine speziellen diagnostischen Hinweise ableiten. Üblicherweise kommt es bei zahlreichen Muskeldystrophien zur Kombination aus einer Beugekontraktur in der Hüfte, im Kniegelenk sowie einer Spitzfußkontraktur.

5.8.3 Differenzialdiagnosen

Diagnostisch wertvoll hingegen sind solche Kontrakturen, welche entweder bereits sehr früh im Verlauf der Krankheit auftreten oder welche sich nicht zwanglos durch ein neuromuskuläres Ungleichgewicht erklären lassen. Ein Beispiel hierfür ist eine Beugekontraktur am Ellbogen beim gehfähigen Patienten. Während beim Patienten im Rollstuhl eine Beugekontraktur zwanglos durch die die meiste Zeit eingenommene Beugestellung im Ellbogen erklärt werden kann, muss beim gehfähigen Patienten davon ausgegangen werden, dass die Schwerkraft an sich einer Beugekontraktur im Ellbogen entgegenarbeitet.

Früh auftretende Beugekontrakturen am Ellbogen:

- Emery-Dreifuss-Dystrophie (Emerin, Lamin A/C)
- Kongenitale Muskeldystrophien

Spitzfußkontraktur als sehr frühes Symptom findet sich häufig bei:

- Dystrophinopathie (DMD/BMD)
- Calpainopathie (LGMD-R1)
- Selten bei hereditären sensomotorischen Neuropathien
- Myotone Dystrophie

Eine Steifigkeit der Wirbelsäule (Rigid-Spine-Syndrom) kann bei folgenden Krankheiten einen Leitbefund darstellen:

- Kongenitale Muskeldystrophien (*SELENON-*, Ullrich-Myopathie)
- Calpainopathie (LGMD-R1)
- Emery-Dreifuss-Muskeldystrophie (Emerin-, Lamin A/C-Gen)
- Myofibrilläre Myopathie (*FHL1*-Mutation)
- M. Pompe

Wichtig: Bei der Emery-Dreifuss-Erkrankung kann es hierbei neben einer Steifigkeit der Wirbelsäule zu einer ausgeprägten Hyperlordosierung kommen.

Kontrakturen an den Händen, welche die Handgrundgelenke I und Interphalangealgelenke betreffen, treten vor allem auf bei:

- Hereditären sensomotorischen Neuropathien
- Syringomyelie
- Selten bei distalen Myopathien

Eine *Ulnardeviation der Hand* findet sich häufig im Endstadium der DMD, bei schweren hereditären sensomotorischen Neuropathien und bei der spinalen Muskelatrophie. Diese Fehlstellung kann die Gebrauchsfähigkeit der Hand (Steuerung des Rollstuhls, Verwendung von Tastaturen) ganz erheblich beeinträchtigen. Es sollte deshalb immer gezielt nach derartigen Fehlstellungen gesucht und rechtzeitig prophylaktisch behandelt werden.

II Krankheiten

1 Vorderhornerkrankungen

1.1 Genetische Motoneuronopathien

1.1.1 5q-assoziierte spinale Muskelatrophie

1.1.1.1 Definition

Bei der spinalen Muskelatrophie kommt es durch eine Degeneration von motorischen Nervenzellen im Vorderhorn des Rückenmarks zu fortschreitender Muskelschwäche und Atrophie der Skelettmuskulatur.

1.1.1.2 Pathophysiologie/Ätiologie

Im humanen Genom sind zwei fast identische *SMN*-Genkopien vorhanden auf Chromosom 5q13: das telomere *SMN1*-Gen, und das centromere *SMN2*-Gen.
Durch eine Mutation im *SMN1*-Gen (Survival Motor Neuron), welches entscheidend für die Trophik der Vorderhornzellen ist, kommt es zum Untergang von alpha-Motoneuronen. Das SMN-Protein hat wahrscheinlich verschiedene Funktionen: Es ist beteiligt an der Biogenese des prä-mRNA-Splicing-Komplexes im Zellkern. Darüber hinaus scheint SMN eine Rolle beim Transport von mRNA entlang der Axone zu spielen.
Die Schwere der Erkrankung ist primär assoziiert mit der Zahl der Kopien im *SMN2*-Gen. Die meisten SMA-Typ-1-Patienten haben null bis zwei Kopien, SMA-Typ-2- in der Regel zwei oder drei Kopien und Typ-3-Patienten drei oder vier *SMN2*-Kopien. Es existiert eine Reihe anderer Modifier, die allerdings in der täglichen Praxis noch keine Rolle spielen, sowie in Einzelfällen die Intaktheit der *SMN2*-Genkopien.

1.1.1.3 Epidemiologie

Mit einer Prävalenz von 1 : 7.000 zählt die SMA (alle Formen zusammen) zu den häufigsten genetischen neuromuskulären Erkrankungen.

1.1.1.4 Genetik-Erbgänge

Es handelt sich meist um eine autosomal-rezessive Erkrankung bedingt durch eine homozygote (> 95%) oder Compound-heterozygote Mutation im *SMN1*-Gen. Nur in Einzelfällen wurden zwei Punktmutationen im *SMN1*-Gen als Ursache belegt. In ca. 2% der Fälle liegt eine de-novo-Mutation zugrunde.

1.1.1.5 Klinische Symptome

Die klinische Symptomtatik hängt vom Schweregrad der Erkrankung ab.
Die klassische Einteilung erfolgte bisher nach Erkrankungsbeginn und maximal erreichten motorischen Fähigkeiten in Unterformen:

- Typ 0: pränataler Beginn, respiratorische Symptome bei Geburt
- Typ 1 (Syn.: Werdnig-Hofmann Erkrankung): Beginn in den ersten Lebensmonaten, keine Sitzfähigkeit
- Typ 2 (Syn.: Intermediärform): Sitzfähigkeit, kein Gehen
- Typ 3 (Syn: Kugelberg-Welander Erkrankung): (evtl. nur zeitweilige) Gehfähigkeit
- Typ 4: Beginn im Erwachsenenalter

Nachdem sich die Verläufe allerdings durch die Fortschritte in der Therapie gewandelt haben, wird inzwischen die beste aktuell mögliche Funktion für die Einteilung verwendet:

- Non-Sitter
- Sitter
- Walker

In der Regel sind, zumindest initial, die Beine deutlicher als die Arme betroffen. Die mimische Muskulatur ist weniger betroffen, trotzdem zeigt sich beim schweren Werdnig-Hoffmann-Syndrom meist auch eine Schwäche der mimischen Muskulatur.
Besonderheiten der einzelnen Unterformen werden unten im Detail beschrieben.

1.1.1.6 Differenzialdiagnosen

Die in Betracht kommenden Differenzialdiagnosen hängen vom klinischen Untertyp ab und werden dort im Detail besprochen.

> **Diagnostisches Vorgehen**
>
> Bei dringendem klinischen Verdacht erfolgt primär die molekulargenetische Diagnostik. Diese sollte wegen der therapeutischen Implikationen auch bei weniger eindeutiger Symptomatik großzügig eingesetzt werden.
> Bei klinisch nicht eindeutigen Fällen müssen die unten genannten Verfahren zur Eingrenzung der Differenzialdiagnosen zur Anwendung kommen.

1.1.1.7 Essenzielle Untersuchungen

Genetische Diagnostik
Ein Nachweis einer homozygoten Deletion von Exon 7 und 8, in manchen Fällen auch nur von Exon 7, im *SMN1*-Gen findet sich in mindestens 95 %. In den restlichen Fällen liegt eine Punktmutation homozygot oder Compound-heterozygot mit einer Deletion im *SMN1*-Gen vor.

Zur Abschätzung der Prognose und zur Feststellung, welche Therapien grundsätzlich in Betracht kommen, wird zusätzlich die semiquantitative Bestimmung der *SMN2*-Kopienzahl (z. B. MLPA, qPCR) durchgeführt.

Seit Ende des Jahres 2021 ist das Screening auf spinale Muskelatrophie in Deutschland Teil des Neugeborenen-Screenings. Das Screening basiert auf dem Nachweis einer homozygoten Deletion im Exon 7 des *SMN1*-Gens. Eine Verdachtsdiagnose muss durch eine zweite Blutentnahme gesichert werden. Die betroffenen Kinder werden in einem der Nachsorgezentren (https://dgm-behandlungszentren.org/) weiter diagnostiziert und betreut. Durch das Screening nicht erfasst werden Punktmutationen im *SMN1*-Gen. Bei klinischem Verdacht muss deshalb eine ergänzende Molekulargenetik erfolgen.

1.1.1.8 Sonstige Untersuchungen

CK
Die Bestimmung dient im Wesentlichen der Differenzialdiagnose, wobei die meisten differenzialdiagnostisch in Betracht kommenden Erkrankungen ebenfalls wie die spinale Muskelatrophie auch nur eine normale oder gering erhöhte CK aufweisen. (Ausnahmen: einige Unterformen der kongenitalen Muskeldystrophie und M. Pompe). Eine Erhöhung der CK spricht nicht gegen die Annahme einer SMA. Umgekehrt kann die CK bei der SMA Typ 3 deutlich erhöht sein und Anlass zur Verwechslung mit einer Myopathie geben (»pseudomyopathische Form«).

Neurophysiologie
Seit der universellen Verfügbarkeit der Molekulargenetik hat, zumindest bei typischem klinischen Bild, die Neurophysiologie vor allem eine Bedeutung in der Differenzialdiagnostik bei fehlendem genetischen Nachweis einer SMA.

EMG: Die Elektromyografie zeigt in erfahrenen Händen sehr früh ein gelichtetes Innervationsmuster mit einem pathologischen Rekrutierungsverhalten. Initial kann das Rekrutierungsverhalten (hohe Entladungsfrequenz bei fehlender Neurekrutierung von motorischen Einheiten) der einzig pathologische Befund sein. Zu einem späteren Zeitpunkt kommt es dann zum Auftreten verbreiterter und überhöhter motorischer Einheiten, die teilweise auch polyphasisch sein können.

Neurografie: Die Nervenleitgeschwindigkeit (NLG) ist normal oder gering verlangsamt, die motorischen Summenaktionspotenziale sind meist erniedrigt. Die sensible Neurografie ist in der Regel normal, selten gibt es jedoch auch eine Mitbeteiligung des sensiblen Nerven.

Myosonografie
Im frühen Säuglingsalter häufig noch keine eindeutigen Befunde. Im weiteren Verlauf dann typischer Befund mit:

- Atrophie der Muskulatur
- Relativer Zunahme der subkutanen Fettschicht im Verhältnis zum Muskeldurchmesser
- Zunahme der Echointensität zum Teil in großknotig inhomogener Anordnung

Bei den später beginnenden, milderen Formen findet sich meist:

- Eine Atrophie insbesondere der proximalen Muskulatur
- Ein noch deutlich erkennbares Knochenecho (anders als bei Muskeldystrophien)
- Ein erhöhter Quotient des subkutanen Fettgewebes/Muskeldurchmessers

Muskelbiopsie
Ist bei typischer klinischer Symptomatik nicht indiziert und häufig insbesondere zu Beginn der Erkrankung noch unauffällig.

Die Muskelbiopsie dient inzwischen ausschließlich differenzialdiagnostischen Zwecken bei nicht zuordenbarer Erkrankung.

Wenn durchgeführt zeigt sie als typischen Befund:

- Eine felderförmige Atrophie
- Eine Begleithypertrophie des nicht denervierten Muskels

1.1.1.9 Therapie

Medikamentöse Therapie
Inzwischen stehen 3 verschiedene Substanzen zur Verfügung, um die Menge an SMN-Protein zu erhöhen.

- Die Genersatztherapie (Syn.: Genadditions-Therapie) mit Onasemnogen-Abeparvovec (einmalige Gabe, i. v.)

- Der Splicing Modifier Nusinersen (nach Aufdosierung alle 4 Monate intrathekal)
- Der Splicing Modifier Risdiplam (täglich, oral)

Onasemnogen-Abeparvovec kann nur bei Kinder mit ≤ 3 *SMN2*-Kopien und fehlenden Kontraindikationen gegen die Genersatztherapie durchgeführt werden.
Nusinersen und Risdiplam können bei allen Patienten verwendet werden.
Alle drei Substanzen sind ähnlich wirksam, vergleichende Studien fehlen. Eine präsymptomatische Behandlung ist der Behandlung nach Symptombeginn eindeutig überlegen, woraus sich die Notwendigkeit des Neugeborenen-Screenings (siehe oben) abgeleitet hat. Bei längerem Krankheitsverlauf und ausgeprägten Symptomen ist nur eine begrenzte Wirksamkeit zu erwarten. Allerdings kann das Ausmaß der Veränderungen nur nach Zeiträumen von Monaten bis Jahren abgeschätzt werden.
Die Durchführung und Dokumentation der Behandlungen sollte in ausgewiesenen Zentren erfolgen (https://dgm-behandlungszentren.org/), um die Risiken möglichst gering zu halten und die Wirksamkeit der sehr teuren Therapie langfristig zu dokumentieren. Es ist wünschenswert, dass die Kinder prospektiv in der SMARTCARE-Datenbank erfasst werden.
Nicht *SMN*-abhängige Therapieansätze (z.B. Myostatin-Inhibitoren) sind momentan noch im Stadium der klinischen Forschung.

Supportive Therapie/Komplikations-Monitoring/Verlauf und Prognose:
Unterstützende Maßahmen und Verlauf hängen vom Schweregrad ab. Sie werden deshalb detailliert bei den einzelnen Untertypen beschrieben.

1.1.1.10 Webseiten

Initiative Forschung und Therapie für SMA, DGM (www.initiative-sma.de)
Philipp und Freunde-SMA Deutschland e.V. (www.sma-deutschland.de)
Families of SMA (www.fsma.org)
SMA Trust (UK) (www.smatrust.org)
SMA-Foundation (www.smafoundation.org)

1.1.2 5q-spinale Muskelatrophie Typ 1 (Syn.: Akutes Werdnig-Hoffmann Syndrom)

1.1.2.1 Klinische Symptome

In der Regel bemerken erste Symptome bereits intrauterin mit einer in der Schwangerschaft neu aufgetretenen Verminderung der Kindsbewegungen.
Eine extreme Rarität ist ein intrauteriner Beginn mit Ausbildung multipler Gelenkkontrakturen im Sinne einer Arthrogryposis multiplex congenita. Bei dieser Form, welche als SMA Typ 0 bezeichnet wird, kann eine respiratorische Insuffizienz bereits zum Zeitpunkt der Geburt bestehen. Zusätzliche Symptome können

kardiale Fehlbildungen (ASD, VSD) sowie periphere Durchblutungsstörungen sein.

Durch eine Schwäche der Interkostalmuskulatur bei gleichzeitig erhaltener Zwerchfellfunktion kommt es zur Ausbildung eines Glockenthorax. Als Zeichen der respiratorischen Insuffizienz zeigen sich interkostale Einziehungen sowie Nasenflügeln.

Die mimische Muskulatur ist lange Zeit nicht betroffen. Die schwere muskuläre Schwäche kontrastiert deshalb mit der lebendigen Mimik der Kinder. Die Zunge weist ein Faszikulieren auf.

Im Verlauf kommt es zu einer Schluckstörung.

1.1.2.2 Differenzialdiagnosen

- ZNS-Erkrankungen (hier in der Regel Rumpfhypotonie deutlicher als Extremitätenhypotonie)
- Kongenitale Myopathien mit Strukturbesonderheiten
- M. Pompe (Glykogenose II)
- Kongenitale myasthene Syndrome
- Seltener: kongenitale Neuropathien

Im Unterschied zu den oben genannten Erkrankungen zeigt sich hier in aller Regel bei den Patienten mit respiratorischer Insuffizienz eine zusätzliche Beteiligung der Zwerchfellmuskulatur. Der Glockenthorax in Zusammenhang mit einer generalisierten Muskelschwäche ist fast pathognomonisch für eine spinale Muskelatrophie.

1.1.2.3 Verlauf

Atmung
Eine respiratorische Insuffizienz tritt beim unbehandelten akuten Werdnig-Hoffmann-Syndrom obligat auf und führt in der Regel unbehandelt innerhalb der ersten 18 Lebensmonate zum Tod. Bereits sehr früh zeigt sich das pathologische Atemmuster mit fast ausschließlicher Zwerchfellatmung und interkostalen Einziehungen.

Mit Verschlechterung der Situation zeigen sich die üblichen Zeichen einer respiratorischen Insuffizienz (Nasenflügeln, Zyanose perioral, vermehrtes Schwitzen).

Häufig kommt es in dann im Rahmen eines Infekts zur raschen pulmonalen Dekompensation.

Bei kausal behandelten Patienten muss in 6% mit schwersten respiratorischen Komplikationen (Aspiration, Tod durch respiratorische Insuffizienz) gerechnet werden.

Herz/Kreislauf
Eigenständige kardiale Probleme bestehen bei der 5q-SMA Typ 1 nicht. Lediglich bei langzeitbeatmeten Kindern kann es bei inadäquater Beatmung zur Rechtsherzinsuffizienz kommen.
  Bei der SMA-0 kommen Anlagestörungen (VSD/ASD) gehäuft vor.

Orthopädie
Bei langzeitbeatmeten Patienten kommt es obligat, sobald die Patienten zum Sitzen gebracht werden, zur Ausbildung einer meist massiven Skoliose der Wirbelsäule. Die Skoliose tritt auch bei Kindern, die eine kausal-orientierte Therapie erhalten, häufig auf.
  An den übrigen Gelenken bilden sich Kontrakturen aus, die der überwiegend eingenommenen Körperposition angepasst sind.
  Infolge der fehlenden Belastung, möglicherweise zusätzlich bedingt durch den Gendefekt selbst, kommt es zu einer sehr schweren Osteoporose mit häufigen Spontanfrakturen.

Kognitive/psychiatrische Probleme
In der Regel auffallend wache, intelligent wirkende Kinder. Eine von Anfang an bestehende zusätzliche mentale Behinderung macht eine klassische SMA unwahrscheinlich. Allerdings kann die Kognition insbesondere bei den schwerst betroffenen Kindern nicht hinreichend beurteilt werden. Möglicherweise kann unzureichendes SMN intrauterin auch einen Einfluss auf die kognitive Entwicklung haben.

Anästhesie
Im Wesentlichen nur durch respiratorische Insuffizienz beeinträchtigt. Bei Kontrakturen der Kiefergelenke kann die Intubation schwierig sein. Muskelrelaxantien können eine verlängerte Wirkdauer zeigen.
  Regelmäßige Kontrollen

- Atmung
- Skelettsystem (insbesondere Frage der Skoliose und Osteoporose)
- Ernährungssituation

1.1.2.4 Therapie

Medikamentöse Maßnahmen
Siehe oben.

Besonderheiten in Beratung
Es muss sehr früh eine intensive Beratung der Familie mit einer gründlichen Aufklärung über die häufige respiratorische Insuffizienz erfolgen, welche auch bei einem Teil der Patienten mit kausal-orientierter Behandlung auftreten kann. Patienten, die zum Zeitpunkt des Therapiebeginns bereits eine Beatmung benötigen,

können in den meisten Fällen auch bei medikamentöser Behandlung nicht mehr von der Beatmung entwöhnt werden.

In dieser Beratung sollten sowohl die vorhandenen Möglichkeiten der Beatmungstherapie als auch die Möglichkeit eines Verzichts auf eine Beatmung thematisiert werden. Es muss in Zusammenarbeit mit der Familie entschieden werden, ob eine palliative Therapie oder eine symptomatische Therapie unter Einschluss der Beatmung angestrebt werden soll.

Bei bereits zum Therapiebeginn schwerst betroffenen Kindern sollte sehr früh der Kontakt zur Palliativmedizin hergestellt werden. Ein primär palliativer Ansatz allerdings mit im Vordergrund stehenden Maßnahmen zur Linderung der Atemnot (z. B. mit Opiaten oder Benzodiazepinen) wird aktuell allerdings nur noch selten von den Eltern angestrebt.

Angesicht der schwerwiegenden Erkrankung ist es für die Familien oft hilfreich, wenn ein neuromuskuläres Zentrum eingeschaltet wurde, letztendlich um der Familie das Gefühl zu geben, alles Notwendige für das Kind getan zu haben. In ethischen Grenzfällen empfiehlt sich eine zentrumsübergreifende Beratung, um die für Kind und Familie bestmögliche Entscheidung über das weitere Vorgehen zu finden.

Atem-Management
Die Indikation zur Beatmungstherapie erfordert im Vorfeld eine intensive Aufklärung der Familie über den Verlauf der Erkrankung und über die Belastungen und Komplikationen der Beatmungstherapie. Insbesondere bei den schwersten Verlaufsformen (Typ 0) müssen auch ethische Gesichtspunkte mit erörtert werden. Entschließt sich die Familie zur Beatmungstherapie, spielt neben der Beatmung das Sekretmanagement (durch Lagerung, krankengymnastische Maßnahmen zur Sekretmobilisierung, evtl. Cough Assist für das unterstützte Husten) eine entscheidende Rolle. Sekretolytika sollten eher vermieden werden, da sie häufig eher zum Sekretstau führen.

In der Regel wird die Beatmung als nicht invasive Beatmung begonnen, welche je nach Ausprägung der respiratorischen Insuffizienz intermittierend (meist während des Schlafes) oder kontinuierlich durchgeführt wird. Bei kontinuierlicher Beatmung stellt sich über kurz oder lang die Frage einer Tracheotomie.

Physiotherapie
Unabhängig davon, ob ein palliatives Vorgehen oder eine längerfristige symptomatische Therapie gewählt wird, sollte auf jeden Fall das Wohlbefinden des Kindes oberste Priorität haben. Keine Therapie kann die Krankheit nachhaltig beeinflussen. Trotzdem kann sie dem Patienten helfen, mit den Folgen der Erkrankung besser zurecht zu kommen.

Entschließt man sich zur längerfristigen symptomatischen Therapie, muss die Behandlung und Hilfsmittelversorgung immer wieder dem entsprechenden Lebensabschnitt angepasst werden. Dies ist letztlich nur durch ein erfahrenes Behandlungsteam zu leisten.

Gastroenterologie
Häufig besteht eine erhebliche Gedeihstörung. Die Kinder können oft nur sehr langsam trinken und ermüden rasch. Verschlucken ist häufig. Es sollte deshalb frühzeitig über die Anlage einer perkutanen endoskopischen Gastrostomie (PEG), bei erheblichem Reflux auch einer perkutanen jejunalen Enterostomie (PEJ) nachgedacht werden. Diese Frage sollte allerdings im Gesamtkonzept entschieden werden, wobei einzelne Kinder auch von einer PEG-Anlage ohne zusätzliche Beatmung in ihrer Lebensqualität profitieren können.

1.1.2.5 Verlauf und Prognose

Initial rasch progredient verlaufende Erkrankung, die sich nach teils unauffälliger Neonatalperiode vor dem 3. Lebensmonat manifestiert. 95% aller unbehandelten Patienten versterben vor dem 2. Geburtstag. Mit Beatmung und Sondenernährung kann die Lebensdauer deutlich verlängert werden. Daher stellt das Abwägen von Behandlungsoptionen eine Entscheidung dar, die nur gemeinsam mit den Angehörigen getroffen werden kann.

1.1.2.6 Webseiten

Initiative Forschung und Therapie für SMA, DGM (www.initiative-sma.de)
Philipp und Freunde-SMA Deutschland e. V. (www.sma-deutschland.de)
Families of SMA (www.fsma.org)
SMA Trust (UK) (www.smatrust.org)
SMA-Foundation (www.smafoundation.org)

1.1.3 Spinale Muskelatrophie Typ 2/3

1.1.3.1 Klinische Symptome

Hauptsymptom ist eine symmetrische, proximal betonte Muskelschwäche variabler Ausprägung. Das Spektrum der Erkrankung ist extrem weit:

- Fehlende Steh- und Gehfähigkeit bei ausreichender bis guter Sitzfähigkeit (Intermediärform/Sitter)
- (Zeitweilig) Gehfähigkeit mit Schwierigkeiten beim Hochkommen vom Boden und Treppensteigen (Walker)

Je nach Schweregrad werden im Kindesalter unterschieden:

- Typ 2 = Intermediärform: Sitzen möglich, aber kein Gehen
- Typ 3 = Spinale Muskelatrophie Kugelberg-Welander-Syndrom: Gehen möglich
- Typ 3a mit späterem Verlust der Gehfähigkeit
- Typ 3b mit langem Erhalt der Gehfähigkeit

Es muss betont werden, dass es sich, anders als dies die Einteilung in SMA Typ 1–3 suggeriert, um ein Krankheitsspektrum und nicht um klar abgegrenzte Entitäten handelt. Außerdem kommt es im Verlauf oft zu Übergängen von einem Schweregrad zum anderen.

Im Bereich der Hände findet sich häufig eine Atrophie der Handbinnenmuskulatur. Bei Anspannung der Muskulatur zeigt sich ein Haltetremor.

1.1.3.2 Differenzialdiagnosen

Sämtliche neuromuskulären Erkrankungen mit dem Leitsymptom einer proximalen Muskelschwäche kommen differenzialdiagnostisch in Betracht:

- Muskeldystrophien
- Late Onset Pompe Disease Glykogenose Typ
- Kongenitale Myopathien mit Strukturbesonderheiten
- (Hereditäre) Neuropathien
- Myasthene Syndrome

Eine gewisse differenzialdiagnostische Einordnung lässt sich bisweilen aus dem Verlauf ableiten: Bei spinalen Muskelatrophien kommt es häufig nach anfänglich normaler Entwicklung innerhalb sehr kurzer Zeit (Wochen bis Monate) zu einem Verlust von Fähigkeiten, der dann von einer stabilen Periode gefolgt ist. Bei Muskeldystrophien hingegen findet sich meist ein chronischerer Verlauf, bei kongenitalen Myopathien mit Strukturbesonderheiten häufig ein sehr früher, konnataler Beginn zum Teil mit anschließender Besserung.

1.1.3.3 Besonderheiten Verlauf

Atmung
Das Auftreten respiratorischer Probleme hängt eng mit dem Schweregrad der Muskelschwäche zusammen. Dies bedeutet, dass eine respiratorische Insuffizienz bei gehfähigen Patienten nicht vorkommt, bei ausgeprägter Intermediärform hingegen häufig. Ursächlich steht im Vordergrund die Muskelschwäche mit Ausbildung von Atelektasen sowie Schwierigkeiten beim Abhusten. Zusätzlich kann eine schwere Skoliose eine restriktive Ventilationsstörung verschlechtern.

Bei Patienten mit schwerer SMA kommt es häufig bereits im Kleinkindesalter zu gehäuften Pneumonien. Diese Symptomatik kann zum Schulalter hin sogar seltener auftreten. Kommt es hingegen beim älteren Kind zu gehäuften Pneumonien, deutet dies in der Regel auf die Notwendigkeit einer Intensivierung des Sekretmanagements und/oder der Einleitung einer nicht-invasiven Maskenbeatmung hin.

Bereits sehr früh sollte bei vermindertem Hustenstoß auf ein adäquates Sekretmanagement geachtet werden (Cough Assist, krankengymnastische Verfahren)

Herz/Kreislauf

Bei chronischer repiratorischer Insuffizienz oder nicht adäquater maschineller Beatmung kann es zum Auftreten einer Rechtsherzinsuffizienz kommen. Bei Typ 2 sind Fälle mit plötzlichem Herztod beschrieben.

Orthopädie

Hauptproblem ist das Auftreten einer Skoliose. Diese kann sowohl bei Patienten im Rollstuhl als auch bei noch gehfähigen Patienten auftreten. Sobald die Skoliose sichtbar wird, schreitet sie in der Regel rasch fort. Eine Versorgung mit einer Sitzschale oder mit einem Korsett ist in der Regel nicht in der Lage, das Auftreten einer Skoliose zu verhindern. Trotzdem sind beide Hilfsmittel oft sinnvoll, um den Zeitpunkt einer Operation möglichst hinauszuschieben und vorübergehend den Sitzkomfort zu verbessern.

Eine Operation muss rechtzeitig überlegt werden, da ein Cobb-Winkel > 60° eine Instrumentation sehr schwierig macht. Die Betreuung sollte immer in Zusammenarbeit mit einem erfahrenen Wirbelsäulenchirurgen erfolgen, um rechtzeitig die Indikation zu stabilisierenden, wachstumslenkenden Maßnahmen zu stellen (Stabimplantation, vertikal expandierbare Titan-Rippenprothese (VEPTR-System), Magnetstab Magec-Rod).

Beim Rollstuhlpatienten kommt es häufig zur Supinationsstellung der Füße. Zur Prophylaxe sollte auf eine stabile Schuhversorgung und eine gute Positionierung der Füße auf den Fußstützen des Rollstuhls geachtet werden. Beugekontrakturen in Knie und Hüfte lassen sich meist langfristig nicht vermeiden, durch Stehtraining und passives Dehnen allerdings hinauszögern. Kontrakturfreiheit darf allerdings kein Selbstzweck sein. Sind bereits deutlichere Kontrakturen vorhanden, sollte das Stehtraining beendet werden, um unnötige Schmerzen zu vermeiden.

Die Verwendung von Nachtlagerungsschienen ist sehr umstritten. Häufig ist die Beeinträchtigung des Nachtsschlafs hierdurch deutlich größer als der tatsächliche Nutzen.

Liegt eine (Sub-)Luxation der Hüfte vor, muss überlegt werden, ob ein wachstumslenkender Eingriff oder eine umfangreichere Rekonstruktion der Hüfte sinnvoll ist und ob die dann notwendige Immobilisation im Verhältnis zum Nutzen steht.

Im Bereich der Hände kommt es häufig zu einer Ulnardeviation, welche die Gebrauchsfähigkeit erheblich verschlechtern kann. Hier sollten frühzeitg Nachtlagerungsschienen überlegt werden.

Kognitive/psychiatrische Probleme

Zunehmende kognitive Probleme sind ungewöhnlich. Treten sie auf, muss unbedingt eine nächtliche respiratorische Insuffizienz ausgeschlossen werden. Allerdings kommt es häufiger zu Problemen in der Krankheitsbewältigung mit Schwierigkeiten im Sozialverhalten. Hier sollte rechtzeitig eine unterstützende Therapie (Erziehungsberatung, psychologische Therapie) angeboten werden.

Anästhesie
Im Wesentlichen abhängig von der respiratorischen Situation. Bei Kontrakturen der Kiefergelenke kann die Intubation schwierig sein. Die Wirkdauer von Muskelrelaxantien kann verlängert sein.

Symptomatische Therapie
Im Vordergrund steht Krankengymnastik, wobei hier vor allem die Alltagsfähigkeiten im Vordergrund stehen sollen. Es muss betont werden, dass keines der krankengymnastischen Verfahren einem anderen erwiesenermaßen überlegen ist. Hier sollten falsche Erwartungen unbedingt vermieden werden. Trotzdem kann die Physiotherapie helfen, im Alltag besser zurecht zu kommen.

Entscheidend ist eine adäquate Hilfsmittelversorgung. Wenn nötig, sollte bereits sehr frühzeitig bei nicht gehfähigen Patienten eine Versorgung mit einem Elektrorollstuhl erfolgen. Dies ist, nachdem die Kinder häufig intelligent sind, bereits im dritten Lebensjahr möglich.

Bei deutlicher Schwäche der Hände kann eine Spezialsteuerung für den Rollstuhl notwendig sein. Es sollte bereits früh darauf geachtet werden, durch Krankengymnastik und eventuell auch durch Versorgung mit einer Handschiene eine Ulnardeviation der Hände zu vermeiden, da diese langfristig den Einsatz von Computerhilfsmitteln erschwert.

Besonderheiten in Beratung
In sehr frühen Stadien der Erkrankung lässt sich die Prognose auch unter kausal orientierter Therapie oft nicht klar festlegen. Es empfiehlt sich, den Verlauf einige Monate anzusehen, um übertriebene Hoffnungen auf der einen Seite und eine falsch pessimistische Prognose quoad vitam auf der anderen Seite zu vermeiden.

1.1.3.4 Verlauf

Regelmäßige Kontrollen

- Skoliose
- Kontrakturen
- Respiratorische Situation bei nicht gehfähigen Patienten

1.1.3.5 Prognose

Nach einer anfänglich oft relativ raschen Progredienz kommt es häufig für Jahre zu einer bezogen auf die Muskelkraft relativ stabilen Situation. Allerdings kann es trotzdem zur Zunahme von Kontrakturen und Skoliose kommen, die dann sekundär ganz erheblich durch die schlechtere statische Situation die Funktion beeinträchtigen können. Langfristig kann es wieder zu einer Zunahme der Symptome kommen.

Die Prognose quoad vitam hängt ganz entscheidend von der respiratorischen Situation und dem Management der Begleiterkrankungen ab. Es existieren keine zuverlässigen Daten, die den aktuellen Stand der Therapie (wie nicht-invasive Beatmung, Sekretmanagement, kausal orientierte Therapien etc.) berücksichtigen.

Die Prognose bezüglich motorischer Funktionen sollte ebenfalls vorsichtig und nach ausreichend langer Beobachtung des Krankheitsverlaufs abgeschätzt werden.

Die folgenden, wenn auch im Einzelfall nicht immer korrekten, Aussagen können berücksichtigt werden:

- Kommt es im Verlauf der Erkrankung zum Verlust der Gehfähigkeit, ist eine Wiedererlangung einer funktionell ausreichenden Gehfähigkeit in der Regel nicht zu erwarten.
- Insbesondere in Zeiten deutlicher Wachstumsschübe (vor allem Pubertät) besteht auch bei gehfähigen Patienten die Gefahr eines sekundären Verlusts der Gehfähigkeit.

1.1.3.6 Webseiten

Initiative Forschung und Therapie für SMA, DGM (www.initiative-sma.de)
Philipp und Freunde-SMA Deutschland e.V. (www.sma-deutschland.de)
Families of SMA (www.fsma.org)
SMA Trust (UK) (www.smatrust.org)
SMA-Foundation (www.smafoundation.org/)

1.1.4 Nicht-SMN1-assoziierte genetische SMA

1.1.4.1 SMARD1

Definition
Bei dieser Erkrankung handelt es sich um eine in den ersten Lebensmonaten beginnende, distal symmetrische, überwiegend motorische Neuropathie kombiniert mit einer sehr frühen Zwerchfellparese.

Synonyme
Distale hereditäre motorische Neuropathie VI

Pathophysiologie/Ätiologie
Die Erkrankung wird durch Mutationen im Immunglobulin-bindenden Protein 2 (*IGHMBP2*-Gen), einer ATP-abhängigen Helicase, verursacht.

Epidemiologie
Es handelt sich um eine sehr seltene Erkrankung. Die Prävalenz wird auf 1 : 100.000 geschätzt.

Genetik-Erbgänge
Autosomal-rezessiver Erbgang

Klinische Symptome

Klinisches Leitsymptom ist die Kombination aus einer distal symmetrischen Polyneuropathie, welche motorisch betont ist, und einer sehr frühen, rasch fortschreitenden respiratorischen Insuffizienz mit einer Zwerchfellparese. Die meisten betroffenen Kinder sterben entweder im ersten Lebensjahr oder müssen maschinell beatmet werden. Neben der motorischen Neuropathie besteht allerdings auch häufig eine sensible Polyneuropathie sowie zusätzliche autonome Funktionsstörungen (Blasen-Mastdarmstörung, Hyperhidrose, Arrhythmie).

Im Verlauf der Erkrankung kommt es zusätzlich zu einer Schwäche der mimischen Muskulatur sowie der Zungenmuskulatur mit einer Sprech- und Schluckstörung.

Differenzialdiagnosen

Wichtige Differenzialdiagnosen sind wegen der Möglichkeit der Behandlung kongenitale myasthene Syndrome, Botulismus sowie entzündliche Neuropathien.

Relevante Differenzialdiagnose ist die 5q-spinale Muskelatrophie Typ 1, wobei im Unterschied zum SMARD1-Syndrom hierbei die Funktion des Zwerchfells gut erhalten ist. Bei der kongenitalen Myotonen Dystrophie (DM1) sowie bei Strukturmyopathien besteht die respiratorische Insuffizienz häufig bereits zum Zeitpunkt der Geburt.

Schwere Verlaufsformen der *GARS1*-bedingten Neuronopathie können ähnlich verlaufen.

Diagnostisches Vorgehen

Bei der Kombination aus distal symmetrischer, überwiegend motorischer Neuropathie und früher Zwerchfellparese sollte als nächster Schritt eine molekulargenetische Diagnostik durchgeführt werden. Ist es unklar, ob tatsächlich eine neurogene Erkrankung zugrunde liegt, sollte vorher noch eine Myosonografie und/oder Neurografie erfolgen. Im Alltag wird allerdings heute oft schon vor diesen Untersuchungen die Indikation zu einer Hochdurchsatzgenetik gestellt.

Zur Darstellung des klinischen Bildes evtl. Durchleuchtung/Sonografie der Zwerchfellbeweglichkeit.

Essenzielle Untersuchungen

Genetische Diagnostik: Die Erkrankung lässt sich durch Mutationen im *IGHMBP2*-Gen nachweisen, wobei eine Vielzahl von Mutationen bekannt sind. Nachdem eine Reihe anderer Neuronopathien ein ähnliches Bild zeigen, empfiehlt sich eine Whole-Exom-Diagnostik, welche auch diese differenzialdiagnostisch in Betracht kommenden Erkrankungen erfassen kann (z. B. *GARS1*).

Sonstige Untersuchungen

CK: In der Regel normal

Neurophysiologie: Es findet sich sowohl eine Beteiligung des sensiblen als auch motorischen Nervensystems. Obwohl es sich um eine primär axonale Läsion mit einer Verminderung der sensiblen Summenaktionspotenziale (SNAP) und motorischen Summenaktionspotenziale (CMAP) handelt, sind die motorischen Nervenleitgeschwindigkeiten häufig zusätzlich vermindert (vermutlich durch einen vermehrten Befall schnell leitender Fasern). Elektromyografisch findet sich häufig pathologische Spontanaktivität kombiniert mit chronisch neurogenen Veränderungen.

Myosonografie: Es zeigt sich bereits früh eine distal betonte Atrophie und Vermehrung der Echointensität der Muskulatur.

Muskel-/Nervenbiopsie: Die Muskel- und Nervenbiopsie sind in der Regel nicht indiziert. Werden sie durchgeführt, zeigt die Muskelbiopsie ein chronisch neurogenes Gewebebild. Die ebenfall nur in Ausnahmefällen indizierte Biopsie des N. Suralis zeigt eine verminderte Anzahl dicker Nervenfasern ohne Hinweise auf eine Demyelinisierung. Beide Verfahren liefern allerdings keine spezifischen diagnostischen Hinweise, die über den Stellenwert der Elektromyografie hinausgehen.

Verlauf
Atmung: Kennzeichen für die Erkrankung ist die sehr frühe respiratorische Insuffizienz. Allerdings gibt es auch Einzelfälle, in welchen diese erst nach einigen Jahren auftritt.

Herz/autonomes Nervensystem: Bedingt durch eine zusätzliche Erkrankung des autonomen Nervensystems kann es zu autonomen Symptomen, Tachykardie, vermehrtem Schwitzen, Obstipation und Blasenentleerungsstörung kommen. In Einzelfällen wurden lebensbedrohliche autonome Krisen beschrieben.

Orthopädie: Bedingt durch die erhebliche besonders paravertebrale Muskelschwäche muss bereits sehr früh mit dem Auftreten einer schweren Skoliose gerechnet werden. Aus diesem Grund sind häufig bereits in den ersten Lebensjahren stabilisierende Eingriffe an der Wirbelsäule notwendig.
Im Bereich der Hände kommt es regelhaft zur Ausbildung von Krallenhänden.

Ernährung/Gastrointestinaltrakt: Häufig besteht zusätzlich eine erhebliche Schluckstörung, welche die Anlage einer PEG notwendig macht. Hinzu kommt eine Störung der Motilität im Mund-Rachen-Bereich.

Anästhesie: Bei der Anästhesie muss auf die autonomen Funktionsstörungen geachtet werden. Bei noch nicht beatmeten Kindern muss damit gerechnet werden, dass nach der Operation eine langfristige Beatmung nötig bleibt.

Regelmäßige Kontrollen: Aufgrund der Schwere der Erkrankung muss ein sehr engmaschiges interdisziplinäres Management erfolgen, welches die Mitarbeit von

Kollegen der Neuropädiatrie, Beatmungsmedizin, Gastroenterologie, Wirbelsäulenchirurgie und Orthopädie notwendig macht.

Daneben muss eine umfangreiche psychosoziale Beratung erfolgen, da häufig die Organisation der häuslichen Pflege erhebliche Probleme aufwirft und die psychische Belastung der Familie erhebliche Ausmaße erreichen kann.

Verlauf und Prognose
Die Prognose hängt im Wesentlichen davon ab, inwieweit respiratorische Insuffizienz und Skoliose beherrscht werden können. Insgesamt ist die Prognose sehr ernst, es wurden inzwischen allerdings auch einige wenige Patienten berichtet, die älter als 20 Jahre wurden.

1.1.4.2 Sonstige hereditäre Motoneuronopathien

Definition
Es handelt sich um eine Gruppe distal lokalisierter, hereditärer Erkrankungen, die ausschließlich Motoneurone ohne zusätzliche Beteiligung der sensiblen Nerven betreffen. Es handelt sich um eine heterogene Gruppe von hereditären Motoneuronopathien, die nicht durch einen Defekt im SMN1-Gen verursacht sind.

Pathogenese/Ätiologie
Genetisch bedingte Schädigung der Motoneurone. Aktuell sind mehr als 30 Gene bekannt. Bei der Mehrzahl der Patienten ist allerdings nach wie vor die Ursache unklar.

Epidemiologie
Insgesamt handelt es sich um sehr seltene Erkrankungen. Exakte Daten zur Epidemiologie liegen nicht vor. Die geschätzte Prävalenz aller Unterformen zusammen liegt bei 2 : 100.000.

Genetik-Erbgänge
Es finden sich autosomal-dominante, autosomal-rezessive und X-chromosomale Erbgänge, wobei der Großteil der Patienten letztlich sporadisch erkrankt ist oder das ursächliche Gen noch nicht bekannt ist.

Klinische Symptome
Leitsymptom sind langsam progrediente, distal betonte Paresen und Muskelatrophien ohne Sensibilitätsstörungen. Häufig besteht zusätzlich eine Atrophie der betroffenen Muskeln. Die Muskeleigenreflexe sind meist abgeschwächt oder fehlen. Störungen der Sensibilität lassen sich nicht nachweisen.
   Die klinische Einteilung erfolgt:

- Nach der Lokalisation:
   - distal und/oder proximal
   - beinbetont und/oder armbetont

- Nach Zusatzsymptomen (Stimmbandparese, kognitive Einschränkung, Neuromyotonie, früher respiratorischer Insuffizienz, zusätzliche Schädigung des ersten Motoneurons)

Differenzialdiagnosen
Die wichtigste Differenzialdiagnose bei distaler Manifestation sind die verschiedenen Formen der hereditären sensomotorischen Polyneuropathien, bei welchen in aller Regel der sensible Nerv entweder klinisch oder zumindest neurophysiologisch mitbetroffen ist. Daneben muss eine zentromedulläre Schädigung (z. B. Syringomyelie) ausgeschlossen werden, bei welcher häufig im betroffenen Segment eine dissoziierte Empfindungsstörung vorliegt.

Distale Myopathien (MYH7) treten in aller Regel erst im Erwachsenenalter auf, kommen jedoch auch im Kindesalter vor. Während bei der hereditären Motoneuronopathie überwiegend die Handbinnenmuskulatur betroffen ist, sind bei den distalen Myopathien vor allem die Muskeln am Unterarm betroffen.

Bei proximaler Muskelschwäche kommen differenzialdiagnostisch kongenitale Myopathien, Muskeldystrophien und metabolische Myopathien (z. B. M. Pompe) in Betracht.

> **Diagnostisches Vorgehen**
>
> Die Sicherung der Diagnose basiert auf:
>
> - Klinischem Befund mit einer rein motorischen, distal betonten Muskelschwäche
> - Sonografischen Hinweisen auf eine neurogene Schädigung
> - Neurophysiologischem Muster einer Vorderhornschädigung (Nachweis einer neurogenen Schädigung im EMG bei normalen NLGs und normaler sensibler Neurografie)
> - Dem Versuch einer molekulargenetischen Zuordnung durch ein Hochdurchsatzverfahren
>
> Die Muskelbiopsie spielt nur in speziellen Situationen (Gewinnung von Material für erweiterte molekularbiologische Diagnostik) eine Rolle.
>
> Insbesondere bei asymmetrischem Befall oder isoliertem Befall der oberen Extremitäten ist eine Kernspintomografie zum Ausschluss anderer Ursachen (z. B. Syringomyelie, juvenile segmentale distale Atrophie) oft sinnvoll.

Essenzielle Untersuchungen
Genetische Diagnostik: Bisher ist nur in ca. 20–30 % eine molekulargenetische Zuordnung zu einem der inzwischen bekannten 30 Gene möglich. Bei den übrigen 70–80 % sind die zugrunde liegenden Gene noch nicht bekannt.

Neurophysiologie: Leitbefund sind neurogene Veränderungen mit verbreiterten und überhöhten MUAPs in der Elektromyografie, eine Verminderung des motorischen

Summenaktionspotenzials bei (weitgehend) normalen Nervenleitgeschwindigkeiten. Die sensible Neurografie ist normal, die SNAPs sind unauffällig. Pathologische SNAPs sprechen differenzialdiagnostisch für eine sensomotorische Neuropathie!

Bei asymmetrischem klinischen Befund dient die Neurophysiologie vor allem dem Ausschluss peripherer Schäden einzelner Nerven. Allerdings sind hier, abgesehen von wenigen Ausnahmen wie Interosseus-anterior-Syndrom oder Ramusprofundus-n. ulnaris-Syndrom die sensiblen Nerven mitbetroffen.

Sonografie: Es finden sich:

- Eine Atrophie der Muskulatur
- In der Regel mit einer Vermehrung der Echointensität
- Ein grobknotiges Echomuster
- Trotz des Umbaus ein gut abgrenzbares Knochenecho

Die Verteilung der Veränderungen variiert von Erkrankung zu Erkrankung. Die Sonografie hilft, das Verteilungsmuster zu charakterisieren.

Sonstige Untersuchungen
CK: In der Regel normal und dient zur Abgrenzung gegenüber degenerativen Myopathien. Geringe Erhöhungen sind allerdings auch bei neurogenen Erkrankungen möglich. Bei stärkerer Erhöhung sind distale Myopathien zu überlegen und zusätzlich CK und Troponin zu untersuchen.

Muskelbiopsie: Wird tatsächlich eine Muskelbiopsie durchgeführt, zeigt sich in der Regel eine felderförmige neurogene Atrophie. In der Regel ist die Muskelbiopsie allerdings nicht indiziert, da sie keine über die neurophysiologische Diagnostik hinausgehende weiterführende Aussage ermöglicht. Sie ist lediglich dann indiziert, wenn differenzialdiagnostisch eine distale Myopathie ausgeschlossen werden soll und dies durch molekulargenetische Untersuchugen nicht möglich ist.

Therapie
Bisher sind keine gezielten Therapien vorhanden.

Symptomatische Therapie: Neben Krankengymnastik steht eine rechtzeitige Versorgung mit Orthesen und anderen Hilfsmitteln im Vordergrund. Die Versorgung entspricht im Wesentlichen der bei Patienten mit hereditärer sensomotorischer Neuropathie.

Bei Formen mit früher respiratorischer Insuffizienz (bei *GARS1, MORC2, IGHMBP2, PLEKGH5*) ist eine regelmäßige Kontrolle der respiratorischen Situation und gegebenenfalls die Einleitung von Sekretmanagement und Beatmung nötig.

Bei Formen mit möglicher begleitender Schwerhörigkeit (bei *MORC2, MFN2, MYH14, TPRV4, SORD*) sollte eine entsprechende pädaudiologische Mitbetreuung erfolgen.

Verlauf und Prognose
Es handelt sich in der Regel um langsam progrediente Erkrankungen. Exakte Daten zu Mortalität und Verlust der Gehfähigkeit gibt es nicht.

1.1.4.3 Neurogene Arthrogryposis multiplex

Definition
Es handelt sich um zum Zeitpunkt der Geburt bestehende multiple Gelenkkontrakturen, welche durch eine heterogene primäre Schädigung des Motoneurons bedingt sind.

Pathophysiologie/Ätiologie
Es handelt sich um ein heterogenes Krankheitsbild, dessen Ätiologie noch nicht klar zugeordnet ist. Die neurophysiologischen Befunde legen nahe, dass es sich meist um eine früh abgelaufene Vorderhornschädigung handelt.

Epidemiologie
Insgesamt beträgt die geschätzte Inzidenz der Arthrogryposis multiplex 1 : 3.000 Geburten. Davon sind bis zu 50 % durch eine neurogene Schädigung bedingt.

Genetik-Erbgänge
In aller Regel handelt es sich um eine sporadisch auftretende Erkrankung.

Klinische Symptome
Leitsymptome sind zum Zeitpunkt der Geburt bestehende multiple Kontrakturen. Diese betreffen in ⅔ der Fälle obere und untere Extremitäten, in einem Drittel sind sie auf die obere oder untere Extremität beschränkt. Das Muskelprofil ist häufig deutlich reduziert. Bei einem Teil der Patient besteht zusätzlich eine Skoliose oder eine Hüftgelenksdysplasie.

Differenzialdiagnosen
Neben neurogenen Ursachen können zahlreiche andere Ursachen, welche bereits intrauterin zu einer verminderten Bewegung des Feten führen, zum Bild einer Arthrogypose führen. Dementsprechend müssen sowohl zentralnervöse Ursachen (wie Fehlbildungen des Gehirns) als auch neuromuskuläre Erkrankungen wie kongenitale myasthene Syndrome, kongenitale Myopathien sowie Anlagestörungen der Muskulatur (wobei diese zum Teil wiederum neurogen bedingt sind) in Erwägung gezogen werden.

> **Diagnostisches Vorgehen**
>
> Die Diagnose basiert auf:
>
> - Klinischem Bild mit multiplen Kontrakturen
> - Elektromyografie/Myosonografie
> - Wenn möglich molekulargenetischer Zuordnung

Essenzielle technische Untersuchungen
CK: In aller Regel sind die CK-Werte im Bereich der Norm. Dient vor allem der Differenzialdiagnostik.

Neurophysiologie: In der Elektromyografie zeigt sich bei Willkürinnervation ein chronisch neurogener Umbau. In stark umgebauten Muskeln finden sich nur noch ganz wenige motorische Einheiten. In der Regel zeigt sich in Ruhe keine pathologische Spontanaktivität.
Sensible Nerven sind häufig unauffällig. Das motorische Summenaktionspotenzial ist vermindert oder nicht mehr ableitbar.

Myosonografie: Die Muskel-Sonografie zeigt in den betroffenen Muskeln eine deutliche Atrophie, zum Teil mit einer grobfleckig vermehrten Echointensität. Bei einem Teil der Patienten lassen sich Faszikulationen darstellen.

Sonstige Untersuchungen
MRT: In der Mehrzahl der Fälle finden sich in der Kernspintomografie des Schädels oder des Myelons keine Besonderheiten. Die Indikation hierzu sollte dann gestellt werden, wenn der Verdacht auf eine zusätzliche Fehlbildung des Gehirns besteht oder auf eine dysraphische Störung (z.B. mit Syringomyelie). Als orientierende Ausschlussdiagnostik kann allerdings bereits in der Neonatalperiode versucht werden, zumindest sonografisch eine gröbere Pathologie des Myelons, bzw. des Gehirns, auszuschließen.

Muskelbiopsie: In der Muskelbiopsie finden sich neurogene Veränderungen, häufig mit terminal atrophen Muskelfasern und einem lipomatösen myosklerotischen Umbau. Allerdings ist die Muskelbiopsie für die Diagnose nicht notwendig.

Genetische Diagnostik: Es findet sich in aller Regel keine Mutation im *SMN1*-Gen, was unterstreicht, dass es sich nicht um eine Erkrankung aus dem Formenkreis der spinalen Muskelatrophie handelt. Einzelfälle mit Mutationen in anderen Genen wurden beschrieben (z.B. *ERB3, TRPV4, BICD2, DYNC1H1, DOK7, RYR1, TPM2, MYH3, PIEZO2, TNNI2, TNNT3, NEB*). Wenn eine genetische Diagnostik durchgeführt wird, empfiehlt sich eine Hochdurchsatzgenetik (WES/WGS).

Verlauf

Atmung: In sehr ausgeprägten, seltenen Fällen kann auch die respiratorische Muskulatur betroffen sein. Bei diesen Patienten ist diese Symptomatik allerdings bereits kurz nach der Geburt sichtbar. Im Verlauf ist nicht mit einer Verschlechterung der respiratorischen Situation zu rechnen.

Skelettsystem: Bei einem Teil der Patienten muss mit einer zusätzlichen Skoliose sowie einer Hüftgelenksluxation gerechnet werden.

Regelmäßige Kontrollen: Eine enge Kooperation zwischen Neuropädiater, Physiotherapeut, Ergotherapeut und Orthopäden ist zwingend notwendig. Häufig kann erst im Verlauf entschieden werden, welche Therapieziele tatsächlich realistisch zu erreichen sind.

Therapie

Symptomatische Therapie: Als erster Schritt sollte versucht werden, die Gelenkkontrakturen durch Krankengymnastik und Redressionmaßnahmen, gegebenenfalls auch durch operative Korrekturen, zu beeinflussen. Ganz wesentlich ist die früh einsetzende konsequente Krankengymnastik sowie im weiteren Verlauf die Ergotherapie zur Besserung der Handfunktion.

In Abhängigkeit vom Ausmaß der Muskelschwäche muss definiert werden, ob eine Gehfähigkeit realistisch zu erreichen ist. Es muss interdisziplinär im Einzelfall zusammen mit Orthopäden festgelegt werden, inwieweit Orthesen hierbei sinnvoll sein können.

Verlauf und Prognose

Ungefähr die Hälfte der Patienten mit einer neurogenen Arthrogryposis der unteren Extremitäten erlangt die Gehfähigkeit. In der Regel besteht bezüglich der Muskelkraft ein stabiler Verlauf. Verschlechterungen können sich allerdings dadurch ergeben, dass es im Verlauf wieder zu einer Zunahme der Muskelkontrakturen und damit einer schlechteren mechanischen Situation kommt. Im Unterschied zu einer spinalen Muskelatrophie handelt es sich um keine progrediente Degeneration im Bereich des Nervensystems.

Webseiten

Arthrogrypose-Selbsthilfegruppe (https://arthrogryposis.de/)

1.2 Entzündliche Motoneuronerkrankungen

1.2.1 Akute schlaffe Myelitis

1.2.1.1 Definition

Es handelt sich um akute entzündliche Erkrankung, die (überwiegend) den Vorderhornbereich im Myelon betrifft.

1.2.1.2 Synonyme

Acute Flaccid Myelitis, Polio-like Disease, Poliomyelitis-ähnliche Erkrankungen

1.2.1.3 Pathophysiologie/Ätiologie

Bis zur Einführung der Poliomyelitis-Impfung waren die Polioviren wesentliche Ursache für diese Erkrankung. Inzwischen existiert diese Erkrankung in Mitteleuropa nicht mehr. Nachdem inzwischen ein Totimpfstoff verwendet wird, tritt eine entzündliche Vorderhornerkrankung durch mutierte attenuierte Impfviren in Europa auch nicht mehr (im Unterschied zu einigen Ländern in Afrika) als Impfkomplikation auf.

Sehr selten wurden andere Erreger wie Enteroviren, Coxsackie-Viren, EBV, Rotaviren, Chlamydia pneumoniae, Borrelien im Zusammenhang mit einer Poliomyelitis beschrieben. Im Zusammenhang mit einem Asthmaanfall kann es zum sogenannten Hopkins-Syndrom kommen. Unklar ist, ob es sich hier um ein primär immunologisches Phänomen oder um eine primäre Virusinfektion, die sekundär sowohl den Asthmaanfall als auch die Poliomyelitis ausgelöst hat, handelt.

1.2.1.4 Epidemiologie

In Europa extrem seltene Erkrankung. Die Inzidenz in den Niederlanden liegt bei 0,006 : 100.000 Kinder/Jahr. Vorkommen vor allem im Sommer und Herbst.

Mittleres Erkrankungsalter 5,8 Jahre (2–11,5 Jahre).

1.2.1.5 Klinische Symptome

Leitsymptome sind akut auftretende, asymmetrische Paresen, die häufig auch Hirnnerven mitbetreffen. Bei ca. 30% tritt eine respiratorische Insuffizienz auf.

Anfänglich können Muskelschmerzen bestehen. Im Anschluss daran kommt es zur Atrophie der Muskulatur sowie bei schwerer, anhaltender Schädigung in früher Kindheit möglicherweise zu einem verminderten Wachstum der betroffenen Extremität. Sensibilitätsstörungen fehlen. Faszikulieren kann beobachtet werden.

1.2.1.6 Differenzialdiagnosen

Wesentlich ist der Ausschluss einer lokalen Raumforderung sowie eines Guillain-Barré-Syndroms (hier allerdings in der Regel symmetrische Lähmungen).

> **Diagnostisches Vorgehen**
>
> Die Diagnose basiert auf:
>
> - Klinischem Bild
> - Elektromyografischen/neurografischen Veränderungen
> - Befunden der Kernspintomografie
> - Ein Virusnachweis gelingt nicht in allen Fällen. Auf jeden Fall sollte eine Liquorpunktion insbesondere auch zum Ausschluss potenziell behandelbarer Ursachen durchgeführt werden. Wichtig ist die oben genannte Ausschlussdiagnostik.

1.2.1.7 Essenzielle Untersuchungen

Neurophysiologie
Die Neurografie dient in erster Linie der differenzialdiagnostischen Abtrennung eines Guillain-Barré-Syndroms. Nach 2–3 Wochen zeigen sich im EMG frische Zeichen der Denervierung mit pathologischer Spontanaktivität. Im weiteren Verlauf dann chronisch neurogene Veränderungen. Die Elekromyografie ist wegen des Zeitverlaufs in der Akutdiagnostik oft wenig hilfreich.
Typischerweise sind die Veränderungen asymmetrisch verteilt.

Kernspintomografie
Die Kernspintomografie dient zum einen dem Ausschluss (evtl. behandelbarer) anderer Ursachen. In 90% zeigen sich T2-Auffälligkeiten in der grauen Substanz der Rückenmarks (oft mit Betonung im Vorderhornbereich).

Liquordiagnostik
Die Liquoruntersuchung zeigt in der Regel ein entzündliches Liquorsyndrom mit einer vorwiegend lymphozytären Pleozytose. Ein Virusnachweis im Liquor gelingt in < 5% der Fälle.

Erregernachweis: In der Regel erfolgt eine breite Untersuchung von Erregern wie Enteroviren, Echoviren, Coxsackie sowie von Autoantikörpern (Anti-MOG IgG, Anti-AQP4, Anti-GM1, Anti-GQ1b). Häufig gelingt allerdings entweder kein Erregernachweis oder es findet sich ein unspezifischer Erreger.

1.2.1.8 Sonstige Untersuchungen

CK
Kann bei Erregern, die gleichzeitig den Muskel betreffen, erhöht sein.

Erregernachweis
Ein Erregernachweis im Liquor gelingt selten. Am häufigsten findet sich ein Erregernachweis im Nasenabstrich oder im Stuhl (ca. 35%). Der kausale Zusammenhang ist allerdings nicht immer klar.

1.2.1.9 Therapie

Medikamentöse Maßnahmen
Eine antivirale Therapie steht nicht zur Verfügung. In Einzelfällen wurde die Behandlung mit intravenösen Immunglobulinen mit Erfolg durchgeführt, so dass diese Option zumindest überlegt werden sollte. Allerdings ist ein Therapieansprechen deutlich unwahrscheinlicher als beim GBS. Kortikosteroide verschlechtern möglicherweise die Prognose. Der Stellenwert der Plasmapherese ist unklar.

Symptomatische Therapie
Im Vordergrund steht die krankengymnastische Behandlung sowie die Hilfsmittelversorgung. Bei einem Teil der Patienten ist eine Beatmung notwendig. Ist ausschließlich der Plexus brachialis betroffen, muss überlegt werden, ob nicht chirurgische Eingriffe mit einer extranatomischen Rekonstruktion in Analogie zur Plexuschirurgie bei traumatischer Plexusläsion sinnvoll sind.

Verlauf und Prognose
In den wenigen berichteten Fallserien ist es beim Großteil der Patienten zu bleibenden Paresen gekommen. Die Prognose ist meist ungünstig mit bleibenden neurologischen Ausfällen.

2 Neuropathien

2.1 Entzündliche Neuropathien

2.1.1 Guillain-Barré-Syndrom (GBS)

2.1.1.1 Definition

Das GBS ist eine akute inflammatorische Polyradikuloneuropathie in Folge einer Zerstörung des Myelins oder seltener der Axone.

2.1.1.2 Pathophysiologie/Ätiologie

Die Pathophysiologie ist bis heute noch nicht letztlich geklärt. Es wird davon ausgegangen, dass es sich um ein Autoimmunphänomen handelt. Zumindest bei einem Teil der Patienten lassen sich vorausgegangene Infekte mit Erregern wie Campylobacter jejunii, Mykoplasmen, EBV, CMV nachweisen. Es werden, was den Mechanismus betrifft, verschiedene Untertypen unterschieden:

- Akute inflammatorische demyelinisierende Neuropathie (AIDP) in ca. 90 % der Fälle
- Akute motorische axonale Neuropathie (AMAN) in ca. 10 % der Fälle
- Akute sensomotorische axonale Neuropathie, welche nur selten vorkommt

2.1.1.3 Epidemiologie

Die Inzidenz liegt bei ca. 1 : 100.000 Kinder unter 18 Jahren pro Jahr. In den ersten beiden Lebensjahren ist die Erkrankung sehr selten. Es gibt keine jahreszeitliche Häufung.

2.1.1.4 Klinische Symptome

Zu Beginn der Symptomatik klagen die Kinder häufig über Schmerzen. Insbesondere kleinere Kinder weigern sich sehr früh, zu gehen (häufig noch vor Auftreten schwererer Lähmungen). Es kommt häufig zu einer deutlichen Ataxie. Daneben treten Lähmungen auf, welche von distal nach proximal aufsteigen. In

Abhängigkeit davon, wie ausgeprägt die Lähmungen sind, kann es auch zu einer respiratorischen Insuffizienz kommen.

Bedingt durch eine Störung der Vasomotorik kann es zu einer ausgeprägten orthostatischen Blutdruckdysregulation kommen.

Blasenentleerungsstörungen sind selten und sollten auf jeden Fall Veranlassung dazu geben, eine Raumforderung im Bereich des Myleons auszuschließen.

Die Muskeleigenreflexe sind üblicherweise abgeschwächt bis ausgefallen, in der Regel beidseitig.

2.1.1.5 Differenzialdiagnosen

Sämtliche Erkrankungen, die akut zu einer beidseitigen Lähmung führen können, müssen differenzialdiagnostisch in Betracht gezogen werden. In erster Linie müssen Erkrankungen des Myleons und andere akute Polyneuropathien ausgeschlossen werden. Erkrankungen des Myleons zeichnen sich häufig durch eine querschnittartige Anordnung mit einer relativ scharf begrenzten Sensibilitätstörung aus. Störungen von Blase und Mastdarm gehören nicht zum typischen Guillain-Barré-Syndrom und sollten immer an die Möglichkeit einer Schädigung des Myleons denken lassen. In Betracht kommen:

- Raumforderungen (Tumoren, Abszesse, selten Frakturen)
- Myelitis
- Vaskuläre Erkrankungen
- Akute Neuropathien

Relevante, akut auftretende Neuropathien sind:

- Porphyrie (hier häufig kombiniert psychiatrische Auffälligkeiten sowie autonome Störung vor allem mit Tachykardie)
- Erreger-bedingte Neuropathien (z. B. Borreliose, HIV): Bei diesen Erkrankungen findet sich häufig im Unterschied zum GBS eine ausgeprägte Pleozytose im Liquor.
- Toxische Neuropathien (z. B. Vincristin, Cisplatin, Schwermetalle, Organophosphate): in der Regel durch die Voranamnese leicht zu erfassen

Bei stark asymmetrischen Befunden sollte eine akute schlaffe Myelitis (Acute Flaccid Myelitis) erwogen werden.

In seltenen Fällen können auch Myopathien oder neuromuskuläre Übertragungsstörungen ein ähnliches Bild machen:

- Dermatomyositis
- Rhabdomyolyse
- Schwere Elektrolytstörung (vor allem Hypokaliämie)
- Botulismus

Diagnostisches Vorgehen

Die Diagnose wird gesichert durch:

- Typisches klinisches Bild mit akut aufgetretener Schwäche und Hypo-/Areflexie
- Liquorbefund (hohes Eiweiß bei normaler Zellzahl)
- Neurografie

In den ersten 2 Wochen nach Symptombeginn können die technischen Untersuchungen unauffällig sein. Bei unklarer Situation sollte allerdings großzügig Ausschlussdiagnostik (in der Regel mit Bildgebung) durchgeführt werden. Gegebenfalls nach 2 Wochen, falls immer noch der Verdacht besteht, Wiederholung der Untersuchungen.

2.1.1.6 Essenzielle Untersuchungen

Liquordiagnostik
Im typischen Fall zeigt sich eine deutliche Erhöhung des Liquor Eiweiß bei einer normalen oder erniedrigten Zellzahl («Dissocation Cyto-albuminique«). Dieser Befund kann allerdings erst 2–3 Wochen nach Beginn der Symptomatik auftreten. Findet sich eine deutliche Erhöhung der Zellzahl, muss in erster Linie an eine Erreger-bedingte Erkrankung gedacht werden.

Neurophysiologie
Als früher Befund findet sich ein Verlust der F-Wellen sowie das Auftreten von A-Wellen. Eine Verlangsamung der Nervenleitgeschwindigkeit tritt häufig erst mit einer Latenz von 2–3 Wochen auf. Dieser Befund kann sich auch noch zu einem Zeitpunkt verschlechtern, an dem es bereits zu einer klinischen Besserung kommt. Eine deutliche Verminderung des motorischen Summenaktionspotenzials kann Hinweis auf eine axonale Schädigung mit einer schlechteren Prognose sein. Im Kindesalter findet man allerdings immer wieder Patienten, bei denen es durch einen ganz distal lokalisierten Leitungsblock zum gleichen Phänomen kommt, ohne dass damit eine schlechte Prognose verbunden wäre.

2.1.1.7 Sonstige Untersuchungen

CK
Der CK-Wert kann initial erhöht sein (in der Regel $< 10 \times$ der Norm). Bei stärker erhöhten CK-Werten müssen muskuläre Ursachen ausgeschlossen werden.

Sonstige Laborbefunde
Der Nachweis von Gangliosid-Antikörpern gelingt nur in einem kleinen Prozentsatz der Patienten. Spezifische Aussagen lassen sich hieraus nicht ableiten. Lediglich beim Miller-Fisher-Syndrom (siehe unten) finden sich GQ1b-Antikörper als Hinweis auf diese Erkrankung.

Myosonografie
In der Regel findet sich ein Normalbefund. Lediglich bei Fällen mit nicht ausreichender Remission lässt sich nach mehreren Wochen eine Atrophie und Vermehrung der Echointensität in der betroffenen Muskulatur nachweisen.

MRT
In der Kernspintomografie zeigt sich häufig eine Kontrastmittelaufnahme der Fasern der Cauda equina. Auf diesen Befund sollte dann geachtet werden, wenn die Kernspintomografie ohnehin zum Ausschluss einer Raumforderung durchgeführt wird.

Muskelbiopsie/Nervenbiopsie
Beide Verfahren sind üblicherweise nicht indiziert.

2.1.1.8 Verlauf

Atmung
15–24% der Patienten müssen beatmet werden. In der Regel kommt es bei den betroffenen Patienten innerhalb von 1–2 Wochen nach Beginn der Symptomatik zum Auftreten einer respiratorischen Insuffizienz.

Herz/Kreislauf
Bei ungefähr ⅔ der Patienten ist mit einer Tachykardie und einer arteriellen Hypertonie als Ausdruck der autonomen Dysfunktion zu rechnen. Autonome Symptome korrelieren mit dem Schweregrad der Erkrankung.
Bradykardie und AV-Block sind im Kindesalter hingegen extrem selten.

Regelmäßige Kontrollen
Wichtig ist ein engmaschiges Monitoring der respiratorischen Funktion sowie eine kardiale Überwachung (z.B. AV Block, autonome Dysregulation).

2.1.1.9 Therapie

Medikamentöse Maßnahmen
Therapie der ersten Wahl ist die Gabe von intravenösen Immunglobulinen (2 g/Kilogramm Körpergewicht). Diese werden in der Regel auf zwei bis fünf Tage verteilt verabreicht. Der Effekt dieser Behandlung kann allerdings häufig erst nach 1–2 Wochen beurteilt werden. Eine Indikation besteht immer dann, wenn relevante schwere Symptome vorliegen und der Höhepunkt der Erkrankung noch

nicht überschritten wurde. Kortikosteroide sind nicht indiziert, führen möglicherweise sogar zu einer Verschlechterung.

Nur in Ausnahmefällen muss über die Möglichkeit einer Plasmapherese nachgedacht werden. Die Plasmapherese ist der ivIG-Therapie nicht überlegen. Unsinnig ist es, nach einer intravenösen Immunglobulin-Therapie eine Plasmapherese durchzuführen. Kommt es nach wenigen Wochen zu einem erneuten Rezidiv, wird die Behandlung in gleicher Weise wiederholt. Allerdings muss dann über die Möglichkeit nachgedacht werden, dass es sich um ein chronisches Guillain-Barré-Syndrom handeln könnte. In diesem Fall ist möglicherweise eine Langzeittherapie mit einem Immunsuppressivum (z. B. Azathioprin) zu überlegen.

Symptomatische Therapie
Zu Beginn der Symptomatik kann eine intensivmedizinische Überwachung notwendig sein, um eine respiratorische Insuffizienz sowie autonome Funktionsstörungen rechtzeitig zu erfassen. Extrem selten erfordern Reizleitungsstörungen die Anlage eines passageren Schrittmachers.

Bisweilen stehen erhebliche Schmerzen im Vordergrund, welche eine medikamentöse Behandlung notwendig machen.

Ansonsten sollte bereits sehr früh Krankengymnastik durchgeführt werden, um Kontrakturen zu vermeiden und das Kind schrittweise wieder zu mobilisieren. Ansonsten müssen in Abhängigkeit vom Schweregrad die üblichen Maßnahmen bei immobilen Patienten durchgeführt werden – wie:

- Dekubitus-Prophylaxe
- Thrombembolie-Prophylaxe
- Mobilisation

2.1.1.10 Verlauf und Prognose

Bei 90–95 % der Kinder kommt es zu einer Vollremission innerhalb eines Jahres. Ein axonales Guillain-Barré-Syndrom hat eine schlechtere Prognose als die klassische demyelinisierende Variante. Ein rezidivierendes Guillain-Barré-Syndrom findet sich bei 5 % der Patienten.

2.1.1.11 Webseiten

Deutsche GBS Initiative e. V. (www.gbs-mg.de)
GBS/CIDP Foundation (www.gbs-cidp.org)

2.1.2 Chronisches Guillain-Barré-Syndrom (CIDP)

2.1.2.1 Definition

Die chronisch inflammatorische demyelinisierende Polyradikuloneuropathie (CIDP) ist eine erworbene Neuropathie, die entweder chronisch progressiv oder schubartig verläuft. Dabei kommt es zu einer allmählichen Demyelinisierung (spinale Wurzel, peripherer Nerv).

2.1.2.2 Pathophysiologie

Es handelt sich um einen sowohl humoral als auch zellulär vermittelten Prozess, welcher zur segmentalen Demyelinisierung sowie zu entzündlichen Infiltraten am Nerv führt. Bisher konnte noch kein spezifisches Antigen, gegen das der Immunprozess gerichtet ist, nachgewiesen werden.

2.1.2.3 Synonyme

CIDP, chronisch-inflammatorische-entzündliche Polyneuropathie

2.1.2.4 Epidemiologie

Die Erkrankung ist im Kindesalter deutlich seltener als im Erwachsenenalter. Die geschätzte Inzidenz liegt zwischen 0,2 und 0,5 : 100.000, Vorschulkinder sind seltener betroffen als ältere Kinder. Eine extreme Rarität stellt eine kongenitale Form dar.

2.1.2.5 Klinische Symptome

Leitsymptome sind:

- Chronisch progrediente oder chronisch rezidivierend auftretende Muskelschwäche
- In der Regel sind die unteren Extremitäten deutlicher betroffen als die oberen, mit distaler Betonung.
- Die Paresen sind meist symmetrisch, können jedoch auch asymmetrisch sein.
- Sensibilitätsstörungen und Parästhesien (wobei diese auch völlig fehlen können) bei einem Drittel der Patienten

Nur selten kommt es zu respiratorischer Insuffizienz.

Ausfälle im Hirnnervenbereich kommen in bis zu 30% der Kinder vor. Betroffen sein kann sowohl die Okulomotorik als auch die mimische Muskulatur. Selten stellen Hirnnervenausfälle das Initialsymptom dar.

In Einzelfällen (meist bei Vorhandensein von perinodalen Antikörpern) kann eine Kombination aus zentralnervösen und peripheren Symptomen vorkommen.

In 30–50% geht eine Infektion (meist der oberen Luftwege) dem Beginn der Symptomatik voraus.

2.1.2.6 Differenzialdiagnosen

Bei chronisch progredienter, distal betonter Symptomatik muss in erster Linie eine hereditäre sensomotorische Neuropathie abgegrenzt werden. Kompliziert wird diese Unterscheidung dadurch, dass auch bei hereditären Neuropathien bisweilen entzündliche Faktoren zu einer zusätzlichen Verschlechterung führen können und beide Erkrankungen kombiniert vorkommen können.

Stehen sensible Störungen im Vordergrund, müssen primär kausal behandelbare Ursachen wie Vitamin-B_{12}- oder Vitamin-E-Mangel ausgeschlossen werden. Toxische Ursachen (z.B. Schwermetalle, Lösungsmittel-Schnüffeln) können ebenfalls zu einer chronischen Neuropathie führen.

Bei einer zusätzlichen deutlichen proximalen Muskelschwäche müssen auch Gliedergürteldystrophien in Betracht gezogen werden, wobei die Symptomatik im Gegensatz zu diesen Erkrankungen bei der CIDP stets eine distale Betonung zeigt.

> **Diagnostisches Vorgehen**
>
> Die Diagnose basiert auf:
>
> - Klinischem Bild mit einer langsam oder schubförmig progredienten Schwäche
> - Neurophysiologie mit Nachweis einer Polyneuropathie
> - Liquordiagnostik
> - Evtl. Ausschluss einer hereditären Neuropathie

2.1.2.7 Essenzielle Untersuchungen

Neurophysiologie
Beim Großteil der Patienten handelt es sich um eine demyelinisierende Erkrankung mit einer Verlangsamung der Nervenleitgeschwindigkeit, verzögerter distaler Latenz und sehr häufig einem Leitungsblock. Allerdings lassen diese Kriterien keine eindeutige Unterscheidung gegenüber einer hereditären sensomotorischen Neuropathie zu.

Bei Sonderformen kann es sich auch um eine axonale Schädigung mit normaler Nervenleitgeschwindigkeit und lediglich vermindertem Summenaktionspotenzial handeln.

Liquordiagnostik
Typischer Befund ist die zytoalbuminäre Dissoziation mit einer Erhöhung des Liquoreiweisses (im Mittel 190 mg/dl) bei fehlender Pleozytose. Im Reiber-Schema zeigt sich eine Schrankenstörung in der Regel ohne Zeichen einer IgG-Synthese im Liquorraum oder Nachweis oligoklonaler Banden.
Findet sich eine deutliche Pleozytose, besteht der Verdacht auf eine Erregerbedingte akute Neuropathie (z. B. bei Neuroborreliose).

2.1.2.8 Sonstige Untersuchungen

CK
Der CK-Wert kann mäßig erhöht sein. In erster Linie dient die Bestimmung der differenzialdiagnostischen Abgrenzung gegenüber primären Myopathien.

Antikörper
Antikörperbestimmungen (z. B. gegen Ganglioside) haben bisher keinen Stellenwert in der Diagnostik. Häufig lassen sie sich, anders als beim Erwachsenen, nicht nachweisen.

Kernspintomografie
Wird zum Ausschluss einer Raumforderung ohnehin eine Kernspintomografie durchgeführt, sollte darauf geachtet werden, ob eine Verdickung der Nervenwurzeln mit Kontrastmittelaufnahme als Hinweis auf eine Radikulitis vorliegt. Bei eindeutigen neurophysiologischen Befunden besteht allerdings keine klare Indikation für eine Kernspintomografie.

Biopsie des N. suralis
Diese Untersuchung ist in der Regel zur Stellung der Diagnose nicht notwendig. Es können sich, ähnlich wie bei der hereditären sensomotorischen Neuropathie auch, Zwiebelschalenphänomene und segmentale Demyelinisierungen finden. Die differenzialdiagnostische Wertigkeit ist somit deutlich eingeschränkt.

2.1.2.9 Verlauf

Atmung
In aller Regel kommt es nicht zu respiratorischen Problemen.

Regelmäßige Kontrollen
Im Vordergrund steht die klinische Verlaufskontrolle unter der Therapie. Die neurophysiologische Diagnostik kann im begrenzten Maße zur Verlaufskontrolle verwendet werden. Allerdings bleibt häufig die Nervenleitgeschwindigkeit trotz klinischer Besserung auffällig.

2.1.2.10 Therapie

Medikamentöse Maßnahmen
Die Therapie orientiert sich im Wesentlichen am Vorgehen bei Erwachsenen sowie an den Daten aus einigen kleinen Studien bei Kindern.

- Therapie der Wahl ist die Gabe von intravenösen Immunglobulinen in einer Gesamtdosierung von 2 g/kg Körpergewicht (auf 2–5 Tage verteilt). Die Behandlung muss individuell unterschiedlich in Intervallen zwischen 2 und 6 Wochen wiederholt werden. Bei einem Teil der Patienten kommt es zu einem raschen Wirkungsverlust der Immunglobulin-Therapie. Ist eine langfristige Behandlung mit Immunglobulinen indiziert, kann alternativ die subkutane Gabe erwogen werden. (0,2–0,4 mg/kg KG wöchentlich)
- Grundsätzlich ebenso wirksam, aber deutlich nebenwirkungsreicher ist die Plasmapherese.
- Prednisolon/Prednison (1 bis 2 mg/kg KG täglich oder alternierend) ist ebenfalls wirksam, wird von einigen Zentren sogar bevorzugt. Hauptnachteil sind die bekannten Nebenwirkungen der Kortikosteroide. In Abhängigkeit vom klinischen Befund wird die Dosis schrittweise ausgeschlichen.
- Bisweilen macht auch die Kombination aus ivIg und Kortikosteroiden Sinn.

In ihrer Wirkung noch nicht gesichert sind weiterführende Maßnahmen wie Immunsuppressiva (z.B. Azathioprin), monoklonale Antikörper (z.B. Rituximab).

Spricht ein Patient mit einer vermuteten CIDP nicht auf die Therapie an, sollte in erster Linie nochmals die Diagnose überprüft werden (z.B. Ausschluss einer Leukodystrophie, welche sich initial unter dem Bild einer Polyneuropathie manifestieren kann).

Symptomatische Therapie
Bei Patienten mit deutlicher Fußheberschwäche sollte überlegt werden, ob zeitweise eine Fußheberorthese indiziert ist, um eine mögliche Sprunggelenksverletzung zu vermeiden und ein günstigeres Gangbild zu erreichen.

Impfungen
Es gibt keine überzeugenden Hinweise, dass Impfungen zur Auslösung oder Verschlechterung einer CIDP führen. Impfungen sollten deshalb wie üblich durchgeführt werden.

2.1.2.11 Prognose

Insgesamt ist die Prognose deutlich besser als im Erwachsenenalter. Die Mehrzahl der Kinder gelangt in eine Vollremission, schwere bleibende Defizite finden sich unter 10% der betroffen Patienten. Es wurde bisher lediglich ein Todesfall bei respiratorischer Insuffizienz beschrieben.
Rezidive sind häufig assoziiert mit:

- Reduktion der Behandlung
- Interkurrenten Infekten

2.1.2.12 Webseiten

Deutsche GBS Initiative e. V. (www.gbs-mg.de)
GBS/CIDP Fountation (www.gbs-cidp.org)

2.1.3 Miller-Fisher-Syndrom

2.1.3.1 Definition

Das Miller-Fisher-Syndrom mit einer Kombination aus externer Opththalmoplegie, Ataxie, Muskelschwäche und Arreflexie, stellt eine seltene klinische Variante des GBS-Syndroms dar.

2.1.3.2 Pathophysiologie

Wie das klassische GBS ist auch das Miller-Fisher-Syndrom mit einer Campylobacter-Infektion, aber auch mit anderen Infektionen (z. B. SARS-Cov2) oder Impfungen assoziiert. Die meisten Patienten haben kreuzreagierende Anti-GQ1b-Gangliosid-Antikörper.

2.1.3.3 Epidemiologie

Selten (eine Minorität aller GBS-Fälle)

2.1.3.4 Klinische Symptome

Im Vordergrund steht die Kombination aus:

- Externer Ophthalmoplegie,
- Ptose,
- Störung der Pupillomotorik,
- Ataxie,
- Muskelschwäche (allerdings oft relativ gering ausgeprägt) und
- Fazialisparese in 30–50 %.

Insbesondere kleinere Kinder weigern sich zu laufen. Häufig erscheinen die Kinder auch psychisch deutlich irritiert, sie beginnen zu weinen, wenn sie aufgefordert werden, zu laufen. Ob dies eher durch das sehr unangenehme Schwindelgefühl bedingt ist oder Ausdruck einer zusätzlichen psychischen Alteration, lässt sich schwer beurteilen. Die Muskeleigenreflexe können, müssen aber nicht abgeschwächt sein.

Sonderformen sind die Bickerstaff-Enzephalitis mit einer im Vordergrund stehenden Bewusstseinsstörung, die akute ataktische Hypersomnolenz mit der Kombination aus Ataxie und Vigilanzstörung. Neben dem Vollbild der Erkrankung gibt es inkomplette Formen.

2.1.3.5 Differenzialdiagnosen

Die wichtigsten Differenzialdiagnosen sind:

- Raumforderung im Bereich der hinteren Schädelgrube
- Intoxikationen

Bei unauffälliger Kernspintomografie muss außerdem an eine parainfektiöse Zerebellitis (z. B. nach Varizellen) gedacht werden. Finden sich demyelinisierende Herde, muss an die Möglichkeit einer multiplen Sklerose oder einer akuten disseminierten Enzephalomyelitis (ADEM) gedacht werden. Stehen chaotische Augenbewegungen im Vordergrund, muss außerdem ein (evtl. paraneoplastisches) Opsoklonus-Myoklonus-Syndrom ausgeschlossen werden.

> **Diagnostisches Vorgehen**
>
> Die Diagnose basiert auf der typischen Kombination aus Ataxie, Areflexie und Okulomotorikstörung, Nachweis von GQ1b-Antikörpern sowie evtl. neurophysiologischem Nachweis einer demyelinisierenden Neuropathie.

2.1.3.6 Essenzielle Untersuchungen

Liqoruntersuchung
In den ersten Tagen finden sich häufig normale Befunde in der Liquor-Untersuchung (ca. 50% in erster Krankheitswoche). Zu einem späteren Zeitpunkt können dann die gleichen Veränderungen wie beim Guillain-Barré-Syndrom auftreten (Eiweißerhöhung bei normaler Zellzahl) in ca. 80% der Patienten.

Serologisch gelingt in 85% der Nachweis von GQ1b-Antikörpern und gelegentlich GT1a (Serum).

Neurophysiologie
Die neurophysiologische Untersuchung zeigt in der Regel normale Nervenleitgeschwindigkeiten, zum Teil allerdings auch eine Verlangsamung wie beim Guillain-Barré-Syndrom. Diese Veränderungen können auch erst 2–3 Wochen nach Beginn der Symptomatik (zum Teil wieder während der Besserungsphase) sichtbar werden. Insgesamt sind die Veränderungen geringer als beim Guillain-Barré-Syndrom ausgeprägt.

Ein fehlender H-Reflex ist ein typischer (wenn auch unspezifischer) Befund.

2.1.3.7 Sonstige Untersuchungen

CK-Werte
Sind in der Regel normal.

2.1.3.8 Verlauf

Atmung
Nachdem es sich um eine Sonderform des Guillain-Barré-Syndroms handelt, kann es in seltenen Fällen zur respiratorischen Insuffizienz kommen.

ZNS
Selten kann es im Rahmen der nahe verwandten Bickerstaff-Enzephalitis zur Bewusstseinsstörung bis zum Koma kommen. Allerdings muss in dieser Situation auf jeden Fall eine andere Pathologie (Raumforderung, Enzephalitis, Ischämie u.a.), die zur Kombination Bewusstseinsstörung mit Hirnnervenausfällen führen kann, ausgeschlossen werden.

2.1.3.9 Therapie

Medikamentöse Maßnahmen
Therapeutisch empfiehlt sich die Gabe von intravenösen Immunglobulinen (insgesamt 2 g/kg KG, verteilt auf 2 Tage). Diese verkürzt etwas die Zeit bis zur Remission. Plasmapherese ist in der Regel nicht notwendig und hat keinen klar erwiesenen Effekt auf den Verlauf.

Symptomatische Therapie
Insgesamt ist die Prognose sehr günstig. Es muss versucht werden, die Kinder schrittweise wieder zu mobilisieren.

2.1.3.10 Prognose

Praktisch alle Patienten haben einen monophasischen Verlauf, bei dem in der Regel innerhalb von zwei Wochen das Maximum der Symptomatik erreicht wird. Etwa die Hälfte der Patienten kann dann nicht mehr frei laufen, in 40 % ist eine komplette Ophthalmoplegie präsent. In der Regel heilt die Erkrankung innerhalb von drei Monaten aus, während die Areflexie oft persistiert, ohne jedoch das tägliche Leben zu beeinträchtigen.

Es gibt seltene Beschreibungen von einem Wiederauftreten des Miller-Fisher-Syndroms, wobei in der Literatur dies eher die jüngeren Patienten betraf.

2.1.3.11 Webseiten

Deutsche GBS Initiative e. V. (www.gbs-mg.de)
GBS/CIDP Fountation (www.gbs-cidp.org)

2.1.4 Critical-Illness-Neuro-Myopathie

2.1.4.1 Definition

Critical-Illness-Neuropathie/Critical-Illness-Myopathie scheint eine systemische inflammatorische Reaktion zu sein, die mit Polyneuropathie und Myopathie (allein oder in Kombination) auftritt.

2.1.4.2 Pathophysiologie/Ätiologie

Die exakte Pathophysiologie ist bis heute nicht bekannt. Risikofaktoren für das Auftreten einer Critical-Illness-Neuropathie oder Critical-Illness-Myopathie sind beim Erwachsenen:

- Sepsis
- Systemische Entzündungen
- Hyperosmolaritität

Unklar ist die Rolle, welche die Gabe von Kortikosteroiden und Muskelrelaxantien spielt. Zumindest beim Erwachsenen scheint eine strikte Blutzuckerkontrolle die Wahrscheinlichkeit zu vermindern. Im Kindesalter scheint eine Sepsis, Asthma und Zustand nach Organtransplantation mit einem erhöhten Auftreten verbunden zu sein.

In Einzelfällen kann die Symptomatik bereits wenige Tage nach Beginn des Intensiv-Aufenthalts beobachtet werden. In den publizierten Fällen trat die Erkrankung zwischen 4 und 26 Tagen nach Beginn des Intensiv-Aufenthalts auf.

2.1.4.3 Epidemiologie

Exakte Angaben zur Häufigkeit der Critical-Illness-Neuropathie und -Myopathie im Kindesalter liegen nicht vor. Schätzungen gehen von weniger als 1% der auf Intensivstation aufgenommenen Kinder aus. Möglicherweise wird die Häufigkeit allerdings deutlich unterschätzt.

2.1.4.4 Klinische Symptome

Insgesamt wird ein heterogenes Spektrum neuromuskulärer Erkrankungen unter diesem Begriff subsummiert, welche bei Patienten, die längere Zeit auf Intensivstation behandelt wurden, auftreten. Als wesentliche Charakteristika gelten:

- Eine ausgeprägte, generalisierte Muskelschwäche
- Mit Überwiegen der motorischen Ausfälle gegenüber den sensiblen Defiziten
- Sensibilitätstörungen können allerdings vorhanden sein.
- Schwierigkeiten bei der Entwöhnung des Patienten vom Respirator, welche nicht durch eine Pathologie der Lunge erklärt werden können.

Die Muskeleigenreflexe sind abgeschwächt oder fehlen (wobei dieses Kriterium erst nach Beendigung der Sedierung und Weglassen der Muskelrelaxation beurteilt werden kann). Im weiteren Verlauf zeigt sich eine Muskelatrophie.

2.1.4.5 Differenzialdiagnosen

Wesentlich ist die Abgrenzung anderer Ursachen einer weiter bestehenden respiratorischen Insuffizienz (insbesondere Erkrankungen von Herz und Lunge). Steht das Leitsymptom Muskelschwäche im Vordergrund, müssen

- Elektrolytentgleisungen (hier vor allem Kalium ↓, Phosphat ↓),
- medikamentöse Effekte auf die neuromuskuläre Übertragung oder auf die Muskulatur (toxische Myopathien, toxische Neuropathien) sowie
- spinale Ursachen überlegt werden.

> **Diagnostisches Vorgehen**
>
> Die Diagnose wird durch die:
>
> - typische Klinik sowie
> - neurophysiologische Diagnostik
>
> gesichert.

2.1.4.6 Essenzielle Untersuchungen

Neurophysiologie
Wesentlich für die Diagnose ist die neurophysiologische Untersuchung. Allerdings kann diese nicht zwischen einer Critical-Illness-Neuropathie und einer Critical-Illness-Myopathie klar unterscheiden. Wesentliche Befunde sind:

- Vermindertes motorisches Summenaktionspotenzial, welches entweder Ausdruck der Myopathie oder einer axonalen Neuropathie ist
- In der Regel eine normale motorische Nervenleitgeschwindigkeit
- Kein Dekrement beim repetitiven Stimulationstest (im Unterschied zu der neuromuskulären Übertragungsstörung, welche durch Muskelrelaxantien bedingt sein kann)
- Bei einem Teil der Fälle ein erniedrigtes sensibles Summenaktionspotenzial

- Nach einer Latenz von ca. 14 Tagen pathologische Spontanaktivität als Ausdruck entweder einer axonalen Neuropathie oder einer Schädigung der Muskelfasern selbst

Nachdem die neurophysiologische Untersuchung auf der Intensivstation durchgeführt wird, müssen artifizielle Veränderungen (z. B. durch das subkutane Ödem) mit in Erwägung gezogen werden. Es muss auf jeden Fall sichergestellt sein, dass zum Zeitpunkt der Untersuchung keine Substanzen wirksam sind, die zur Blockierung der neuromuskulären Übertragung führen.

2.1.4.7 Sonstige Untersuchungen

Muskelbiopsie
Grundsätzlich ist die Muskelbiopsie am besten geeignet, zwischen einer Critical-Illness-Neuropathie und einer -Myopathie zu unterscheiden. Wegen der fehlenden therapeutischen Konsequenzen wird diese Untersuchung allerdings in aller Regel nicht durchgeführt.

CK
Lediglich bei Fällen mit einer nekrotisierenden Myopathie (z. B. bei Zustand nach Hypokaliämie) kann der CK-Wert zum Teil deutlich erhöht sein.

Sonstige Laborbefunde
Es gibt keine richtungsweisenden Laborbefunde.

2.1.4.8 Verlauf

Atmung
In aller Regel wird die Erkrankung erst dann diagnostiziert, wenn eine Mitbeteiligung der Atemmuskulatur vorliegt. Die respiratorische Situation bessert sich in dem Maß, in dem sich auch die Schwäche der übrigen Extremitätenmuskulatur bessert.

2.1.4.9 Therapie

Medikamentöse Maßnahmen
Spezifische medikamentöse Maßnahmen sind nicht vorhanden.

Symptomatische Therapie
Im Vordergrund steht die krankengymnastische Überwachung und Behandlung. Insbesondere zu einem Zeitpunkt, zu dem lebensbedrohliche Probleme ganz im Vordergrund stehen, muss bereits intensiv auf die Entwicklung von *Kontrakturen* geachtet werden, da diese im weiteren Verlauf die Rehabilitation ganz erheblich beeinflussen werden. Insbesondere Kontrakturen im Bereich der Hände sollten

rechtzeitig und konsequent durch passive Bewegung verhindert werden. Mit zunehmender Besserung wird dann eine Rehabilitationsbehandlung entsprechend den Standards der Frührehabilitation durchgeführt.

2.1.4.10 Prognose

Exakte Daten zum klinischen Verlauf liegen leider nicht vor. Insgesamt ist die Prognose zumindest bezüglich motorischer Entwicklung variabel, die berichteten Todesfälle standen allerdings im Wesentlichen in Zusammenhang mit der Grunderkrankung. Nachdem es sich um eine axonale Schädigung handelt, muss mit einer über Monate gehenden Besserung gerechnet werden.

2.1.5 Neuralgische Schulteramyotrophie (Syn.: Parsonage-Turner-Syndrom)

2.1.5.1 Definition

Akute Entzündung des Plexus brachialis mit einer anfangs im Vordergrund stehenden Schmerzsymptomatik (im Kindesalter allerdings nicht obligat), welcher dann eine Schwäche und Atrophie folgt.

2.1.5.2 Pathophysiologie/Ätiologie

In der Regel handelt es sich um eine Immunreaktion entweder auf einen vorangegangenen Infekt (häufig eine Infektion der oberen Luftwege) oder eine vorangegangene Impfung oder Serumgabe.

2.1.5.3 Genetik-Erbgänge

Es handelt sich überwiegend um eine sporadisch auftretende Erkrankung. Daneben gibt es eine allerdings seltene autosomal-dominant vererbte Form.

2.1.5.4 Epidemiologie

Im Kindesalter sehr selten, der Schwerpunkt der Erkrankung liegt im frühen Erwachsenenalter. Insgesamt geht man, bezogen auf alle Altersgruppen, von einer jährlichen Inzidenz von 2–4 : 100.000 aus. Exakte Daten zur kindlichen Verlaufsform liegen nicht vor.

2.1.5.5 Klinische Symptome

Leitsymptom ist der akut aufgetretene nächtliche Schmerz im Bereich der Schulter. Dieser kann allerdings, im Unterschied zum Erwachsenen, bei einem Drittel der Kinder nicht vorhanden sein bzw. nicht als solcher interpretiert werden. Die Schmerzen dauern in aller Regel ca. 14 Tage. Meist wird mit dem Abklingen der Schmerzen bemerkt, dass eine erhebliche proximal betonte Schwäche der betroffenen Schulter sowie in der Folgezeit eine Atrophie der Muskulatur besteht. Sensibilitätstörungen können über der Schulter vorhanden sein, sind allerdings in der Regel relativ gering ausgeprägt und stehen nicht im Vordergrund.

Extrem selten kann es auch zu einer beidseitigen Affektion des Plexus brachialis kommen. In seltenen Fällen kann zusätzlich eine Zwerchfellparese bestehen.

2.1.5.6 Differenzialdiagnosen

Insbesondere im Säuglingsalter und Kleinkindesalter ist die wesentliche Differenzialdiagnose die Osteomyelitis des Schultergelenks, welche sekundär den Plexus brachialis infiltrieren kann und dann zu einer Plexusparese führt.

Die nächtlich betonten Schmerzen können Hinweis auf eine Borreliose sein (Bannwarth-Syndrom). Hierbei kann eine sehr vielgestaltige neurologische Symptomatik zusätzlich vorliegen.

Entwickelt sich die Symptomatik subakut bis chronisch, muss eine Kompression oder Infiltration der Nervenwurzeln oder des Plexus brachialis ausgeschlossen werden (z.B. bei der Neurofibromatose). Selten muss auch an eine beginnende fazio-skapulo-humerale Muskeldystrophie gedacht werden, welche allerdings auch initial schmerzlos verläuft.

> **Diagnostisches Vorgehen**
>
> - Typisches klinisches Bild (nächtlich betonte Schmerzen + neurologische Ausfälle am Arm)
> - Evtl. Bildgebung Plexus (Ausschlussdiagnostik Osteomyelitis, insbeondere im Säuglingsalter)
> - Evtl. Liquordiagnostik (Ausschlussdiagnostik)

2.1.5.7 Essenzielle Untersuchungen

Neurophysiologie
Zu Beginn der Symptomatik kann die Neurophysiologie noch komplett normal sein. Lediglich bei einem Teil der Fälle findet sich bereits dann eine Erniedrigung des sensiblen Summenaktionspotenzials. Das motorische Summenaktionspotenzial sowie die Elektroneurografie im Bereich der distalen Nerven (Nervus medianus oder Nervus ulnaris) ist häufig normal, bei Ableitung vom betroffenen Muskel (z.B. M. deltoideus) ist es häufig niedrig. 2–3 Wochen nach Beginn der Sympto-

matik zeigt sich in der Elektromyografie häufig pathologische Spontanaktivität (Fibrillationen und positve Wellen).

Die neurophysiologische Untersuchung dient in unklaren Fällen vor allem auch dem Ausschluss einer fokalen Schädigung peripherer Nerven (z. B. im Rahmen von Engpasssyndromen).

Sonografie/Bildgebung
Die Kernspintomografie des Plexus brachialis bzw. der Halswirbelsäule dient in erster Linie der Ausschlussdiagnostik anderer Läsionen. Möglicherweise kann allerdings auch die Entzündung des Plexus brachialis sichtbar gemacht werden.

Die Sonografie der Muskulatur trägt nicht zur Diagnose bei. Die Sonografie peripherer Nerven kann in geübten Händen zur Diagnose beitragen.

2.1.5.8 Sonstige Untersuchungen

CK
Ist in der Regel nicht oder allenfalls geringfügig erhöht.

Liquor
Ein Teil der Patienten weist eine Liquorpleozytose sowie ein erhöhtes Liquor-Eiweiß auf. Allerdings ist eine Liquorpunktion bei typischer Befund-Konstellation nicht zwingend notwendig. Gangliosid-Antikörper finden sich ebenfalls bei einzelnen Patienten, sind aber nicht pathognomonisch.

Muskelbiopsie
Diese Untersuchung ist nicht indiziert.

Genetische Diagnostik
Üblicherweise nicht sinnvoll. Lediglich bei der autosomal-dominanten Form Untersuchung des *SEPT9*-Gens auf Chromossom 17 sinnvoll. Besteht die Möglichkeit, dass die Plexusparese im Rahmen einer hereditären Neuropathie mit Neigung zu Druckparesen aufgetreten ist (entsprechende Familienanamnese), sollte eine Deletion des *PMP22*-Gens oder Nullmutation im *PMP22*-Gen ausgeschlossen werden.

Regelmäßige Kontrollen
Es müssen regelmäßige neurologische Kontrollen durchgeführt werden. Bei Ausbleiben der Reinnervation muss gemeinsam mit einem plastischen Chirurgen bzw. Neurochirurgen überlegt werden, ob Rekonstruktionsmaßnahmen in Analogie zur traumatischen Plexusparese notwendig sind.

2.1.5.9 Therapie

Medikamentöse Maßnahmen
Möglicherweise beeinflusst eine Kortikosteroidbehandlung über 14 Tage die Schmerzen und die neurologische Symptomatik. Kontrollierte Daten hierzu liegen

allerdings weder für das Kindes-, noch für das Erwachsenenalter bisher vor. Gleiches gilt für die Gabe von ivIg, welche evtl. den Krankheitsverlauf abkürzt. Eine Behandlung nach mehr als Wochen nach Symptombeginn macht allerdings keinen Sinn.

Symptomatische Therapie
Im Frühstadium der Erkrankung muss auf eine ausreichende analgetische Behandlung geachtet werden. In diesem Stadium empfiehlt es sich, den Arm zu schonen. Sobald die Schmerzen abgeklungen sind, sollte mit einer intensiven Physiotherapie begonnen werden.

2.1.5.10 Prognose

Insgesamt zeigen ⅔ der Patienten eine Vollremission, ca. 10% eine schlechte Remission. Bis zum Erreichen einer Remission können ein bis zwei Jahre vergehen.

2.1.6 Infektiöse Neuropathien

2.1.6.1 Definition

Es handelt sich um eine akute oder chronische Schädigung peripherer Nerven durch infektiöse Erreger.

2.1.6.2 Pathophysiologie/Ätiologie

Die Erreger führen meist durch

- sekundäre immunologische Prozesse (Kryoglobuline bei HCV, proinflammatorische Zytokine bei HIV),
- seltener durch direkte Schädigung des Nerven (z.B. Fibrose bei Lepra) sowie
- Entzündung (vaskuläre Inflammation bei HCV) zu einer Neuropathie.

2.1.6.3 Epidemiologie

Weltweit stellen die infektiösen Neuropathien eine wichtige Differenzialdiagnose dar. In Europa hingegen kommen Erreger-bedingte Neuropathien nur sehr selten vor. Exakte Zahlen liegen nicht vor.

2.1.6.4 Klinische Symptome

In Abhängigkeit von den in erster Linie betroffenen Fasertypen kommt es entweder zu:

- Schmerzen (Small-Fiber-Neuropathie)
- Missempfindungen
- Taubheitsgefühl
- Paresen
- Autonomen Symptomen (Lepra, HIV) des kardiovaskulären, gastroenterologischen und urogenitalen Systems
- Bei Neuropathien, die durch eine Vaskulitis der vasa nervorum bedingt sind, kann es zu einer Mononeuropathia multiplex kommen.

2.1.6.5 Differenzialdiagnosen

Vor allem sollten die toxischen Schädigungen des peripheren Nervensystems beachtet werden (antiretrovirale Therapie, Chemotherapeutika).

> **Diagnostisches Vorgehen**
>
> Wichtigster Schritt ist eine exakte Anamnese inkl. Reiseanamnese und Vorerkrankungen (z.B. Tumorerkrankungen mit Chemotherapie).
> Auf den klinischen Daten basierende serologische/virologische/bakteriologische Diagnostik.
> Bei dringendem Verdacht auf eine durch M. Leprae verursachte Neuropathie (insbesondere bei einer neuropathischen Form) kann in Einzelfällen eine Biopsie notwendig sein.

2.1.6.6 Essenzielle Untersuchungen

Neurophysiologie
Die meisten infektiösen Neuropathien zeigen eine sensibel betonte axonale Neuropathie mit den Leitbefunden einer Verminderung des sensiblen Summenaktionspotenzials, möglicherweise zusätzlich des motorischen Summenaktionspotenzials.

2.1.6.7 Sonstige Untersuchungen

CK
Ist in der Regel normal.

Sonstige Laborbefunde
Erregernachweis im Serum.

2.1.6.8 Therapie

Medikamentöse Maßnahmen

Bei Erreger-induzierter *entzündlich verursachter* Neuropathie wurde durch die antiinfektiöse Therapie (v. a. HCV, HIV) eine Verbesserung der Neuropathie beobachtet.

Stehen Schmerzen im Vordergrund, empfiehlt sich meist die Behandlung mit Antiepileptika (Carbamazepin/Oxcarbazepin, Gabapentin, Pregabalin). Bisweilen ist zusätzlich eine Behandlung mit Analgetika sinnvoll.

Symptomatische Therapie

Bei Vorliegen von Paresen sollte neben der notwendigen Krankengymnastik vor allem auch über die Notwendigkeit von Orthesen (vor allem bei Fußheberparese) nachgedacht werden.

Eine Dekompression des betroffenen Nerven kann bei Lepra eine deutliche Symptomlinderung ergeben.

2.1.6.9 Verlauf und Prognose

Manifeste Neuropathien können außer bei bestimmten Erregern (HCV, HIV) nur symptomatisch beeinflusst werden. Die primäre Vermeidung einer Infektion hat daher oberste Priorität. Bei bereits bestehender Infektion kann die frühzeitige antiinfektiöse Therapie ggf. zur Prophylaxe einer Neuropathie beitragen.

2.2 Hereditäre Neuropathien

2.2.1 Hereditäre sensomotorische Neuropathie

2.2.1.1 Definition

Unter dem Begriff HMSN fasst man eine Gruppe von erblichen Erkrankungen mit fortschreitender Degeneration der peripheren Nerven zusammen (▶ Tab. 2.1). In der Regel sind klinisch die motorischen Nervenfasern wesentlich stärker betroffen als die sensorischen Fasern.

2.2.1.2 Synonyme Nomenklatur

Die Bezeichnungen für die verschiedenen Unterformen haben sich leider sehr häufig geändert und so oft mehr zur Verwirrung als zur Klarheit beigetragen. Die grundsätzliche Einteilung erfolgt nach dem Schädigungsmuster (axonal oder demyelinisierend) und nach dem Erbgang. Über die Jahre wurden Charcot-Marie-

Tooth-Erkrankung, neurale Muskelatrophie, HSMN, HMSN als Begriffe verwendet.

Die aktuell übliche Bezeichnung greift in Teilen wieder den alten Namen »Charcot-Marie-Tooth-Erkrankung« als CMT auf und bildet folgende Gruppen:

- CMT1 = autosomal-dominante demyelinisierende Formen (frühere Bezeichnungen: neurale Muskelatrophie, HMSN Typ 1, hereditäre sensomotorische Neuropathie Typ I)
- CMT2 = autosomal-dominante axonale Form (frühere Bezeichung HMSN Typ 2, neuronale Form der neuralen Muskelatrophie)
- AR-CMT2 = autosomal-rezessive axonale Form (frühere Bezeichnung wie oben)
- CMT4 = autosomal-rezessive demyelinisierende Form

Leider wurden einige Unterformen nicht in diese Nomenklatur eingefügt:

- HMSN III = schwere, früh beginnende demyelinierende hereditäre Neuropathie (Syn.: Déjèrine-Sottas-Erkrankung)
- HMSN Typ 5 = hereditäre sensomotorische Neuropathie + Spastik

Daneben gibt es noch eine Vielzahl von Sonderformen mit Beteiligung anderer Anteile des Nervensystems, die in der Regel als HMSN + Zusatzsymptom bezeichnet werden (z. B. HMSN + Heiserkeit etc.).

2.2.1.3 Pathophysiologie

Es handelt sich um eine Gruppe von Erkrankungen, die durch eine Vielzahl bereits identifizierter, aber auch zahlreicher noch unbekannter Gene verursacht werden. Grundsätzlich werden drei verschiedene pathophysiologische Muster unterschieden:

- Axonale Schädigung
- Schädigung der Myelinscheide
- Gemischte Schädigung

Die bisher bekannten Gene, die zu einer demyelinisierenden Neuropathie führen, betreffen u. a.:

- Kompaktierung von Myelin (z. B. *PMP22*-Gen)
- Aufbau von Myelin (u. a. *MPZ*-Gen)
- Stabilisierung der Myelinscheide (*PRX*-Gen)
- Aufbau der axoglialen Verbindung am Ranvierschen Schnürring (z. B. *SH3TC2-Gen*)
- Aufbau der Gap Junctions (*GJB1*-Gen, Connexin32)

Weitere zugrunde liegende genetische Mechanismen betreffen:

- Mitochondrien (Mitofusion, *GDAP1*-Gen)
- Axonale Transportmechanismen
- tRNA-Synthese
- Ionen-Kanäle (z. B. *TPRV4*-Gen)
- Zellkern-assoziierte Proteine (z. B. Lamin A/C, *LMNA*-Gen)

2.2.1.4 Genetik-Erbgänge

Es finden sich sowohl sporadische als auch autosomal-dominante und -rezessive Erbgänge sowie X-chromosomale. Aktuell sind mehr als 140 verschiedene ursächliche Gene bekannt. Mit Abstand am häufigsten sind Duplikationen/Deletionen des *PMP22*-Gens, gefolgt von Veränderungen in den Genen *GJB1*, *MPZ* und *MFN2*. Mutationen in diesen Genen machen einen Großteil der genetisch zugeordneten Neuropathien aus, wobei es große Unterschiede in verschiedenen Bevölkerungsgruppen gibt.

2.2.1.5 Epidemiologie

Man geht von einer Häufigkeit von 30 : 100.000 für die Gesamtheit der hereditären sensomotorischen Neuropathien aus. Die Hälfte davon entspricht dem autosomal-dominanten demyelinisierenden Typ. Die Dunkelziffer dürfte allerdings, da insbesondere spät manifeste Formen oft klinisch extrem mild sind (z. B. isolierter Ballenhohlfuß), ganz erheblich sein.

Angaben über die Häufigkeit im Kindesalter existieren nicht.

2.2.1.6 Klinische Symptome

Die klinischen Symptome hängen sowohl vom Lebensalter des Kindes als auch von der Unterform der HMSN ab.

Führende Symptome im Kleinkindesalter sind:

- Vermehrte Vorfußbelastung (»Zehenspitzengang«)
- Schwierigkeiten beim Rennen (insbesondere beim schnellen Spurten)
- Evtl. Gangunsicherheit mit verzögerter statomotorischer Entwicklung

Wesentliche Symptome im Schulalter sind:

- Entwicklung eines meist symmetrischen Ballenhohlfußes
- Zunehmende Belastung des Fußaußenrands mit Supinationsstellung des Fußes
- Schwierigkeiten beim Rennen
- Evtl. Steppergang (bei schwereren Formen)
- Evtl. Atrophie der Unterschenkel und der Handbinnenmuskulatur
- Haltetremor der Hände

- Bei einem Teil der Patienten Schwäche der Handbinnenmuskulatur mit Atrophie, Krallenhand, Feinmotorikstörung

Sensibilitätstörungen können zwar vorkommen, sind allerdings als frühes klinisches Symptom eher selten und sollten an die Möglichkeit einer erworbenen Neuropathie denken lassen.

2.2.1.7 Differenzialdiagnosen

Die relevanten Differenzialdiagnosen sollten an bestimmten Leitsymptomen der Erkrankung festgemacht werden:

- Beim Ballenhohlfuß muss, insbesondere bei asymmetrischer Ausprägung, eine Pathologie im lumbosakralen Bereich (z. B. Tethered Cord, Lipome, Diastematomyelie) ausgeschlossen werden.
- Bei einer rasch progredienten oder schubförmig verlaufenden Neuropathie muss eine chronische inflammatorische demyelinisierende Neuropathie (CIDP) ausgeschlossen werden. Es kann allerdings auch bei molekulargenetisch gesicherter CMT zu zusätzlichen entzündlichen Veränderungen kommen, die dann ebenfalls auf Immuntherapie ansprechen (Steroid-responsive CMT).
- Bei vorwiegender Ataxie muss bei gleichzeitigem Nachweis einer sensiblen Neuropathie in erster Linie eine Friedreich-Ataxie ausgeschlossen werden.
- Bei distal symmetrischen Paresen muss eine breite Differenzialdiagnose anderer Neuropathieursachen erfolgen. Im Kindesalter relevant sind vor allem entzündliche Erkrankungen. Extrem selten sind distale Myopathien (z. B. MYH7).

Diagnostisches Vorgehen

Die klinische und elektrophysiologische Diagnostik in Verbindung mit einer ausführlichen Familienanamnese und Stammbaum-Erstellung bildet die Grundlage der Diagnose.

Bei demyelinisierender Neuropathie wird als erstes eine Duplikation im *PMP22*-Gen abgeklärt. Liegt diese nicht vor, empfiehlt sich angesichts der Vielzahl in Frage kommender Gene eine Hochdurchsatz-Genetik. Wichtig ist die klinische Abwägung, ob nicht doch eher eine erworbene Ursache (z. B. CIDP) in Betracht kommt. Bisweilen kann lediglich aus dem Verlauf entschieden werden, ob tatsächlich eine hereditäre Neuropathie oder vielmehr eine erworbene Neuropathie zugrunde liegt. Eine rasche oder schubförmige Progredienz sollte immer an der Diagnose einer hereditären Neuropathie zweifeln lassen.

Vereinzelt sprechen auch hereditäre Neuropathien auf eine Immuntherapie an.

2.2.1.8 Essenzielle Untersuchungen

Neurophysiologie
Die sensible Neurografie ist sehr sensitiv, allerdings nicht spezifisch zum Nachweis einer hereditären Neuropathie. Die SNAPs sind häufig auch in Fällen ohne klinisch faßbare Sensibilitätsstörungen erniedrigt oder fehlend. Eine normale sensible Neurografie macht eine hereditäre sensomotorische Neuropathie eher unwahrscheinlich.

Die motorische Neurografie dient der Grobunterscheidung zwischen demyelinisierenden und axonalen Formen. Allerdings finden sich im Alltag häufig Mischformen.

Die Elektromyografie kann, insbesondere bei demyelinisierenden Formen, lange Zeit normal bleiben. Bei der axonalen Form finden sich hingegen bereits früh neurogene Veränderungen. Pathologische Spontanaktivität kommt selten vor und sollte in erster Linie an eine erworbene Neuropathie denken lassen.

Molekulargenetische Diagnostik
Hauptproblem der genetischen Diagnostik ist, dass insbesondere bei sporadischem Auftreten eine Vielzahl verschiedenster genetischer Ursachen letztendlich zu klinisch nicht unterscheidbaren Phänotypen führen.

Relativ einfach ist hingegen die molekulargenetische Diagnostik bei klar autosomal-dominanter, autosomal-rezessiver oder X-chromosomaler Vererbung (wobei hier ohnehin keine differenzialdiagnostischen Probleme vorliegen und somit der molekulargenetische Nachweis weniger dringlich erscheint, so lange es keine therapeutischen Ansätze gibt). Bei ⅓ bis knapp der Hälfte der Kinder mit vermuteter hereditärer Neuropathie muss allerdings mit einer sporadischen Vererbung gerechnet werden (Neumutation, inkomplette Penetranz in der Elterngeneration, rezessiver Erbgang bei fehlenden ebenfalls betroffenen Geschwistern).

Bei demyelinisierender Neuropathie findet sich im Kindes- wie im Erwachsenenalter mit Abstand am häufigsten die einfach nachzuweisende Duplikation des *PMP22*-Gens.

In den übrigen Fällen empfiehlt sich eine breit angelegte Hochdurchsatzgenetik (WES, WGS). Die diagnostische Zuordnung gelingt bei demyelinisierenden Neuropathien häufiger als bei axonalen Formen. Bei einzelnen Neuropathien wurden in Asien auch Triplet-Repeat-Expansionen beschrieben (NOTCH2NLC), inwieweit dies auch hierzulande relevant ist, ist noch unklar.

2.2.1.9 Sonstige Untersuchungen

CK
In der Regel normal, kann aber selten im Rahmen einer Anpassungshypertrophie/Begleitmyopathie gering erhöht sein. Bei deutlich erhöhter CK muss an eine distale Myopathie/Muskeldystrophie (z. B. Dysferlinopathie) gedacht werden, wobei diese Erkrankungen meist erst nach dem Kindes-/Jugendalter beginnen.

Liquor

Im Liquor ist bei demyelinisierenden Neuropathien eine Einweißerhöhung möglich und erlaubt somit nicht eindeutig die Abgrenzung von einer entzündlichen Neuropathie. Die Liquorpunktion dient in erster Linie der Ausschlussdiagnostik. Eine Pleozytose spricht eher für eine Erreger-bedingte Neuropathie (z.B. Neuroborreliose). Der Nachweis einer authochthonen IgG-Synthese spricht für eine entzündliche Neuropathie.

Sonografie

Die Myosonografie zeigt, insbesondere bei demyelinisierenden Formen, meist erst in fortgeschritteneren Fällen eine Atrophie und Vermehrung der Echointensität der distalen Muskulatur. Bei axonalen Formen findet sich hingegen schon früher ein Umbau (meist mit einer fleckigen Anordnung der Veränderungen).

Die Sonografie des Nerven zeigt bei demyelinisierenden Neuropathien eine Verdickung des Nerven, liefert allerdings keine Information, die über die Neurografie hinausgeht. Normwerte für Kinder fehlen.

Muskelbiopsie/Nervenbiopsie

Die Muskelbiopsie ist in der Regel verzichtbar, da lediglich ein unspezifischer Hinweis auf neurogene Muskelatrophie erbracht werden kann. Die Nervenbiopsie trägt ebenfalls selten zur Diagnose bei und ist in der Regel nicht indiziert.

2.2.1.10 Verlauf

Atmung

Bei der Mehrzahl der hereditären sensomotorischen Neuropathien kommt es zu keiner respiratorischen Insuffizienz. Ausnahme: Bei Veränderungen in den Genen *GDAP1*, *MTMR2*, *IGHMBP2* und *SH3TC2* kann es bereits in der frühen Kindheit zur respiratorischen Insuffizienz kommen.

Herz/Kreislauf

In der Regel gibt es keine kardialen Auffälligkeiten. Es gibt lediglich Einzelfallberichte über Reizleitungsstörungen, die eher zufällig assoziiert sind. Liegen kardiale Probleme vor, sollte nochmals überlegt werden, ob nicht eine metabolische Erkrankung oder eine Friedreich-Ataxie zugrunde liegt.

Orthopädie

Hauptproblem ist die Ausbildung eines Ballenhohlfußes. Dieser entsteht üblicherweise erst ab dem beginnenden Schulalter, während beim kleinen Kind häufig ein Pes planus sowie ein vermehrter Zehenspitzengang im Vordergrund stehen.

Eine Skoliose entwickelt sich häufig bei CMT4C, CCFDN, Déjèrine-Sottas-Syndrom

Viele Patienten zeigen eine Lendenstrecksteife.

Möglicherweise kommt es bei der CMT gehäuft zum Auftreten einer Hüftgelenksdysplasie eventuell mit Hüftgelenksluxation. Diese tritt meist erst im Laufe der Entwicklung auf und kann nicht durch die frühe Hüftsonografie erfasst werden. Bei Verdacht sollte deshalb die Indikation zur Röntgenaufnahme großzügig gestellt werden

Kognitive/psychiatrische Probleme
Üblicherweise gibt es keine mentalen Probleme. Liegen diese vor, sollte eher an eine Neuropathie im Rahmen einer neurometabolischen Erkrankung gedacht werden.
Bei der CMT-X ist vereinzelt eine transiente Enzephalopathie bei verschiedenen Auslösefaktoren beschrieben (körperliche Belastung, Fieber, Dehydration, Aufenthalt in großen Höhen u. a.).

Anästhesie
Es kann eine vermehrte Sensitivität gegenüber Thiopental bestehen.

Regelmäßige Kontrollen
In erster Linie muss überprüft werden, ob relevante Fehlhaltungen mit orthopädischen Problemen vorliegen (Klumpfußstellung, Ballenhohlfuß). Bei einem Teil der Patienten muss auf die Entwicklung einer Skoliose geachtet werden. Ebenso muss regelmäßig überprüft werden, ob sich eine Hüftgelenkdysplasie entwickelt.

2.2.1.11 Therapie

Medikamentöse Maßnahmen
Gezielte medikamentöse Behandlungsmöglichkeiten gibt es nicht. Bei der CMT1 A gibt es tierexperimentelle Hinweise auf eine mögliche Wirksamkeit von Vitamin C. Aussagekräftige klinische Studien hierzu fehlen allerdings. Bei kurzzeitiger Behandlung (6 Monate) konnte kein Therapieeffekt gesehen werden. Andere Substanzen, die zu einer verminderten Expression von PMP22 führen, sind noch in klinischen Studien. Die Kombination von Baclofen, Naltrexon und Sorbitol führte in einer Studie zu einer Verminderung von PMP22. Bei der Sorbitol-Dehydrogenase-assoziierten CMT werden Aldolesreduktase-Inhibitoren in Studien überprüft. Allerdings gibt es bis dato bei keiner CMT eine zugelassene medikamentöse Therapie.
Kommt es zu einer ungewöhnlich raschen Progredienz, muss überlegt warden, ob nicht eine assoziierte entzündliche Neuropathie zusätzlich vorliegt, die analog zur CIDP behandelt warden kann.

Symptomatische Therapie
Wesentliche Bausteine sind Physiotherapie, Ergotherapie, Orthesenversorgung und evtl. chirurgische Behandlung (v. a. von Fußdeformitäten).
Wesentliche Ziele für Physiotherapie/Ergotherapie sind:

- Kontrakturprophylaxe
- Koordinationsschulung
- Muskelkräftigung

Es muss allerdings rechtzeitig über den Einsatz von Orthesen (vor allem einer Unterschenkel-Fuß-Orthese) zur Stabilisierung des Gangbilds nachgedacht werden. Bei deutlicher Fußheberschwäche ist meist die aktive Übungsbehandlung nicht in der Lage, ein stabiles Gangbild zu erreichen.

Bei Ausbildung eines Ballenhohlfußes sollte, insbesondere wenn es zu einer Klumpfußstellung kommt, rechtzeitig ein operativ tätiger Orthopäde zugezogen werden. Liegt hingegen nur ein Zehenspitzengang vor, sollte die Indikation zur Achillotenotomie erst nach Ausschöpfung krankengymnastischer Verfahren gestellt werden.

Bei Auftreten einer schweren Skoliose muss die Indikation zur Skolioseoperation in enger Absprache zwischen Wirbelsäulenchirurg und Neuropädiater gestellt werden, da die Stabilisierung der Wirbelsäule unter Umständen zu einer Verschlechterung bis hin zum kompletten Verlust der Gehfähigkeit führen kann. Hier muss das Nutzen-Risiko-Verhältnis insbesondere unter Berücksichtigung der zu erwartenden weiteren motorischen Entwicklung abgewogen werden. Bei rasch progredienter Skoliose kann langfristig die Vermeidung einer massiven Skoliose mit all ihren Problemen die Operation trotz Verlust der Gehfähigkeit rechtfertigen.

Besonderheiten in Beratung
Betroffene Patienten müssen informiert werden, dass die Medikation mit Vinca-Alkaloiden (z.B. Vincristin) zu einer deutlichen Verschlechterung der Neuropathie führen kann. Die Einnahme von ß-Blockern kann ebenfalls einen ungünstigen Effekt auf die Erkrankung haben.

Besondere Interaktionen sind bei folgenden Medikamenten zu erwarten (modifiziert nach »Neuromuscular Homepage«):

- Vincristin: Mögliche Verschlechterung bei Mutationen in:
  - *PMP22* (CMT1 A)
  - *EGR2:* Neuropathie bei bis dahin asymptomatischen Patienten
  - *MORC2:* CMT2Z
- Paclitaxel
  - Polymorphismen in folgenden Genen können mit Neuropathie assoziiert sein:
    - Periaxin (*PRX*)
    - *ARHGEF10*
- Isoniazid (INH): Verschlechterung bei CMT2 A
- Ethambutol: Verschlechterung bei CMT2 A
  - Thiopental-Narkose
    - Evtl. vermehrtes Ansprechen auf Narkose bei PMP22 (CMT1 A)

Ein Liste potenziell problematischer Medikamente finden sich auf der Homepage der CMT-Assoziation: (https://www.cmtausa.org/living-with-cmt/managing-cmt/medications/).

Folgende Substanzen sind möglicherweise mit mäßigem bis deutlichen Risiko bei CMT verbunden:

- Amiodarone
- Zytostatika
    - Cisplatin & Oxaliplatin
    - Vinca-Alkaloide
    - Suramin
- Colchizin
- Dapsone
- Didanosine
- Dichloroacetat
- Disulfiram
- Gold
- Leflunomid
- Metronidazol/Misonidazol
- Q Nitrofurantoin (Macrodantin, Furadantin, Macrobid)
- Stickoxid
- Perhexilin
- Pyridoxin (in Megadosen)
- Taxole (Paclitaxel, Docetaxel)
- Thalidomid
- Zalcitabin
- Stavudine

2.2.1.12 Prognose

Der Verlauf wird bestimmt durch Komplikationen der Neuropathie, vor allem durch das Auftreten einer Skoliose und der Fußdeformitäten (Pes Equinovarus). Zudem tritt in bis zu 40% aller Patienten eine Schwäche der gesamten unteren Extremität auf, die obere Extremität ist nur bei einer Minderheit (~ 20%) klinisch beeinträchtigt. Diaphragmale und bulbäre Beteiligungen stellen eine Rarität dar.

Bei den autosomal-dominant vererbten Formen kann der Blick auf die betroffenen Verwandten eine Orientierung für den betroffenen Patienten liefern, wenngleich in der Literatur über eine bedeutende intrafamiliäre Variabilität berichtet wird. Im Durchschnitt der Patienten ist die Gehfähigkeit in der Regel bis weit ins Erwachsenenalter erhalten.

Im Gegensatz dazu verlaufen die rezessiven Formen im Einzelfall deutlich progredienter, so dass ein Verlust der Gehfähigkeit in der Kindheit vorkommen kann. Hier kann nur die Verlaufsbeobachtung des einzelnen Patienten über einen längeren Zeitraum ein Indikator der Prognose sein.

2.2.1.13 Webseiten

Charcot-Marie-Tooth Association (CMTA) (http://www.cmtausa.org/)
Hereditary Neuropathy Foundation, Inc. (www.hnf-cure.org)

Tab. 2.1: Hereditäre Neuropathie (sortiert nach Gen)

Gen	Krankheit	Patho	Erbgang	Beginn			Verlauf	Mögl. Besonderheiten
				Geburt	Üblicher Beginn			
?	CMT2G	A.	AR					
AARS1	CMT2N	A.	AD		1. Dek.–adult		+	
CTDP1	CCFDN	D	AR		1.–2. Dek.			Katarakt, faziale Dysmorpie, Rhabdomyolyse
DNM2	CMT 2M	D/A	AD	√	1.–3. Dek.		+	kong. Katarakt
EGR2	CMT 1D	D	AD/d.n.		2.–3. Dek.		Variabel	
	CMT 4E		AR					
	Déjèrine-Sottas-Syndrom		D, d.n.	√				
	kong. (a-) hyo-myelinisierend	D	AR, D d.n.	√			+	
FBLN5	CMT1H	D	AD		adult			Makuladegeneration
FGD4	CMT 4H	D	AR	√			+	Skoliose; Hörstörung; Ophthamoplegie

II Krankheiten

Tab. 2.1: Hereditäre Neuropathie (sortiert nach Gen) – Fortsetzung

Gen	Krankheit	Patho	Erbgang	Beginn		Verlauf	Mögl. Besonderheiten
				Geburt	Üblicher Beginn		
FIG4	CMT4 J	D/A	AR	√	bis adult	+++ (+ Schübe)	asymmetrisch; ZNS-Beteiligung; Hypomyelinisierung Gehirn
GARS1	CMT2D	A.	AD	√	bis adult	+	
GDAP1	CMT4 A	D/A	AR		1. Dek.	+++	resp. Insuffizienz; Skoliose, (Spastik)
	CMT2K	A	AR	√	1. Dek.	+++	Stimmbandparese
	CMT RIA		AR		1. Dek.	+	
GJB1	CMTX (S-D*)	D/A	x		2. Dek.	+ – ++	akute ZNS-Episoden; episodische Schwäche; Babinski; Hörstörung
HSPB1	CMT2F/Distal HMN	A.	AD/AR		1. Dek.–adult		auch Motoneuronopathie möglich
HSPB8	CMT2 L	A.	AD		2.–3. Dek.		
IFRD1	CMT + Ataxia			√			

Tab. 2.1: Hereditäre Neuropathie (sortiert nach Gen) – Fortsetzung

Gen	Krankheit	Patho	Erbgang	Beginn		Verlauf	Mögl. Besonderheiten
				Geburt	Üblicher Beginn		
IFRD1	CMT+ Ataxia	A.	AD		2.–3. Dek.	+	Ataxie
IGHMBP2	CMT2S	A.	AR	√	1.–3. Dek.		SMARD1; Autonome, Störung; Zwerchfellparese
SLC12 A6 (KCC3)	Andermann-Syndrom	A	AD		1. Dek.	++	Agenesis corpus callosum
LMNA (Lamin A/C)	CMT2B1	A	AR		(1.)–2. Dek.	++	
LITAF	CMT1C	D	AD		(1.)–3. Dek.	–/+	Schmerzen, Krämpfe
MFN2	CMT2 A	A	AR		1. Dek.–adult	+ – ++	Optikusatrophie; Schwerhörigkeit; Spastik; Stroke
MTMR13;(SBF2)	CMT4B2	D	AR		1.–2.Dek.	+	Glaukom
MTMR2	CMT4B1	D	AR	√	1. Dek.	+ – +++	resp. Insuffizienz
SBF1	CMT4B3	D/A			1.–2. Dek.	+	Skoliose, Syndaktylie
NDRG1	CMT4D (Lom)	D	AR		1.–3. Dek.	+	Hörstörung; Zungenatrophie

II Krankheiten

Tab. 2.1: Hereditäre Neuropathie (sortiert nach Gen) – Fortsetzung

Gen	Krankheit	Patho	Erbgang	Beginn Geburt	Beginn Üblicher Beginn	Verlauf	Mögl. Besonderheiten
NEFL	CMT1F; CMT2E; CMTDIG	A/D	AD/AR		1.–5. Dek.	+ – (++)	Schwerhörigkeit, episodische Ataxie, Late-Onset-Spastik
MPZ	CMT1B	D	AD, d.n.		1. Dek.	++	Dysphagie, Tremor
	CMT2I	A	AD		adult	+ – +++	
	CM 2 J	A	AD		adult	+ – +++	Schwerhörigkeit
PRX	CMT4F	D	AR		adult	+	Ataxie
	Déjerine-Sottas-Syndrom	D	AR	√	1. Dek.	+	Ataxie
PMP22 (Del.)	HNPP	FD	AD		adult		rez. Druckparesen
PMP22 (Dupl.)	CMT1 A	D	AD, d.n.		1. Dek.	–/+	Hüftluxation; Skoliose
RAB7	CMT2B	A.	AD		2.–3. Dek.		Akromutilation

Tab. 2.1: Hereditäre Neuropathie (sortiert nach Gen) – Fortsetzung

Gen	Krankheit	Patho	Erbgang	Beginn		Verlauf	Mögl. Besonderheiten
				Geburt	Üblicher Beginn		
SH3TC2	CMT4C	D	AR		1. Dek.–adult	+ – (+++)	Skoliose; Hirnnerven; (Hörstörung); sensorische Ataxie; Fazialisparese; zerebelläre Störung
TRPV4	CMT2C	A	AD	√	1. Dek.		Stridor, Arthrogrypose, Scapula alata

D = demyelinisierend; FD = fokal demyelinisierend; A = axonal; G = gemischt; D d.n. = dominant de novo Mutation; Dek = Dekade; AR = autosomal-rezessiv, AD = autosomal-dominant; X = X-chromosomal
Progression: + = langsam; ++ = mäßig; +++ = rasch

2.2.2 Polyneuropathie bei neurometabolischen/neurodegenerativen Erkrankungen

2.2.2.1 Definition

Erkrankungen, bei denen die Polyneuropathie Begleitsymptom im Rahmen einer übergeordneten Systemerkrankung ist.

2.2.2.2 Pathophysiologie/Ätiologie

Eine ganze Reihe von neurometabolischen Erkrankungen kann neben häufig im Vordergrund stehenden zentralnervösen Erscheinungen eine Polyneuropathie als Begleitsymptomatik aufweisen.
Entscheidend für die Pathophysiologie ist entweder:

- Ein Mangel an für Stoffwechselprozesse essenziellen Zwischenprodukten (z. B. Vitamin-E-Mangel bei Abetalipoproteinämie, Vitamin-B_{12}-Mangel bei Störung im Cobolaminstoffwechsel)
- Eine Akkumulation toxischer Produkte (z. B. Phytansäure)
- Ein Mangel an energiereichen Phosphaten (z. B. bei Mitochondriopathie)

2.2.2.3 Epidemiologie

Es handelt sich durchweg um extrem seltene Erkrankungen. Wegen der damit allerdings häufig verbundenen therapeutischen Konsequenzen lohnt es sich trotzdem, diese mit in die diagnostischen Überlegungen einzubeziehen.

2.2.2.4 Klinische Symptome

Wegen der Seltenheit der Erkrankungen sollen die wesentlichen Symptome hier in tabellarischer Form aufgelistet werden (▶ Tab. 2.2). An die Möglichkeit einer Neuropathie im Rahmen einer neurometabolischen/neurodegenerativen Erkrankung sollte immer dann gedacht werden, wenn:

- Eine distal symmetrische (handschuhförmige oder sockenförmige) Verteilung von Ausfällen besteht
- Das Reflexniveau bei einer primär zentralnervösen Erkrankung reduziert ist
- Neben einer peripheren Neuropathie zusätzliche zentralnervöse Symptome (Sehstörungen, Hörstörung, dementieller Abbau) vorliegen

Tab. 2.2: Mögliche Symptome bei aufgelisteten Erkrankungen

Erkrankung	Leitsymptome	Neuropathie-Typ
A-Betalipoprotein-ämie	Ataxie, Diarrhoe, Nachtblindheit	sensibel-axonal
Friedreich-Ataxie	Ataxie, Dysarthrie, Skoliose, hypertrophe Kardiomyopathie	sensible axonale PNP
M. Fabry	schmerzhafte Krisen, Angiokeratome, (Niereninsuffizienz, Schlaganfälle im Erwachsenenalter)	sensible axonale PNP
M. Krabbe	Hyperakusis, Unruhe, kognitiver Abbau, spastische Tetraparese, Sehstörung	demyelinisierende PNP
M. Refsum	Nachtblindheit, Hörstörung, Ataxie, Ichthyose, Katarakt	
MCHAD	intermittierende Bewusstseinsstörung, Kardiomyopathie	–
Metachromatische Leukodystrophie	Ataxie, kognitiver Abbau, spastische Parese	demyelinisierende PNP
Mitochondriopathie	Enzephalopathie, Kardiomyopathie, Minderwuchs	gemischte PNP, zum Teil demyelinisierende
Neuroaxonale Dystrophie	Sehstörung, spastische Parese, Anfälle, kognitiver Abbau	sensomotorische axonale PNP
Porphyrie	psychische Symptome, abdominelle Beschwerden, Tachykardie	proximal betonte axonale, motorische PNP

2.2.2.5 Differenzialdiagnosen

Steht anfangs bei neurometabolischen Erkrankungen die periphere Neuropathie im Vordergrund, wird häufig von einer erworbenen, entzündlichen Neuropathie ausgegangen. Immer wieder werden beginnende Leukodystrophien als therapierefraktäre chronisch entzündliche Neuropathien (CIDP) verkannt.

Formen, bei denen die Ataxie im Vordergrund steht (Friedreich-Ataxie, A-Betalipoproteinämie), müssen gegenüber anderen Erkrankungen mit Ataxie abgegrenzt werden.

Beim M. Fabry stehen Schmerzen im Vordergrund. Hier müssen differenzialdiagnostisch vor allem rheumatische Erkrankungen berücksichtigt werden.

Diagnostisches Vorgehen

Bezüglich der detaillierten diagnostischen Sicherung muss auf spezielle Werke, die sich mit neurometabolischen Erkrankungen beschäftigen, verwiesen werden. Wesentlich ist, dass vor allem therapierbare Erkrankungen nicht übersehen werden. Deshalb sollten folgende Laborparameter großzügig untersucht werden:

- Vitamin B_{12}, Methylmalonsäure, Vitamin E (wegen der Möglichkeit der Substitution)
- Ultralangkettige Fettsäuren und Phytansäure (wegen möglicher diätetischer Maßnahmen)
- Bei schmerzhafter Neuropathie Ausschluss M. Fabry (wegen möglicher Enzymersatztherapie)
- Azylcarnitine zur Frage einer Störung der ß-Oxidation (wegen möglicher diätetischer Maßnahmen)

2.2.2.6 Essenzielle Untersuchungen

Neurophysiologie
Die klinische Neurophysiologie sollte beantworten, ob eine sensible Neuropathie vorliegt (vermindertes sensibles Summenaktionspotenzial?) und ob zentrale Anteile des Nervensystems ebenfalls mit betroffen sind (pathologische akustisch evozierte Potenziale, pathologische VEPs, pathologische SEPs).
Erkrankungen aus dem Formenkreis der Leukodystrophien (M. Krabbe, metachromatische Leukodystrophie, Adrenoleukodystrophie) können, insbesondere bei früh beginnenden Formen, eine demyelinisierende sensomotorische Polyneuropathie zeigen. Bei später beginnenden Formen fehlt hingegen häufig die periphere Neuropathie.

Stoffwechseldiagnostik
Diese Diagnostik hängt stark vom klinischen Phänotyp ab. Häufig werden Säure-Basenhaushalt, Laktat, organische Säuren im Urin sowie Vitaminstatus untersucht.

Genetische Diagnostik
Inzwischen wird in den meisten Fällen eine Hochdurchsatzgenetik veranlasst. Bei Verdacht auf eine mitochondriale Erkrankung muss darauf geachtet werden, dass auch die mitochondriale DNA durch die Methode mit erfasst ist.

2.2.2.7 Sonstige Untersuchungen

Bioptische Diagnostik
Die Suralisbiopsie hat inzwischen, da die Erkrankungen über biochemische und molekulargenetische Verfahren besser zugeordnet werden können, fast keinen Stellenwert mehr.
Die Muskelbiopsie spielt vereinzelt noch in Kombination mit der Molekulargenetik insbesondere mitochondrialer Erkrankungen eine Rolle. Häufiger kommt hier allerdings die Hautbiopsie mit Anlage einer Fibroblastenkultur zur Anwendung.

2.3 Toxische Neuropathien

2.3.1 Definition

Es handelt sich um eine akute oder chronische Schädigung peripherer Nerven durch neurotoxische Substanzen.

2.3.2 Pathophysiologie/Ätiologie

Toxische Substanzen werden entweder iatrogen oder aus der Umwelt (z. B. Schwermetalle) aufgenommen. Die Mehrzahl der Substanzen führt zu axonalen Schädigungen, einige wenige (z. B. Amiodarone) können auch zu demyelinisierenden Erkrankungen führen.

Die Empfindlichkeit gegenüber toxischen Substanzen kann bei einer zugrunde liegenden hereditären Neuropathie erhöht sein (Vincristin-Toxizität bei Charcot-Marie-Tooth-Erkrankung).

Gut gesicherte und relativ häufige Ursachen iatrogener toxischer Neuropathien sind folgende Zytostatika:

- Vinca-Alkaloide
- Platin-Derivate
- Suramin
- Thalidomid
- Bortezomib
- Ixabepilone

Relevante antiinfektiöse Substanzen, die Neuropathien verursachen, sind:

- Dapsone
- Antiretrovirale Substanzen
- Isoniazid (INH)

Daneben können auch hohe Vitamin-B_6-Dosen, Amiodarone, Colchicin, Infliximab, Etanercept, Stickoxid und viele andere Substanzen zu toxischer Schädigung des Nerven führen.

Schwermetalle werden heute nur noch selten akzidentell zugeführt (z. B. Arsen in Hautbleichungscreme). Hier steht die zentralnervöse Symptomatik im Vordergrund.

Im Erwachsenenalter wurden außerdem einige Fälle berichtet, in denen eine immunogene inflammatorische Neuropathie im Zusammenhang mit der Gabe von Interferonen, Calcineurin-Inhibitoren (z. B. Tacrolimus, Cyclosporin A) oder Proteasom-Inhibitoren (Bortezomib) auftrat.

2.3.3 Epidemiologie

Die meisten dieser Erkrankungen werden iatrogen verursacht, wobei hier wiederum Chemotherapie bei Tumorerkrankungen den größten Anteil ausmacht. Andere toxische Neuropathien (z. B. durch Blei, Arsen) stellen extreme Raritäten dar. Exakte Zahlen in der Kindheit liegen nicht vor.

2.3.4 Klinische Symptome

In Abhängigkeit von den in erster Linie betroffenen Fasertypen kommt es entweder zu:

- Schmerzen (*Small-Fiber*-Neuropathie)
- Vermindertes Schmerz- und Temperaturempfinden
- Missempfindungen
- Taubheitsgefühl
- Ataxie (Hinterstränge und schnellleitende Fasern)
- Paresen
- Autonome Funktionsstörungen (vor allem Blasenentleerungsstörung); in aller Regel sind die Ausfälle distal symmetrisch betont, bisweilen zusätzlich allerdings auch Ausfälle von Hirnnerven möglich.

2.3.5 Differenzialdiagnosen

Bei Tumorerkrankung muss in erster Linie an eine direkte Infiltration des Nerven durch Tumorzellen gedacht werden (z. B. Meningeosis leucaemica).

Bei HIV-Patienten muss ebenfalls daran gedacht werden, dass eine (z. B. immunogene oder Erreger-bedingte) Neuropathie auf dem Boden des Immundefekts ursächlich vorliegt.

> **Diagnostisches Vorgehen**
>
> Wichtigster Schritt ist eine exakte Anamnese. Bei Tumorerkrankungen mit Chemotherapie oder bei Behandlung mit potenziellen neurotoxischen Substanzen (z. B. Thalidomid) lässt sich die Ursache in der Regel leicht identifizieren (hier ist vor allem die differenzialdiagnostische Abklärung gegenüber direkt Tumor-bedingten Störungen relevant).
>
> Im Falle einer akuten toxischen Neuropathie ist auf jeden Fall zu fordern, dass:
>
> - Ein enger zeitlicher Zusammenhang zwischen Einnahme der Substanz und dem Auftreten der Symptome vorliegt,
> - Nach Absetzen der Substanz keine erneuten Rezidive aufgetreten sind.

Schwieriger hingegen ist es bei chronisch aus der Umwelt aufgenommenen Toxinen. Hier sollte in einem ersten Schritt der Nachweis einer Polyneuropathie durch klinische Neurophysiologie erfolgen.

> **Cave**
>
> Bei pathologischem Ergebnis empfiehlt sich bei dringendem Verdacht auf eine toxische Neuropathie eine direkte Rücksprache mit einem toxikologischen Zentrum, um sinnvolle Untersuchungen zu veranlassen und um Laborbefunde kritisch beurteilen zu können. Es muss davor gewarnt werden, dass pathologische Laborbefunde aus möglicherweise schlecht kontrollierten Laboratorien überbewertet werden.

2.3.6 Essenzielle Untersuchungen

2.3.6.1 Neurophysiologie

Die meisten toxischen Neuropathien zeigen eine sensibel betonte axonale Polyneuropathie mit den Leitbefunden einer Verminderung des sensiblen Summenaktionspotenzials (SNAP), möglicherweise zusätzlich des motorischen Summenaktionspotenzials (CMAP).

Eine Ausnahme davon ist Amiodarone, welches eine demyelinisierende Polyneuropathie mit verlangsamten Nervenleitgeschwindigkeiten zeigen kann.

2.3.6.2 Sonstige Laborbefunde

Im Einzelfall muss, falls die Ursache nicht ohnehin auf der Hand liegt, im Serum, Urin oder Haaranalyse die toxische Substanz nachgewiesen werden.

2.3.6.3 CK

Ist in der Regel normal.

2.3.7 Therapie

2.3.7.1 Medikamentöse Maßnahmen

Chemoprotektive Substanzen konnten bisher in ihrer Wirksamkeit nicht belegt werden.Stehen Schmerzen im Vordergrund, empfiehlt sich meist die Behandlung mit Antiepileptika (Carbamazepin/Oxcarbazepin, Gabapentin, Pregabalin). Bisweilen ist zusätzlich eine Behandlung mit Analgetika sinnvoll.

2.3.7.2 Symptomatische Therapie

Bei Vorliegen von Paresen sollte neben der notwendigen Krankengymnastik vor allem auch über die Notwendigkeit von Orthesen (vor allem bei Fußheberparese) nachgedacht werden. Bei einschiessenden oder brennenden Schmerzen sollten Substanzen wie Gabapentin oder Pregabalin erwogen werden.

2.3.8 Prognose

In der Regel bilden sich die Symptome nach Absetzen der schädigenden Substanz wieder teilweise oder ganz zurück. Exakte Daten hierzu liegen allerdings nicht vor.

3 Myopathien

3.1 Progressive Muskeldystrophien

3.1.1 X-chromosomal rezessive Duchenne-Muskeldystrophie (DMD)

3.1.1.1 Definition

Durch Fehlen oder Defekten des Membranproteins Dystrophin bedingte progrediente Degeneration der Muskulatur.

3.1.1.2 Pathophysiologie

Aufgrund des Gendefekts produziert die Mehrheit der DMD-Patienten überhaupt kein Dystrophin, und ca. 5% nur einen sehr kleinen Rest. Dystrophin stellt die Verbindung zwischen dem kontraktilen Apparat (Actin) und der Zellmembran (Dystroglykan-Sarkoglykan-Komplex) her. Das Fehlen von Dystrophin führt zu einer verminderten mechanischen Stabilität der Muskelzellen. Hierdurch kommt es zu einem Leck der Muskelmembran mit einer daran anschließenden T-Zell-vermittelten Degeneration von Muskelzellen. Möglicherweise spielt zusätzlich eine verminderte Aktivität der Stickoxid-Synthase mit einer Störung der intramuskulären Gefäßregulation eine Rolle. Die Muskelfasern werden durch diese Mechanismen schrittweise durch Fett und Bindegewebe ersetzt.

3.1.1.3 Epidemiologie

Es handelt sich mit einer Häufigkeit von 1 : 3.500–1 : 5.000 Knaben um eine der häufigsten genetischen Erkrankungen.

3.1.1.4 Genetik-Erbgänge

X-chromosomal. In der Regel sind nur Knaben betroffen. Mädchen mit Carrier-Status erkranken in der Regel nicht oder milder mit Myalgien, proximaler Muskelschwäche (in ca. 10% der Fälle) und evtl. einer Kardiomyopathie. Bei zusätzlichen chromosomalen Besonderheiten (z. B. 45,X) oder Verschiebung der X-Inaktivierung kann das Krankheitsbild ähnlich schwer wie bei Jungen verlaufen.

3.1.1.5 Klinische Symptome

Die Symptomatik, die zur diagnostischen Abklärung führt, ist je nach Lebensalter unterschiedlich:

- Im Säuglingsalter erfolgt die Abklärung in der Regel, weil entweder direkt ein CK-Screening einen pathologischen Wert ergeben hatte oder weil im Rahmen der diagnostischen Aufarbeitung einer Transaminasenerhöhung eine erhöhte CK gefunden wurde.
- Im Kleinkindalter fällt ein Teil der Patienten durch eine verzögerte statomotorische Entwicklung auf. Rennen wird häufig nie erlernt. Ca. 1/4 der Patienten lernt nie alternierend Treppen steigen.
  Ein Teil der Kinder fällt primär durch eine globale Entwicklungsverzögerung auf. Die Sprachentwicklung kann deutlich verzögert sein.
- Ab Ende des Kindergartenalters fallen die Kinder wegen einer zunehmenden proximal betonten Muskelschwäche auf, anfangs mit Schwierigkeiten beim Treppensteigen, später mit häufigen Stürzen. Beim Hochkommen zeigt sich ein Gowers-Phänomen.
  Ein Teil der Kinder wird wegen einer vermehrten Vorfußbelastung vorgestellt. Bei diesen Kindern findet sich allerdings, anders als beim habituellen Zehenspitzengang, stets auch eine proximale Muskelschwäche. Häufig, keinesfalls aber immer, findet sich eine Wadenhypertrophie. Bei Belastung klagen die Kinder häufig über Schmerzen und Muskelkrämpfe bevorzugt in den Waden.

3.1.1.6 Differenzialdiagnosen

Wichtigste Differenzialdiagnose bei der Kombination aus deutlicher CK-Erhöhung und Gliedergürtelsyndrom ist die Gruppe der Gliedergürteldystrophien, selten auch der M. Pompe (hierbei allerdings in der Regel mit niedrigeren CK-Werten).

Die 5q-spinale Muskelatrophie Typ 3 (Kugelberg-Welander) zeigt eine ähnliche Verteilung der Muskelschwäche, allerdings in der Regel einen späteren Beginn der Symptomatik mit dann einem deutlich stabileren Verlauf und deutlich niedrigeren CK-Werten.

> **Diagnostisches Vorgehen**
>
> Bei Verdacht auf eine Dystrophinopathie (sehr hohe CK mit/ohne psychomotorische/statomotorische Retardierung) ist die genetische Diagnose inzwischen Methode der ersten Wahl. In einem ersten Schritt erfolgt wegen des geringeren methodischen Aufwands die Suche nach einer Deletion oder Duplikation im DMD-Gen. Hierdurch werden 70% der Patienten erfasst. Bei unauffälligem

Ergebnis erfolgt als nächster Schritt eine Hochdurchsatzgenetik (WES/WGS), die auch die differenzialdiagnostisch in Betracht kommenden Gliedergürteldystrophien erfasst. Die Muskelbiopsie kommt nur noch in Ausnahmefällen zur Anwendung.

3.1.1.7 Essenzielle Untersuchungen

Genetische Diagnostik
Es finden sich in 65% exonübergreifende Deletionen im *Dystrophin*-Gen und in 6–10% exonübergreifende *Duplikationen*. In 25–30% aller DMD-Patienten (Duchenne-MD) und 5–10% der BMD-Patienten (Becker-Kiener-MD) zeigen sich Punktmutationen, Spleißvarianten oder kleinere Insertionen bzw. Deletionen innerhalb des *DMD*-Gens. Mutationen, die das Leseraster zerstören (»Out of Frame«) führen meist zur schwereren Duchenne-Form, solche die es erhalten (»In Frame«) zur milderen Becker-Kiener-Form. Diese sogenannte Rasterhypothese stimmt zu etwa 92% mit dem erwarteten Phänotyp überein. Bei 30% der Patienten handelt es sich um eine Neumutation, in 70% wurde die Mutation von der Mutter vererbt.

CK
Eine andauernd massiv erhöhte CK bei einem Jungen ist hoch verdächtig auf eine DMD. Die CK Erhöhung lässt sich (wenn auch mit niedrigeren Werten) bereits beim Neonaten nachweisen. Umgekehrt schließt eine normale CK eine DMD aus (abgesehen vom Terminalstadium der Muskeldystrophie mit komplettem Verlust der Muskulatur sowie nicht neuromuskulären Formen einer Dystrophinopathie mit ausschließlicher ZNS-Manifestation).

3.1.1.8 Sonstige Untersuchungen

Sonstige Laborbefunde
Häufig fallen die Kinder durch erhöhte Transaminasen (ca. 5–10-fach normal), die im Rahmen einer Routineuntersuchung beobachtet werden, auf. In gleicher Weise sind auch andere Enzyme, die im Muskel ebenso wie in vielen anderen Geweben lokalisiert sind, wie LDH, Aldolase erhöht.

> **Cave**
>
> Häufig gibt diese Erhöhung der so genannten »Leberenzyme« Anlass zu nicht zielführender hepatologischer Diagnostik. Eine zusätzliche Leberbeteiligung kommt bei der DMD im natürlichen Verlauf nicht vor.

Neurophysiologie
Bei massiver CK-Erhöhung besteht *keine* Indikation zur Durchführung einer Elektromyografie. In dieser Situation liefert die Elektromyografie keine Zusatzinformation.

In frühen Erkrankungstadien (bis ca. zum 3. Lebensjahr) kann das EMG vollständig normal sein. Später zeigt sich ein Myopathiemuster. Pathologische Spontanaktivität kommt selten vor.

Die Elektromyografie erlaubt keine Differenzierung gegenüber anderen Myopathien.

Myosonografie
In frühen Stadien findet sich meist ein Normalbefund. Selten allerdings ist bereits in den ersten beiden Lebensjahren eine deutliche Vermehrung der Echointensität nachweisbar.

In späteren Stadien kommt es zu einer:

- Diffusen Vermehrung der Echointensität
- Fehlenden Abgrenzung von Muskelfaszien
- Fehlenden Darstellung des Knochenechos

Früh betroffen sind:

- M. adductor magnus
- Mm. gastrocnemii
- M. quadriceps femoris

Später betroffen sind:

- M. tibialis anterior
- M. biceps/triceps brachii
- M. rectus abdominis

Muskelbiopsie
Die Muskelbiopsie ist in den meisten Fällen entbehrlich. Sie hat im Wesentlichen nur im Rahmen von Therapiestudien und in den seltenen Fällen mit dringendem Verdacht auf eine DMD und unauffälliger Molekulargenetik (einschließlich Whole Exome Sequencing) einen Stellenwert.

Der histologische Befund hängt vom Erkrankungsstadium ab. In frühen Stadien finden sich zahlreiche überkontrahierte Fasern sowie ein Nebeneinander von Faseruntergängen und basophilen Regeneratfasern, welche zum Teil in Gruppen angeordnet sind.

Immunhistochemisch zeigt sich ein Fehlen von Dystrophin, wobei sich verzeinzelt eingestreut dystrophin-positive »revertante Fasern« finden. Diese Fasern kommen durch eine zweite Mutation zustande, welche das Leseraster wiederherstellt und entsprechen somit einem natürlichen »Exon Skipping«. Den revertanten Fasern kommt allerdings keine prognostische Bedeutung zu.

Zusätzlich zur Verminderung von Dystrophin sind auch die Proteine des Sarkoglykankomplexes reduziert.

3.1.1.9 Verlauf

Atmung

In der Regel muss ab der Pubertät mit einer respiratorischen Insuffizienz gerechnet werden. Diese ist initial vor allem nachts nachweisbar (mit den Symptomen eines gestörten Nachtschlafs wie Müdigkeit, morgendliche Kopfschmerzen, Wesensänderung, Gewichtsverlust oder rezidivierenden Pneumonien), im Verlauf dann auch mit Symptomen untertags.

Herz/Kreislauf

Klinisch fassbare kardiale Probleme treten in der Regel frühestens ab dem 10. Lebensjahr, gehäuft dann ab dem 15. Lebensjahr auf. Allerdings lassen sich echokardiografisch bereits ab dem 5. Lebensjahr bei 25 % der Patienten erste Hinweise auf eine Kardiomyopathie darstellen. Klinische Symptome sind bei knapp 60 % mit 18 Jahren vorhanden.

Es dominiert eine dilatative Kardiomyopathie, deutlich seltener kommt es zu einer hypertrophen Kardiomyopathie oder Reizleitungsstörungen. Während die fast obligaten EKG-Veränderungen wenig über das kardiale Risiko aussagen, erlauben Echokardiografie und Kardio-MRT den Schweregrad der Kardiomyopathie zu erfassen. Problematisch ist allerdings, dass sich bedingt durch Adipositas und Skoliose die Echokardiografie nur eingeschränkt durchführen lässt.

Skelettsystem

Ab dem späten Kindergartenalter kann es zunehmend zur Ausbildung eines Spitzfußes sowie einer Beugekontraktur in Hüft- und Kniegelenk sowie einer Abduktionskontraktur im Hüftgelenk kommen.

Nach Verlust der Gehfähigkeit kommt es in der Regel zu einer deutlichen Progredienz dieser Kontrakturen, gleichzeitig bildet sich ein Klumpfuß aus.

Über die Häufigkeit einer Skoliose liegen sehr unterschiedliche Zahlen vor (15–75 %). Allerdings muss bei einem erheblichen Teil der Patienten mit dem Auftreten einer Skoliose nach dem Verlust der Gehfähigkeit gerechnet werden. Unserer Erfahrung nach sollte bereits von Anfang an durch konsequente Verwendung einer Mittelsteuerung des Elektrorollstuhls eine symmetrische Körperhaltung angestrebt werden. Häufig gelingt es hierdurch, die Entwicklung der Skoliose zumindestens zeitlich nach hinten zu schieben. Eine seitlich angebrachte Steuerung hingegen führt innerhalb kürzester Zeit zum Auftreten einer Skoliose.

Möglicherweise tritt die Skoliose bei Kindern, die mit Kortikosteroiden behandelt werden, seltener auf.

Eine operative Therapie sollte überlegt werden, wenn die Patienten vor dem 15. Lebensjahr einen Cobb-Winkel > 20° erreichen. Der Zeitpunkt der Operation sollte nicht zu spät gewählt werden, da mit zunehmenden kardiopulmonalen Symptomen das Risiko der Operation deutlich ansteigt. Insbesondere ab einer forcierten VK < 35 % der Norm ist mit einer erhöhten Komplikationsrate bei diesem doch sehr großen Eingriff zu rechnen.

Die Operation dient in erster Linie der Verbesserung der Sitzfähigkeit. Ein überzeugender Effekt auf die respiratorische Situation oder die Überlebenszeit wurde hingegen nicht nachgewiesen.

Kognition/Psyche
Kinder mit DMD weisen im Mittel eine 1–1,5 Standardabweichungen unter dem Durchschnitt gesunder Kinder liegende Intelligenz auf, wobei das Spektrum von geistiger Behinderung bis zu sehr intelligenten Kindern reicht. Der Anteil von Kindern mit einer Störung im Bereich der geistigen Behinderung wird auf 20–50% geschätzt. Die geistige Behinderung, so vorhanden, ist anders als die Muskelerkrankung selbst nicht progredient.

Im Detail sind verbale Fähigkeiten deutlicher betroffen als die Handlungsplanung. Es besteht eine Störung des Kurzzeitgedächtnisses. Dementsprechend ist die Sprachentwicklung bei einem Teil der Kinder deutlich verzögert. Im schulischen Bereich bereiten Lesen, Schreiben und Rechnen häufig Probleme.

Ein Drittel der Patienten zeigt ein Aufmerksamkeits-Defizit-Syndrom, wobei ungefähr die Hälfte davon zusätzlich eine Hyperaktivität aufweist. Im Verlauf der Erkrankung, insbesondere mit Verlust von Fähigkeiten, kann es häufig zu einer depressiven Symptomatik kommen, welche sich bisweilen eher in einer Aggression gegenüber der Umwelt äußert. Exakte Zahlen hierzu liegen nicht vor. Autismus-Spektrum-Erkrankungen kommen ebenfalls gehäuft vor.

Anästhesie
Es muss davon ausgegangen werden, dass es bei einem Teil der Patienten zu einer maligne-Hyperthermie-ähnlichen Symptomatik (»*Anesthesia Induced Rhabdomyolysis*«) kommen kann.

Dementsprechend müssen Narkosen triggerfrei und mit einem »Narkosegasfreien« Schlauchsystem durchgeführt werden. Succinylcholin, welches ebenfalls zur Rhabdomyolyse und in der Folge zum hyperkaliämischen Herzstillstand führen kann, sollte ebenfalls vermieden werden.

Bei Muskelrelaxantien muss mit einer verstärkten und auch prolongierten Wirkung gerechnet werden. Entsprechend muss die Dosis titriert werden.

Bei Patienten mit nächtlicher Hypoventilation kann bedingt durch eine Hochregulation des Endorphinsystems das Ansprechen auf Opiate vermindert sein.

Bei fortgeschrittener Erkrankung ist mit einer respiratorischen Insuffizienz zu rechnen. Vor einer größeren Operation sollte überlegt werden, ob nicht bereits vorab mit einer nicht invasiven Beatmung begonnen wird.

Bei Wirbelsäulenoperation muss mit einer vermehrten Blutungsneigung gerechnet werden.

Bei bestehender Kardiomyopathie besteht ein erhöhtes Risiko von Rhythmusstörungen.

Regelmäßige Kontrollen
Verlaufskontrollen sollten regelmäßig in viertel- bis halbjährlichen Abständen durchgeführt werden. Dabei sollten orthopädische Probleme (Entwicklung von

Kontrakturen, Entwicklung der Skoliose bei Rollstuhlpatienten) sowie die psychosoziale Situation regelmäßig mit evaluiert werden.

Vor dem 10. Lebensjahr sind kardiologische Kontrollen (Echokardiografie und EKG) in zweijährigen Abständen ausreichend, ab dem 10. Lebensjahr sollten diese jährlich, bei Vorliegen einer Kardiomyopathie auch häufiger durchgeführt werden. Vor größeren chirurgischen Eingriffen (z.B. Skolioseoperationen) sollte ebenfalls eine kardiologische Diagnostik erfolgen.

Nachdem Überträgerinnen der Muskeldystrophie ebenfalls ein erhöhtes Kardiomyopathierisiko aufweisen, sollten die betroffenen Frauen ab der Adoleszenz/ frühem Erwachsenenalter mindestens im Abstand von 3–5 Jahren oder bei klinischen Symptomen kardiologisch untersucht werden.

Die respiratorische Situation sollte regelmäßig anamnestisch erfasst werden. Die Patienten und ihre Familien sollten regelmäßig in der Erkennung der Symptome einer respiratorischen Insuffizienz geschult werden. Eine Lungenfunktionsprüfung vor dem 10. Lebensjahr ist nicht sinnvoll, da sich keinerlei therapeutische Konsequenzen hieraus ergeben und die gewonnenen Werte extrem unzuverlässig sind. Bereits bei geringen Hinweisen auf eine nächtliche respiratorische Insuffizienz sollte ein Untersuchung während der Nacht mit Pulsoxymetrie und Kapnografie zum Nachweis einer CO_2-Retention erfolgen.

Bei Patienten unter Steroidtherapie sollte in jährlichen Abständen eine augenärztliche Kontrolle erfolgen. Zusätzlich eventuell in zweijährigen Abständen die Messung der Knochendichte, wobei hier noch nicht klar ist, welche therapeutischen Konsequenzen sich hieraus ergeben.

3.1.1.10 Therapie

Medikamentöse Maßnahmen zur Beeinflussung des Krankheitsverlauf

- Eine kausale Therapie steht bis heute nur in begrenztem Umfang zur Verfügung. Die einzige Therapie, die die Gehfähigkeit um 1–3 Jahre verlängern kann, ist die Gabe von Kortikosteroiden. Es werden hier verschiedene Therapieschemata verwendet, die sich sowohl bezüglich Wirksamkeit als auch Nebenwirkung unterscheiden (Guglieri, Bushby et al. 2022).
- *Variante 1:* kontinuierliche Gabe von 0,75 mg/kg KG Prednison oder 0,9 mg/kg KG Deflazacort. Diese Variante ist am besten durch Studien abgesichert.
  - Hauptprobleme sind zum Teil erhebliche Gewichtszunahme, Osteoporose, psychische Probleme sowie Auftreten einer iatrogenen Nebenniereninsuffizienz. Mittelfristig ist mit dem Auftreten einer Steroid-Katarakt zu rechnen.
- *Variante 2:* 10 Tage Prednison (0,75 mg/kg KG) im Wechsel mit 10 Tagen Therapiepause
  - Hauptvorteil dieses Vorgehens ist die Möglichkeit, die Therapie ohne Probleme beenden zu können. Die Nebenwirkungen sind geringer, allerdings auch die Wirkung.

- *Variante 3:* Pulstherapie mit 2,5 mg/kg KG an 2 Wochentagen pro Woche. Auch hier sind Nebenwirkungen und Wirkung geringer im Vergleich zur kontinuierlichen Gabe.

Vamorolone, ein Steroidanalogon mit weniger systemischen Nebenwirkungen kann als Ersatz für die Kortikosteroidtherapie bei ähnlicher Wirksamkeit, aber möglicherweise weniger Nebenwirkungen (vor allem bezüglich Längenwachstum und Osteoporose) verwendet werden. Verabreicht werden 6 mg/kg KG.

Die Genersatztherapie mittels eines AAV-basierten Vektors zielt darauf ab, den Verlauf durch Einbringen der genetischen Information für ein deutlich verkürztes Dystrophin (Mini-Dystrophin/Mikro-Dystrophine) abzumildern. Die Beschränkung auf das verkürzte Dystrophin ergibt sich aus der geringen Transportkapazität AAV-basierter Vektoren. Eine erste Substanz (delandistrogene moxeparvovec) wurde im Jahr 2023 durch die FDA für Kinder von 4–5 Jahren aufgrund des histologischen Nachweises von Mikrodystrophin zugelassen. Die Auswirkung dieser Therapie auf den klinischen Phänotyp sowie die möglichen Nebenwirkungen können aktuell (Stand 08/2025) noch nicht endgültig abgeschätzt werden. Momentan (Stand 2025) laufen noch zahlreiche Studien mit verschiedenen Varianten des AAV-Vektors.

3.1.1.11 Symptomatische Therapie

Medikamentöse Maßnahmen
Belastungsabhängige Muskelkrämpfe sprechen gut auf l-Carnitin an (Dosis 50–100 mg/kg KG). Dies sollte über einige Wochen gegeben werden. Dann ist eine Therapiepause möglich. Bei Wiederauftreten von Symptomen kann die Behandlung wieder erneut begonnen werden.

Kreatinmonohydrat kann im Einzelfall (100 mg/kg KG/Tag) vorübergehend zu einer leichten Besserung der Kraft führen. Allerdings ist kein langfristiger Effekt zu erwarten. Im Einzelfall kommt es hier auf einen Therapieversuch an.

Kardiomyopathie
Die Behandlung der Kardiomyopathie erfolgt in Analogie zum Standardvorgehen bei dilatativer Kardiomyopathie. In erster Linie werden:

- ACE-Hemmer (z. B. Enalapril, Lisinoprol etc.),
- ß-Blocker,
- Aldosteronantagonisten sowie
- Diuretika eingesetzt.

Momentan noch unklar ist, ob ein präsymptomatischer Einsatz das Auftreten einer manifesten Herzinsuffizienz hinauszögern kann. In jedem Fall sollte die Behandlung bereits bei geringen Hinweisen auf eine beginnende Herzinsuffizienz begonnen werden.

3 Myopathien

Respiratorisches Management
Dieses gliedert sich in:

- Das extrem wichtige Sekretmanagement (Mobilisation des Schleims durch krankengymnastische Techniken, Verwendung mechanischer Hustenunterstützung) und
- Bei fortgeschrittener respiratorischer Insuffizienz die mechanische Beatmung. Diese wird anfangs nicht invasiv mit einer meist individuell angepassten Atemmaske durchgeführt. In einem späteren Stadium muss überlegt werden, ob nicht eine Tracheotomie und Versorgung mit einer nicht geblockten Kanüle die bessere Lösung darstellt (Vorteile: bessere Sprechfähigkeit, weniger Druckstellen, besserer kosmetischer Effekt).

Physiotherapie
Im Frühstadium der Erkrankung sollten die Eltern angewiesen werden, passive Dehnung an den von Kontrakturen bedrohten Stellen (vor allem Spitzfußkontraktur, Kniebeugekontraktur) durchzuführen. Daneben dient hier die Krankengymnastik vor allem auch der psychosozialen Betreuung.

In späteren Stadien der Erkrankung stehen die Hilfsmittelversorgung sowie die Unterstützung zur Optimierung von Alltagsaktivitäten (Verbesserung der Sitzposition) im Vordergrund.

In jedem Fall sollte regelmäßig eine Bestandsaufnahme von

- Rollstuhlversorgung,
- Lagerungshilfsmitteln,
- Lifter sowie
- Badeinrichtung

erfolgen. Hierbei sollte auch die Situation der Pflegenden berücksichtigt werden, welche sich oft eher überfordern und mögliche Hilfsmittel nicht kennen oder nicht in Betracht ziehen.

Bei fortgeschrittener Erkrankung sollte vor allem auf die Handfunktion geachtet werden, da es häufig zu einer Ulnardeviation der Hände kommt, welche die Handhabung von Hilfsmitteln (Joystick) deutlich erschwert. Hier kann die frühzeitige Verwendung von Nachtlagerungsschienen hilfreich sein.

Besonderheiten in Beratung
Weibliche Überträgerinnen müssen darüber aufgeklärt werden, dass sie ein Risiko haben, an einer dilatativen Kardiomyopathie oder Reizleitungsstörungen zu erkranken. Dies ist dadurch bedingt, dass das Herz im Unterschied zur Skelettmuskulatur aus Einzelzellen aufgebaut ist. Im ungünstigen Fall können zahlreiche Dystrophin-negative Herzmuskelfasern zu einer symptomatischen Kardiomyopathie führen.

Die Patienten sollten einen Notfallausweis (»Muskelpass«) erhalten, in dem vor allem die Narkoserisiken erwähnt sind.

3.1.1.12 Prognose

Muskelschwäche und Kontrakuren sind beginnend im Hüftbereich progredient. Sie sind im Verlauf aufsteigend (Rumpf/Arme) mit distaler Ausbreitung. Da bislang keine kausale Therapie zur Verfügung steht, muss mit dem Verlust der Gehfähigkeit im Alter von 8–12 Jahren gerechnet werden. In den folgenden Jahren stehen im Vordergrund die Skolioseentwicklung, insbesondere während des pubertären Wachstumsschubes, sowie dann folgend respiratorische und kardiale Probleme. Trotz optimaler Versorgung ist die Lebenserwartung deutlich reduziert (heute beträgt die mittlere Lebensdauer 35 Jahre).

3.1.1.13 Webseiten

Deutsche Duchenne Stiftung – ehemals aktion benni & co e.V. (https://www.duchenne-deutschland.de)
CARE-NMD (europäisches Projekt zur Verbesserung der Behandlung von Menschen mit Muskeldystrophie Duchenne) (www.care-nmd.eu)
Muskeldystrophie Netzwerk (MD-NET) (www.md-net.org)
MDA (MDA is the world's largest nongovernmental sponsor of research seeking the causes of, and effective treatments for, neuromuscular diseases) (www.mdausa.org)

3.1.2 Becker-Kiener-Muskeldystrophie (BMD)

Es handelt sich um eine mildere Variante der DMD mit einem fehlerhaften, aber vorhandenen Dystrophinmolekül. Hierdurch kommt es zu einer langsam progredienten, sehr variabel verlaufenden proximal betonten Muskelschwäche, oft gemeinsam mit einer Kardiomyopathie.

3.1.2.1 Pathophysiologie

Es handelt sich um eine Variante der Dystrophinopathie. Bei Patienten mit der Becker-Form ist im Unterschied zur DMD das Dystrophinmolekül vorhanden, aber in Struktur und Funktion verändert.

3.1.2.2 Epidemiologie

Die Häufigkeit beträgt ungefähr 10% der Häufigkeit der DMD (somit 1 : 30.000 Knaben)

3.1.2.3 Genetik-Erbgänge

X-Chromosomale Erkrankung.

3.1.2.4 Klinische Symptome

Das klinische Spektrum bei der BMD ist extrem breit und reicht von Patienten mit isolierter CK-Erhöhung und Muskelkrämpfen ohne jegliche Muskelschwäche bis hin zu einer Erkrankung, die nur minimal milder als eine DMD ist (»*Duchenne like Becker-Kiener*«).

Hauptsymptome sind:

- Proximal betonte Muskelschwäche insbesondere der unteren Extremitäten. Vor allem der Quadriceps femoris ist häufig deutlich betroffen.
- Oft deutliche Wadenhypertrophie
- Muskelkrämpfe (vor allem in der Wadenmuskulatur)
- Geistige Behinderung
- Kardiomyopathie
- Intermittierend auftretende Rhabdomyolyse, vor allem nach körperlicher Belastung

3.1.2.5 Differenzialdiagnosen

Steht die proximale Muskelschwäche im Vordergrund, kommen in erster Linie Erkrankungen aus dem Formenkreis der Gliedergürteldystrophien bzw. der spinalen Muskelatrophie in Betracht.

Steht die Myoglobinurie im Vordergrund, müssen die im Kapitel Rhabdomyolyse erwähnten Differenzialdiagnosen bedacht werden.

> **Diagnostisches Vorgehen**
>
> Die Sicherung der Diagnose erfolgt bei typischer Klinik mit CK-Erhöhung über die genetische Untersuchung des *DMD*-Gens. Da häufig allerdings ein breites Spektrum anderer neumuskulärer Erkrankungen in Betracht kommt, sollte bereits früh eine Hochdurchsatzgenetik überlegt werden.

3.1.2.6 Essenzielle Untersuchungen

CK
In der Regel sind die CK-Werte deutlich erhöht (mehrere 1.000 U/l), in seltenen Fällen kann die CK allerdings auch nur das Zwei- bis Dreifache der Norm betragen.

Genetische Diagnostik
Bei 70% der Patienten liegt eine *In-Frame*-Deletion oder -Duplikation im DMD-Gen vor, bei den übrigen entweder eine Punktmutation oder eine *Out-of-Frame*-Mutation.

3.1.2.7 Sonstige Untersuchungen

Neurophysiologie
Die Elektromyografie dient vor allem differenzialdiagnostischen Zwecken und kann bei Patienten mit relativ niedriger CK zum Nachweis/Ausschluss einer neurogenen Schädigung (am ehesten bei einer SMA III oder Kugelberg-Welander Erkrankung) sinnvoll sein.

Myosonografie
Die Sonografie spielt für die primäre Diagnose keine wesentliche Rolle. Insbesondere in Frühstadien häufig normale Befunde. In späteren Stadien Befunde in Analogie zur DMD.

Wie die Elektromyoprahie dient sie in erster Linie der Ausschluss-Diagnostik und Abgrenzung gegenüber anderen neuromuskulären Erkrankungen.

Muskelbiopsie
Die Muskelbiopsie spielt heute in der Diagnostik keine wesentliche Rolle mehr. Wie bei der DMD finden sich überkontrahierte Fasern. In Abhängigkeit vom Stadium ein Nebeneinander von häufig gruppierten Regeneratfasern sowie Faseruntergängen. In fortgeschrittenen Stadien eine endomysiale und perimysiale Fibrose.

Immunhistochemisch zeigt sich meist eine diskontinuierliche Färbung von Dystrophin. Im Westernblot findet sich entweder eine Verminderung der Dystrophin-Bande oder häufiger ein abnormes Molekulargewicht.

3.1.2.8 Verlauf

Atmung
Probleme mit der Atmung treten in der Regel erst nach Verlust der Gehfähigkeit auf. Betroffen sind vor allem Patienten mit schwerer BMD. Insgesamt treten diese selten auf.

Herz/Kreislauf
Eine klinisch manifeste Herzbeteiligung kommt bei der BMD deutlich häufiger vor als bei der DMD, und auch vor Auftreten muskulärer Symptome. Der Grund hierfür ist die deutlich vermehrte körperliche Belastung, welche zu einer erheblich höheren Anforderung an das Herz führt. Bei Patienten unter 20 Jahren findet sich diese bei 44% der Patienten, über 40 Jahren bei 82%. Es kommen sowohl eine hypertrophe als auch eine dilatative Kardiomyopathie vor. Bei 50% der Patienten führt letztendlich die Kardiomyopathie durch Herzinsuffizienz oder Arrhythmien zum Tod.

Skelettsystem
Häufig kommt es zur Ausbildung einer Spitzfußkontraktur. Eine Skoliose findet sich in aller Regel erst in fortgeschrittenen Stadien der Erkrankung, ganz selten bereits in einem frühen Verlauf.

Kognition/Psyche
Eine kognitive Beeinträchtigung sowie psychiatrische Auffälligkeiten können bisweilen die einzigen Symptome einer BMD sein. Sie können unabhängig von einer Muskelschwäche vorkommen. Wie bei der DMD kommt es zu keiner Progression der kognitiven Beeinträchtigung im Sinne eines dementiellen Abbaus.

Anästhesie
Es kann wie bei anderen Muskeldystrophien zu Maligne-Hyperthermie-ähnlichen Rhabdomyolysen kommen. Dementsprechend sollte eine triggerfreie Narkose durchgeführt werden. In fortgeschrittenen Stadien muss sowohl an die Möglichkeit einer Kardiomyopathie als auch an die Möglichkeit einer chronischen respiratorischen Insuffizienz gedacht werden.

Regelmäßige Kontrollen
Es sollten auch bei asymptomatischen Patienten regelmäßige (jährliche, bei Bedarf auch häufigere) kardiologische Kontrollen einschließlich Echokardiografie und EKG durchgeführt werden.

Die übrigen Verlaufskontrollen richten sich nach dem Ausmaß der Symptomatik. Bei schwer betroffenen Patienten erfolgen die Kontrollen in Analogie zur DMD (orthopädische Probleme, Atmung).

Leichter betroffene Patienten mit rezidivierenden Myoglobinurien müssen darauf hingewiesen werden, dass sie im Falle einer möglichen Myoglobinurie (roter oder bierbrauner Urin) umgehend den Arzt bzw. eine Notaufnahme aufsuchen, damit gegebenenfalls die notwendigen Maßnahmen zur Behandlung einer Rhabdomyolyse (forcierte Diurese) eingeleitet werden können.

3.1.2.9 Therapie

Medikamentöse Maßnahmen
Stehen Muskelkrämpfe im Vordergrund, kann bei einem Teil der Patienten durch l-Carnitin (50–100 mg/KG) eine Besserung erreicht werden.

Kreatinmonohydrat kann im Einzelfall (100 mg/kg KG/Tag) vorübergehend zu einer leichten Besserung der Kraft führen. Allerdings ist kein langfristiger Effekt zu erwarten. Im Einzelfall kommt es hier auf einen Therapieversuch an.

Kortikosteroide sind zwar grundsätzlich wirksam, allerdings muss der mögliche Nutzen sehr kritisch gegenüber den Nebenwirkungen abgewogen werden.

Symptomatische Therapie
In Abhängigkeit vom klinischen Bild sollte Physiotherapie durchgeführt werden (insbesondere Dehnungsbehandlung zur Vermeidung einer Spitzfußkontraktur,

Kräftigung der Muskulatur wenn nötig). Allerdings sollte die Fortführung von Physiotherapie kein Automatismus sein. Solange die Patienten asymptomatisch sind, ist keine Krankengymnastik notwendig.

Bei einer Spitzfusskontraktur muss gemeinsam mit Orthopäden überlegt werden, ob die Indikation zu einer operativen Korrektur oder zum Spitzfußausgleich durch Absatzerhöhung besteht.

Liegt eine Kardiomyopathie vor wird sie entsprechend den üblichen Richtlinien einer dilatativen Kardiomyopathie behandelt. Bei terminaler Herzinsuffizienz sollte grundsätzlich die Frage einer Herztransplantation erwogen werden.

3.1.2.10 Prognose

Der Verlauf ist extrem variabel mit DMD-ähnlichen Verläufen und andererseits sehr milder Symptomatik mit Erhalt der Gehfähigkeit und normaler Lebenserwartung.

Die unter Umständen schwere dilatative Kardiomyopathie nach dem 10. Geburtstag stellt eine relevante Folge der Erkrankung dar. In 50 % der Patienten ist mit einem Tod durch ein kardiales Ereignis in einem mittleren Lebensalter zu rechnen. Bei ausbleibender oder milder muskulärer Symptomatik sollte eine Herztransplantation erwogen werden.

3.1.2.11 Webseiten

Deutsche Duchenne Stiftung – ehemals aktion benni & co e. V. (https://www.duchenne-deutschland.de)
CARE-NMD (europäisches Projekt zur Verbesserung der Behandlung von Menschen mit Muskeldystrophie Duchenne) (www.care-nmd.eu)
Muskeldystrophie Netzwerk (MD-NET) (www.md-net.org)
MDA (MDA is the world's largest nongovernmental sponsor of research seeking the causes of, and effective treatments for, neuromuscular diseases) (www.mdausa.org)

3.1.3 Carrier bei X-chromosomal vererbten Dystrophinopathien (DMD, BMD)

3.1.3.1 Definition

Frauen mit heterozygoter Mutation im X-chromosomalen *DMD*-Gen werden als Carrier für die X-chromosomal vererbte Dystrophinopathie (DMD oder BMD) bezeichnet.

3.1.3.2 Pathophysiologie

Als Grund für die seltene klinische Symptomatik bei Duchenne-Carrier-Status wird eine Verschiebung der X-Inaktivierung vermutet, bei der das normale X-Chromosom präferenziell inaktiv ist. Selten liegen andere chromosomale Störungen wie Monosomie X oder Translokationen vor.

3.1.3.3 Genetik-Erbgänge

X-chromosomal-rezessiv.

3.1.3.4 Epidemiologie

2,5–7,8% der DMD/BMD-Carrier zeigen Symtome sehr unterschiedlichen Ausmaßes.

3.1.3.5 Klinische Symptome

Überträgerinnen der DMD können häufig asymptomatisch sein, bisweilen allerdings auch Zeichen einer Myopathie zeigen (symptomatische Carrier).
Es können sich dann folgende Symptome finden:

- Eine asymptomatische Erhöhung der CK-Werte
- Belastungsabhängige Muskelschmerzen und Muskelkrämpfe (überwiegend im Bereich der Wadenmuskulatur)
- Eine zum Teil asymmetrische Muskelschwäche unterschiedlicher Schwere. Der Schweregrad ist überwiegend gering bis mittelgradig. Lediglich in Ausnahmefällen mit einer pathologischen X-Inaktivierung kann es zu einer schweren Muskelschwäche mit einem Duchenne-ähnlichen Phänotyp kommen. In der Regel beginnt die Muskelschwäche bei den davon betroffenen Überträgerinnen um die Pubertät, wobei das Alter von 2–47 Jahren variieren kann. Duchenne-Überträgerinnen weisen meistens schwerere Symptome auf als Becker-Kiener-Überträgerinnen. Der Symptombeginn sagt nur sehr bedingt etwas über die zu erwartende Progression aus.
- Eine Kardiomyopathie, welche in der Regel erst im Erwachsenenalter auftritt, in Einzelfällen allerdings auch schon in der Kindheit beschrieben wurde.

3.1.3.6 Differenzialdiagnosen

Siehe asymptomatische CK-Erhöhung, Gliedergürteldystrophie.

> **Diagnostisches Vorgehen**
>
> Angesichts der breiten differenzialdiagnostischen Möglichkeiten empfiehlt sich in erster Linie die Durchführung einer genetischen Hochdurchsatzdiagnostik. Eine gezielte Carrier-Diagnostik bei asymptomatischen Frauen und bekannter Dystrophinopathie in der Familie ist erst bei der volljährigen Frau zulässig.

3.1.3.7 Untersuchungen

Genetische Diagnostik
Am einfachsten gestaltet sich die Molekulargenetik, wenn bereits ein Indexpatient vorliegt. Bei klinischem Verdacht auf einen Carrrier-Status (CK-Erhöhung mit belastungsabhängigen Muskelschmerzen im Bereich der Wade) oder Auffälligkeiten in der Muskelbiopsie (siehe oben) wird ansonsten als erster Schritt Deletions/Duplikations-Screening im *DMD*-Gen durchgeführt. Bei unauffälligem Befund WES/WGS. Bei symptomatischen Carriern sollte zusätzlich die X-Inaktivierung oder andere chromosomale Störungen mit der Chromosomenanalyse untersucht werden.

3.1.3.8 Sonstige Untersuchungen

CK
Der CK-Wert ist am höchsten beim jungen Mädchen und kann im Erwachsenenalter Normalwerte erreichen. Insgesamt weisen ca. 50% der Überträgerinnen eine erhöhte CK auf.

EMG
Das EMG ist meist normal und nur aus differenzialdiagnostischen Erwägungen in Einzelfällen indiziert. Umgekehrt ist das EMG nicht zur Identifikation von Duchenne-Carriern geeignet.

Myosonografie
Es gibt keine verlässlichen sonografischen Befunde. Von einem Nachweis/Ausschluss eines Duchenne-Carrier-Status auf dieser Basis muss abgeraten werden.
Bei symptomatischen Duchenne-Überträgerinnen findet sich in Analogie zu anderen Muskeldystrophien eine Vermehrung der Echointensität.

Muskelbiopsie
Die Biopsie ist in aller Regel nicht notwendig. Wird sie trotzdem aus differenzialdiagnostischen Erwägungen durchgeführt, findet sich häufig ein Mosaik aus unauffälligen Fasern und solchen mit komplettem Fehlen von Dystrophin oder einer inhomogenen Anfärbung der Membran mit Dystrophin. Symptomatische Duchenne-Carrier weisen darüber hinaus Zeichen einer degenerativen Myopathie (Fibrose, Fasernekrosen, Regeneratfasern) auf.
In seltenen Fällen können entzündliche Infiltrate das Bild einer entzündlichen Erkrankung vortäuschen.Im Western-Blot kann die Dystrophin-Expression abgeschwächt sein. Die Biopsie ist nicht zum Ausschluss eines Duchenne-Carrier-Status geeignet.

3.1.3.9 Verlauf

Atmung
In der Regel nicht betroffen.

Herz/Kreislauf
Bedingt durch die Tatsache, dass das Herz im Unterschied zur Skelettmuskulatur aus Einzelzellen aufgebaut ist, können im ungünstigen Fall zahlreiche Dystrophin-negative Herzmuskelfasern zu einer symptomatischen dilatativen Kardiomyopathie führen. Ca. 8% der Dystrophinopathie-Carrier entwickeln eine dilatative Kardiomyopathie. Die Kardiomyopathie oder die Reizleitungsstörungen können *ohne gleichzeitige Schwäche der Skelettmuskulatur* auftreten.
   Die Behandlung entspricht dann den Grundregeln der Herzinsuffizienzbehandlung.

Anästhesie
Es gibt nur ganz vereinzelt Berichte über ein vermehrtes Maligne-Hyperthermie-Risiko bei Duchenne-Überträgerinnen. Allerdings sollte bei symptomatischen Carrriern trotzdem eine triggerfreie Narkose angestrebt werden.

Regelmäßige Kontrollen
   Regelmäßige kardiologische Kontrollen sind notwendig.

3.1.3.10 Therapie

Symptomatische Therapie
Bei symptomatischen Carrriern in Analogie zu Patienten mit Muskeldystrophie.

Besonderheiten in Beratung
Die genetische Diagnostik bei nicht symptomatischen Carrriern sollte aufgrund der Vorgaben des Gendiagnostikgesetzes (GenDG) erst in einem Lebensalter erfolgen, in dem die Patienten selbst darüber entscheiden können, ob eine genetische Untersuchung durchgeführt werden soll.
   Bei symptomatischen Überträgerinnen hingegen, bzw. Mädchen mit einer deutlichen CK-Erhöhung, kann die genetische Diagnostik aus differenzialdiagnostischen Gesichtspunkten zur Einordnung des Krankheitsbilds sinnvoll sein.

3.1.3.11 Prognose

Ein größerer Teil der Carrier weist auch langfristig keine klinischen Symptome auf. Symptomatische Carrrier können ein Spektrum zeigen, welches von einer schweren Muskeldystrophie bis zu einer milden, erst in höherem Lebensalter auftretenden Schwäche reicht. Zwischen 2,5 und 7,8% (in einer Arbeit: 22%) der Überträgerinnen zeigen im Lauf ihres Lebens unterschiedlich ausgeprägte neuromuskuläre Symptome (Muskelschwäche/Myalgie/Kardiomyopathie).

In der Regel kommt es mit zunehmendem Lebensalter zum Abfall der CK-Werte.

3.1.3.12 Webseiten

Myasthenia gravis | Gesellschaft fur Muskelkranke (www.dgm.org)
Deutsche Duchenne Stiftung – ehemals aktion benni & co e.V. (www.duchenne-deutschland.de)

3.1.4 Gliedergürtel-Muskeldystrophie (Limb-Girdle Muscular Dystrophy/LGMD)

3.1.4.1 Definition

Gliedergürtel-Muskeldystrophien (LGMD) beschreiben eine Gruppe seltener genetisch und klinisch heterogener Erkrankungen mit dem Leitsymptom proximal betonter Muskelschwäche. In Abhängigkeit der Vererbung teilt man sie ein in LGMD-Rx (autosomal-dominant, vormals LGMD2) und LGMD-Dx (autosomal-rezessiv, vormals LGMD1), wobei x die fortlaufende Nummerierung ist (▶ Tab. 3.1).

3.1.4.2 Nomenklatur

Autosomal-dominante Formen wurden früher als LGMD1 bezeichnet, -rezessive als LGMD2. Inzwischen wird bevorzugt von LGMD-D (für dominante Formen) und LGMD-R (für rezessive Formen) gesprochen. In der neuen Nomenklatur fehlen einige Formen mit überwiegend kardialer Manifestation (z.B. LGMD1 A/MYOT oder LGMD1B/LMNA), andere wurden hinzugefügt (z.B. Bethlem-Myopathie).

3.1.4.3 Pathophysiologie/Ätiologie

Derzeit sind über 10 Subtypen autosomal-dominanter LGMD-D bekannt, von denen bei zehn Subtypen Mutationen in fünf verschiedenen Genen identifiziert wurden. Bei weiteren zwölf ist eine Zuordnung des Defektes zu einem Chromosom, aber noch nicht die Identifikation des Gens gelungen.

In der Gruppe der LGMD-R sind aktuell (Stand 2024) Mutationen in 24 Genen bekannt.

Die genetischen Veränderungen bedingen entweder:

- Ein Fehlen oder einen Defekt an Strukturproteinen des kontraktilen Apparats oder des Sarkolemms
- Enzymdefekte (Calpain-3 bei LGMDR1)

- Defekte der Protein-Glykosylierung
- Defekte der Proteine im endoplasmatischen Retikulum oder intermyofibrillär

Nicht selten führt der Defekt eines Proteins/Enzyms zu sekundären Veränderungen anderer assoziierter Proteine, was bei der Interpretation der immunhistologischen und Western-Blot-Untersuchungen am Muskelgewebe berücksichtigt werden muss.

Pathophysiologisch relevant führen diese Mechanismen letztendlich über eine Vielzahl nachgeschalteter Mechanismen zur Schädigung der Muskelfasermembran mit erhöhtem Kalziumeinstrom in die Zelle, hierdurch bedingter Aktivierung von Proteasen, zur Störung der Signalübertragung und zu Verlusten zellulärer Substanzen. Auch die Funktionsstörung der kalziumregulierten Protease Calpain-3 führt zum progredienten Muskelfaseruntergang bei unzureichender Myogenese und Regeneration. Trotz der stetig zunehmenden Anzahl bekannter Gene können heute mit Nutzung aller zur Verfügung stehenden diagnostischen Möglichkeiten nicht alle Subtypen der LGMD genetisch aufgeklärt werden.

3.1.4.4 Genetik-Erbgänge

Autosomal-dominant und autosomal-rezessiv.

3.1.4.5 Häufigkeit

Die LGMD haben eine unterschiedliche Häufigkeit in einzelnen Ländern. Genaue Angaben zu Prävalenzen einzelner Subtypen sind nicht berichtet. Bedingt durch unterschiedliche Defnitionen schwankt die Prävalenz zwischen 1 : 14.500 und 1 : 123.000.

3.1.4.6 Klinische Symptome

Leitsymptom aller Formen der Gliedergürtel-Muskeldystrophie ist eine proximal betonte, anfangs überwiegend die Beine betreffende Muskelschwäche. Diese zeigt eine variable Manifestation vom Kleinkind- bis Erwachsenenalter mit unterschiedlich ausgeprägter Progression und Schwere der Symptomatik. Dieser Symptomatik kann über lange Zeiträume eine asymptomatische Erhöhung der CK-Werte vorausgehen.

Im Verlauf der Erkrankung kommt es entsprechend der Fehlbelastung zu Kontrakturen (vor allem Spitzfußkontraktur, Beugekontraktur im Hüftgelenk).

Einige wenige zusätzliche Symptome geben mögliche Hinweise auf die zugrunde liegende Unterform der Erkrankung:

- Sehr frühe Spitzfußkontraktur (Calpainopathie)
- Distale Betonung der Paresen (Dysferlinopathie)
- Myoglobinurie (FKRP, alpha/beta-Sarkoglykanopathie)

- Muskelschmerzen (Calpain, Adhalin, FKRP, Anoctamin)
- Scapulo-humerale Verteilung (FKRP)

Eine Übersicht über die verschiedenen Unterformen der Gliedergürteldystrophien findet sich in ▶ Tab. 3.1.

3.1.4.7 Differenzialdiagnosen

Liegt eine asymptomatische Erhöhung der CK-Werte vor, muss bei jungen Mädchen vor allem ein Carrier-Status für Dystrophinopathien ausgeschlossen werden. Des Weiteren sollten vor allem auch ursächlich therapierbare Erkrankungen wie eine Hypothyreose sowie ein M. Pompe ausgeschlossen werden.

Aufgrund der variablen klinischen Symptomatik sind folgende Erkrankungen am häufigsten abzugrenzen:

- X-chromosomale Muskeldystrophie vom Typ Becker, seltener vom Typ Duchenne
- Metabolische Myopathien (z. B. Glykogenose Typ II, V, VII, Myoadenylatdesaminase-Mangel) und CPT-II-Mangel (hierbei häufig Myalgien nach Belastung oder nach Fastenperiode)
- Kollagen-assoziierte Myopathien (milde Ullrich-Myopathie, Bethlem-Myopathie). Diese werden inzwischen auch als Teil der Gliedergürteldystrophien bezeichnet.
- Autosomal-rezessive proximale Muskelatrophie Typ 3 (5qSMA Typ 3)
- Hereditäre Neuropathien (hier können insbesondere sehr früh beginnende Formen eine deutliche proximale Mitbeteiligung zeigen)
- Chronisch entzündliche demyelinisierende Neuropathie (hier allerdings in der Regel distale Betonung, eine proximale Schwäche ist allerdings durchaus möglich)
- Kongenitale Strukturmyopathien (hier deutlich früherer Beginn)
- Kongenitale myasthene Syndrome, insbesondere vom Gliedergürtel-Typ
- Myotone Dystrophie (DM1)
- Selten milde verlaufende kongenitale Myotonien (Typ Becker > Typ Thomsen)
- Selten Fazio-skapulo-humerale Muskeldystrophie (hier findet sich in der Regel ein Beginn im Schultergürtelbereich, ein Phänotyp, der allerdings bei der LGMDR1 gelegentlich auch vorkommen kann)

Diagnostisches Vorgehen

In der Regel führt die Zusammenschau von klinischem Befund mit proximal betonter Muskelschwäche und CK-Erhöhung zur Verdachtsdiagnose. Die Diagnose wird meist primär über die Molekulargenetik gestellt. Bei Varianten unklarer Signifikanz kann die Muskelbiopsie ergänzend sinnvoll sein. In unklaren

Fällen eventuell auch Diagnostik über molekulargenetische Aufarbeitung der Muskelbiopsie.

Liegt eine isolierte CK-Erhöhung ohne klinisches Korrelat vor, muss mit dem Patienten und der Familie diskutiert werden, ob und wann eine weiterführende genetische Diagnostik erfolgen soll.

3.1.4.8 Essenzielle Untersuchungen

CK
Bei sämtlichen Formen der Gliedergürteldystrophie muss mit einer erhöhten CK gerechnet werden. Eine normale CK macht eine Gliedergürteldystrophie insgesamt weniger wahrscheinlich. Das Ausmaß der Erhöhung lässt in einem gewissen Rahmen Rückschlüsse auf mögliche Untergruppen zu:

- *Hochnormal-hoch:* dominante LGMD
- *Hoch:* Calpain3 (LGMDR1)
- *Sehr hoch:*
  - Dysferlin (LGMDR2)
  - FKRP (LGMDR9)
  - Sarcoglykanopathie (LGMDR3–6)

Genetische Diagnostik
Angesichts der Vielzahl verschiedener Gene mit ähnlichem Phänotyp wird inzwischen primär eine Hochdurchsatzgenetik (WES/WGS) durchgeführt.

3.1.4.9 Sonstige Untersuchungen

Routinelabor
Die Transaminasen sind regelmäßig erhöht und stammen – in der Regel – aus der Skelettmuskulatur. In den seltenen Fällen, in denen die Transaminasen deutlich stärker erhöht sind als die CK-Werte erwarten lassen, muss differenzialdiagnostisch an Erkrankungen mit einer zusätzlichen Hepatopathie gedacht werden (Glykogenosen, andere Stoffwechseldefekte siehe Kapitel metabolische Myopathie). Die Bestimmung der Schilddrüsenhormone dient dem Ausschluss einer Hypothyreose.

Neurophysiologie
In der Elektromyografie zeigt sich in Abhängigkeit davon, wie stark der untersuchte Muskel betroffen ist, ein Myopathiemuster mit kurzen, niedrigen, zum Teil polyphasischen Einheiten. Pathologische Spontanaktivität kommt insgesamt eher selten vor und sollte dann eher an die Möglichkeit einer entzündlichen Myopathie denken lassen. Insgesamt ist der Stellenwert der Elektromyografie für die differenzialdiagnostische Einordnung relativ gering (im Wesentlichen Abgrenzung gegenüber neurogenen Erkrankungen).

Myosonografie
In Frühstadien (noch asymptomatische CK-Erhöhung) finden sich häufig unauffällige Befunde. In späteren Stadien zeigt sich eine diffuse Vermehrung der Echointensität. Die Veränderungen sind initial meist proximal betont, betreffen später die distale Muskulatur und die Bauchwandmuskulatur.

Muskelbiopsie
Bedingt durch die gute Verfügbarkeit und diagnostische Wertigkeit der Molekulargenetik (WES/WGS) kommt der Muskelbiopsie nur noch eine geringe Bedeutung zu. In unklaren Fällen kann sie dazu dienen, auf Proteinebene oder RNA-Ebene die Diagnose zu untermauern. Wenn sie durchgeführt wird, sollten entsprechende immunhistochemische Methoden und biochemische Verfahren (z. B. RNA-Sequencing, Proteomics-Analysen) verfügbar sein.

Kommt differenzialdiagnostisch eine Myositis in Betracht, kann die Biopsie in Einzelfällen indiziert sein.

3.1.4.10 Verlauf

Atmung
Die Atmung ist im Rahmen einer zunehmenden Muskelschwäche mit Befall der Atemmuskulatur unterschiedlich eingeschränkt und kann eine nicht invasive Beatmung (vorübergehend oder dauerhaft) notwendig machen. Allerdings ist dies in der Regel erst im Erwachsenenalter zu erwarten (Ausnahmen sind schwer verlaufende LGMD wie die LGMDR5 mit frühem Verlust der Gehfähigkeit). Ungewöhnlich hingegen ist eine respiratorische Insuffizienz, die einer erheblichen Muskelschwäche vorausgeht (hier sollte differenzialdiagnostisch auf jeden Fall ein Morbus Pompe ausgeschlossen werden!)

Herz/Kreislauf
Dilatative und hypertrophe Kardiomyopathien sowie Herzrhythmusstörungen können abhängig vom Subtyp der LGMD vorkommen. Deshalb sollte bei allen Patienten mit Gliedergürteldystrophie regelmäßig eine kardiologische Diagnostik einschließlich EKG und Echokardiografie durchgeführt werden.

Ernährung/Gastrointestinaltrakt
In aller Regel findet sich (vor allem im Kindesalter) keine relevante Schluckstörung im Rahmen der Grunderkrankung.

Kognition/Psyche
Insbesondere bei einer LGMD mit alpha-Dystroglykan-Mangel können ZNS-Veränderungen auftreten (Mikrozephalie, Kleinhirnaffektionen). Zusätzlich sind Teilleistungsstörungen besonders in den Bereichen der exekutiven Funktionen und der visuo-spatialen Planung bei LGMDR9 und mentale Beeinträchtigungen unterschiedlichen Ausmaßes bei anderen Formen der LGMD beschrieben.

Bei den meisten anderen Formen sind primäre Probleme nicht bekannt, wohl aber sekundäre psychische Belastungssituationen der Patienten oder bei jungem Erkrankungsalter der Familien durch Erkrankung, Einschränkung der Lebensqualität und Krankheitsverarbeitung. Hier ist im Einzelfall auf diese Problematik zu achten und die Einbindung einer psychologischen Betreuung zu empfehlen.

Skelettsystem
Bei sich entwickelnden Kontrakturen und/oder Skoliose wird oft schon früh im Krankheitsverlauf die orthopädische Mitbetreuung notwendig.

Anästhesie

> **Cave**
>
> Gefahr der Maligne-Hyperthermie-artigen Reaktion! Grundsätzlich muss die Erkrankung vor der Narkose benannt werden. Es ist ein Notfallpass mitzuführen, in dem darauf hinzuweisen ist, dass Trigger-Substanzen der malignen Hyperthermie gemieden werden müssen.
> Bei Patienten mit respiratorischer Insuffizienz muss eventuell bereits vor einer größeren Operation eine nicht invasive Maskenbeatmung initiiert werden.

Regelmäßige Kontrollen
Es empfiehlt sich eine Betreuung in einem spezialisierten Zentrum, das auch dem multidisziplinären Ansatz der Betreuung und Therapie (s.o.) gerecht werden kann. Untersuchungsintervalle sind abhängig von Erkrankungsstadium und Therapiesituation alle 3–12 Monate.

3.1.4.11 Therapie

Kausal orienierte Therapie
Bisher sind keine ursächlichen Therapien verfügbar. Bei einem Teil (insbesondere solchen mit kleinen Genen) sind Therapiestudien mit AAV-Vektoren geplant bzw. im Gange.

Analog zur Behandlung von Patienten mit DMD kann der Verlauf bei einem Teil der Patienten mit Gliedergürteldystrophie (z. B. Sarkoglykanopathie, FKRP) durch die Gabe von Kortikosteroiden positiv beeinflußt werden.

Symptomatische Therapie
Die Therapie ist symptomatisch und orientiert sich an den jeweiligen Symptomen; durch den multidisziplinären Therapieansatz können häufig Lebensqualität und Lebensdauer verbessert werden. Wichtig sind:

- Orthopädische Mitbetreuung (Kontrakturlösungen, Skoliose-Korrektur) und rehabilitative Intervention
- Physiotherapie, Ergotherapie, Logopädie

- Ausstattung mit notwendigen Hilfsmitteln
- Psychosoziale/palliative Betreuung der Familie
- Überprüfung der Notwendigkeit des assistierten Hustens *(Cough Assist)* und einer nicht invasiven Beatmung
- Kardiale Verlaufskontrollen und ggf. medikamentöse Therapie bei Kardiomyopathie oder Rhythmusstörungen (ACE-Hemmer, beta-Blocker). Die Indikation zu invasiven Maßnahmen bei Rhythmusstörungen (Implantation eines Schrittmachers, Defibrillators) oder zu einer Herztransplantation ist immer interdisziplinär unter Berücksichtigung der Gesamtsituation zu diskutieren.
- Ernährungsberatung und Überprüfung einer ausreichenden Kalorienzufuhr

Bei bekannter Mutation kann für die Familien eine genetische Beratung und ggf. die pränatale Diagnostik angeboten werden. Bei notwendig werdenden Narkosen muss die Möglichkeit der Malignen-Hyperthermie-Reaktion berücksichtigt werden.

Bei Muskelkrämpfen kann ein Therapieversuch mit Carnitin durchgeführt werden.

Einzelne Patienten berichten über, wenn auch meist nur geringe, Zunahme der Kraft unter der Einnahme von Kreatin-Monohydrat. Auch hier ist ein Therapieversuch über ein bis zwei Monate sinnvoll. Es liegen allerdings keine gesicherten Daten hierzu vor.

3.1.4.12 Prognose

Der Verlauf der Gliedergürteldystrophien ist äußerst unterschiedlich. Dies gilt sowohl zwischen den einzelnen Untergruppen als auch innerhalb der einzelnen Gruppen. Innerhalb von Familien wurde eine erhebliche Variabilität der Verläufe beschrieben.

Ein früherer Beginn der Erkrankung ist häufiger mit einem schwereren Verlauf assoziiert. Allerdings kann der Verlauf letztlich nur aus der individuellen Verlaufsuntersuchung einigermaßen abgeschätzt werden.

Tab. 3.1: Synopsis Gliedergürteldystrophien

Bezeichnung alt	Bezeichnung neu	Gen	Beginn	Herz	Atmung	ZNS
LGMD1A		MYOT Myotilin		√	√	
LGMD1B		LMNA Lamin A/C		√ (AR)		
LGMD1C	LGMD-D	CAV3 Caveolin	k	√		
LGMD1D	LGMD-D1	DNAJB6	k	√	√	
LGMD1E		DES Desmin		√		
LGMD1F	LGMD-D2	TNPO3 Transportin3	k			
LGMD1G	LGMD-D3	HNRNPDL	(k)			
LGMD1H		?				
LGMD-DI	LGMD-D4	CAPN3 Calpain3	k			
Bethlem-Myopathie	LGMD-D5	COL6 A1, COL6 A2, COL6 A3 Collagen6	l, k		√	
LGMD2A	LGMD-R1	CAPN3 Calpain3	k			
LGMD2B	LGMD-R2	DYSF Dysferlin	k	√	(√)	

II Krankheiten

Tab. 3.1: Synopsis Gliedergürteldystrophien – Fortsetzung

Bezeichnung alt	Bezeichnung neu	Gen	Beginn	Herz	Atmung	ZNS
Bezeichnung alt	*Bezeichnung neu*	*Gen*	*Beginn infantil*	*Herz*	*Atmung*	*ZNS*
LGMD2C	LGMD-R5	*SGCG* γ-Sarkoglykan	k		√	
LGMD2D	LGMD-R3	*SGCA* α-Sarkoglykan	k	(√)		
LGMD2E	LGMD-R4	*SGCB* β-Sarkoglykan	k	(√)		
LGMD2F	LGMD-R6	*SGCD* δ-Sarkoglykan	k	(√)		
LGMD2G	LGMD-R7	*TCAP* Telethonin	(i), k		√	
LGMD2H	LGMD-R8	*Trim32*				
LGMD2I	LGMD-R9	*FKRP*	l, k	√√	√	
LGMD2J	LGMD-R10	*TTN* Titin	l, k	√		
LGMD2K	LGMD-R11	*POMT1*	(k)			√
LGMD2 L	LGMD-R12	*ANO5*	i	√		
LGMD2M	LGMD-R13	*FKTN* Fukutin	i	(√)	(√)	√
LGMD2N	LGMD-R14	*POMT2*	l, k			√
LGMD2O	LGMD-R15	*POMGnT1*				

Tab. 3.1: Synopsis Gliedergürteldystrophien – Fortsetzung

Bezeichnung alt	Bezeichnung neu	Gen	Beginn	Herz	Atmung	ZNS
LGMD2P	LGMD-R16	DAG1	I, k			√
LGMD2Q	LGMD-R17	PLEC1	k			√
LGMD2R		DES		√√		
LGMD2S	LGMD-R18	TRAPPC11	I, k			√
LGMD2T	LGMD-R19	GMPPB	I, k	√		√
LGMD2U	LGMD-R20	ISPD				
LGMD2 V		GAA	I, k	(√)	√ (CM/AR)	
LGMD2X	LGMD-R25	BVES	k	√		
LGMD2Z	LGMD-R21	POGLUT1				
Bethlem-Myopathie	LGMD-R22	COL6 A1, COL6 A2, COL6 A3 Collagen VI	I, k		√	
Laminin-α-2-Myopathie	LGMD-R23	LAMA2	I, k			√
POMGNT2-Myopathie	LGMD-R24	POMGNT2	k			√

I = Infantil; K = Kindes- und Jugendalter

3.1.4.13 Webseiten

Gesellschaft für Muskelkranke e. V. (www.dgm.org)
TREAT-NMD, Translational Research in Europe for the Assessment and Treatment of Neuromuscular Disease (www.treat-nmd.de)
Gene table of neuromuscular disorders (www.musclegenetable.fr)

3.1.5 Fazio-skapulo-humerale Muskeldystrophie (FSHD)

3.1.5.1 Definition

Degenerative Myopathien mit einer typischen Verteilung der Muskelschwäche (Gesicht, Schultergürtel und Oberarme). Sie beginnt in der Regel im Teenager- oder jungen Erwachsenenalter.

3.1.5.2 Synonyme

FSH-Dystrophie, Muskeldystrophie Landouzy-Déjèrine

3.1.5.3 Pathophysiologie/Ätiologie

Grundlage der Erkrankung ist in den meisten Fällen die Kontraktion einer Tandem-Repeat-Region (D4Z4-Locus) in der chromosomalen Region 4q35. Dies ist mit einer verringerten Methylierung der DNA (Hypomethylierung) im distalen Bereich des Repeats assoziiert, die eine Reaktivierung der *DUX4*-Transkription zur Folge hat, sofern ein permissiver Haplotyp vorliegt. Normalerweise ist die *DUX4*-Transkription in den meisten adulten Geweben inaktiviert. Die Überaktivität von *DUX4* hat einen Einfluss auf Apoptose, Myogenese, aber auch auf das Immunsystem. Dies erklärt, warum sich bei der FSHD gehäuft perivaskuläre entzündliche Infiltrate im Muskel finden. Der exakte Mechanismus, wie es zur Muskeldystrophie kommt, ist allerdings noch unklar.

Etwa 95% aller Fälle weisen eine FSHD Typ 1 auf, die durch eine Kontraktion des D4Z4-Repeats verursacht wird. Bei den restlichen 5% liegt eine FSHD Typ 2 vor, bei denen keine Kontraktion des D4Z4-Repeats nachgewiesen werden kann. Hier findet sich eine Hypomethylierung des gesamten D4Z4-Repeats bei gleichzeitigem Nachweis eines permissiven Haplotyps. Bei der Mehrzahl der FSHD2-Patienten können heterozygote Mutationen im *SMCHD1*-Gen als ursächlich für die Hypomethylierung nachgewiesen werden. Klinisch sind FSHD Typ 1 und 2 nicht voneinander zu unterscheiden.

3.1.5.4 Epidemiologie

Die Prävalenz wird mit 4–12/100.000 angegeben, wobei eine ganz erhebliche phänotypische Variabilität (auch innerhalb einzelner Familien) vorliegt, so dass die

Zahlen wahrscheinlich zu niedrig sind. Es handelt sich nach der DMD um die häufigste Muskelkrankheit.
Die schwere kindliche Form kommt in 2–4 % der FSHD-Patienten vor.

3.1.5.5 Erbgänge

Es handelt sich um eine autosomal-dominante Erkrankung. In 10–30 % der Fälle liegt eine de-novo-Mutation vor. Vor allem bei den schweren kindlichen Formen handelt es sich in den meisten Fällen um Neumutationen oder um Vererbung bei einem genetischen Mosaik eines Elternteils.

3.1.5.6 Klinische Symptome

Die FSHD kann in jedem Lebensalter auftreten, so dass eine Einteilung in Untergruppen etwas willkürlich ist. In der Regel gilt, dass ein früherer Beginn mit einer erheblich schwereren Manifestation der Erkrankung und einem schlechteren Verlauf vergesellschaftet ist.

Infantile Form (iFSHD)
Hier steht die Schwäche der mimischen Muskulatur ganz im Vordergrund, so dass die Kinder häufig initial als Moebius-Syndrom fehldiagnostiziert werden. Bereits in diesem Stadium kann eine Schwäche der Nackenmuskulatur sowie der Muskulatur des Schultergürtels vorliegen. Häufig weisen diese Kinder eine progrediente sensoneurale Hochton-Schwerhörigkeit auf sowie Veränderungen an der Retina (Teleangiektasien), die zum Teil mit einer Sehstörungen einhergehen.

Die später beginnende FSHD zeigt als Leitsymptom die Schwierigkeit, die Arme über die Horizontale zu abduzieren. Diese Symptomatik ist durch die fehlende Stabilisierung des Schulterblattes infolge der Schwäche des M. latissimus dorsi, der Mm. rhomboidei, des M. levator scapulae und M. serratus anterior bedingt. Der M. deltoideus ist hingegen ausgespart.
Die Patienten können allerdings häufig die Arme durch eine Ausweichbewegung nach vorne nach oben bringen.
Die Schwäche der mimischen Muskulatur führt zur Hypomimie, Schwierigkeiten beim Wangenaufblasen, Unmöglichkeit zu Pfeifen, eingeschränktem Lidschluss. Allerdings muss die Schwäche der mimischen Muskulatur nicht obligat vorhanden sein.
Im Verlauf kommt es insbesondere bei den in der frühen Kindheit beginnenden Formen zu einer deutlichen Schwäche der Beckenmuskulatur, welche oft noch vor Erreichen der Pubertät zum Verlust der Gehfähigkeit führen kann.
Zusätzlich kommt es zu einer Schwäche der Fußheber. Die Muskelschwäche kann, insbesondere zu Beginn der Erkrankung, asymmetrisch auftreten.
Zusätzliche häufig betroffene Muskelgruppen sind:

- M. biceps brachii
- Rumpfmuskulatur
- Fingerbeuger-Muskeln

Die Schwäche des unteren Anteils der Bauchwandmuskulatur führt zum Abweichen des Bauchnabels nach oben beim Versuch, den Rumpf aus der Rückenlage aufzurichten oder den Kopf zu beugen (Beevor-Zeichen).

3.1.5.7 Differenzialdiagnosen

In erster Linie müssen die Erkrankungen bedacht werden, die mit einer Scapula alata einhergehen können:

- Orthopädische Erkrankungen im Sinne einer Anlagestörung der Schulter (z. B. Sprengel-Deformität)
- Habituelle Scapula alata im Sinne einer Haltungsschwäche
- Zustand nach neuralgischer Schulteramyotrophie. Hier lässt sich in aller Regel in der Voranamnese eine mindestens einige Tage dauernde Symptomatik mit nächtlichen Schmerzen in Schulter und Arm finden.

Steht die Schwäche der mimischen Muskulatur im Vordergrund, müssen folgende Erkrankungen bedacht werden:

- Moebius-Sequenz (insbesondere bei sehr früh beginnender infantiler FSHD steht die Hypomimie ganz im Vordergrund)
- Myasthenie, beziehungsweise myasthene Syndrome (bei diesen Erkrankungen finden sich allerdings in aller Regel Hinweise auf eine Zunahme der Symptomatik bei Belastung)
- Kongenitale Myopathien mit Strukturbesonderheiten
- Neurogenes Scapuloperonealsyndrom
- Myotone Dystrophie (DM1)

Zeigt sich eine deutliche Schwäche der Beckengürtelmuskulatur, kommt die gesamte Differenzialdiagnose der Gliedergürteldystrophie in Betracht. Allerdings findet sich im Unterschied hierzu bei der FSHD immer eine unverhältnismäßig starke Beeinträchtigung der Schultergürtelmuskulatur.

> **Diagnostisches Vorgehen**
>
> Bei klarer klinischer Verdachtsdiagnose erfolgt die Sicherung über gezielte genetische Diagnostik. Bei unauffälligem Befund Erweiterung der Diagnostik.

3.1.5.8 Essenzielle Untersuchungen

Genetische Diagnostik

- FSHD Typ 1 (95 %): Nachweis einer Verkürzung des Tandem-Repeats (D4Z4-Locus) auf dem kurzen Arm von Chromosom (4q35) und Abklärung permissiver Haplotyp. Alternativ Methylierungsanalyse der distalen D4Z4-Genregion und Abklärung permissiver Haplotyp.
- FSHD Typ 2 (5 %): Methylierungsstatus der gesamten D4Z4-Repeat-Region und Abklärung permissiver Haplotyp. Zusätzlich Mutationsanalyse in den Genen SMCHD1, DNMT3B und LRIF1.

3.1.5.9 Sonstige Untersuchungen

CK
Ist in aller Regel geringfügig erhöht, Normalwerte kommen allerdings auch vor (insgesamt bei 25 %).

Neurophysiologie
Insbesondere zu Beginn der Erkrankung finden sich häufig unauffällige Befunde in der Elektromyografie, zumal die betroffenen Muskeln des Schultergürtels insbesondere beim Kind nur schwer zu untersuchen sind. Bei entsprechender klinischer Verdachtsdiagnose ist die Untersuchung entbehrlich, da dann sofort zur molekulargenetischen Untersuchung übergegangen werden kann.

Myosonografie
Häufig zu Beginn der Erkrankung unauffällig, die betroffene Muskulatur des Schultergürtels ist schwierig zu beurteilen. Später im Bereich der betroffenen Muskulatur Vermehrung der Echointensität.

Muskelbiopsie
Bei klarer klinischer Verdachtsdiagnose besteht keine Indikation zur Durchführung einer Muskelbiopsie.

Die histologischen Veränderungen entsprechen denen einer degenerativen Myopathie mit:

- Abrundung der Fasern
- Vermehrter Kalibervariation
- Faserhypertrophie
- Einzelnen de- und regenerierenden Fasern

Wichtig ist, dass häufig entzündliche Infiltrate (inflammatorische FSHD) vorliegen können, welche dann oft Anlass zu einer (meist nicht wirksamen) immunsuppressiven Therapie geben.

3.1.5.10 Verlauf

Atmung
Insbesondere bei der früh beginnenden schweren Form der FSHD muss ab der Pubertät mit dem Auftreten einer respiratorischen Insuffizienz gerechnet und möglicherweise eine nicht invasive Beatmung eingeleitet werden.
Bei den später beginnenden Formen ist hingegen eine respiratorische Insuffizienz selten.

Herz/Kreislauf
Bisher ist keine Kardiomyopathie bekannt. Bei bis zu 12 % der Patienten werden Rhythmusstörungen (meist supraventrikuläre Tachykardien) beschrieben. Der Zusammenhang mit der Grunderkrankung ist allerdings nicht ganz klar.

Skelettsystem
Hauptprobleme sind:

- Die fehlende Stabilisierung der Schulterblätter
- Die Ausbildung einer erheblichen, langfristig fixierten Hyperlordosierung der Lendenwirbelsäule. Diese kann mit einer Skoliose kombiniert sein. Hauptschwierigkeit hierbei ist, dass eine Stabilisierung der Wirbelsäule unter Umständen zum Verlust der Gehfähigkeit dadurch führt, dass die kompensatorische Beckenkippung beim Gehen unmöglich wird.

Kognitive/psychiatrische Probleme
Sind insgesamt sehr selten und kommen ausschließlich bei der sehr schweren früh infantilen Form vor. Bei dieser Form kann es auch zu epileptischen Anfällen in Einzelfällen kommen.
Hauptproblem bei den milderen Formen ist, dass die Kinder wegen der ausgeprägten Schwäche der mimischen Muskulatur in ihren kognitiven Fähigkeiten von der Umwelt massiv unterschätzt werden.

Gehör
Insbesondere bei der früh beginnenden Form kommt es sehr häufig zu einer sensoneuralen Schwerhörigkeit. Insgesamt findet sich diese bei 75 %, wobei nicht immer klinische Symptome bestehen.

Auge
Es finden sich gehäuft Teleangiektasien und Neovaskularisationen an der Retina. Diese können zur Ablatio retinae führen. Bei ungenügendem Lidschluss kann es zum Austrocknen der Cornea kommen. Hier evtl. Behandlung mit Salben oder Uhrglasverband.

3.1.5.11 Prognose

In 80% der Patienten bleibt auch langfristig die Gehfähigkeit erhalten. Patienten mit kindlichem Beginn verlieren in ca. 35% die Gehfähigkeit. Die Lebenserwartung ist in den meisten Fällen nicht eingeschränkt.

Anästhesie
Es gibt keine Hinweise auf ein erhöhtes Maligne-Hyperthermie-Risiko. Vor OP muss auf jeden Fall das Ausmaß der restriktiven Ventilationsstörung erfasst werden.

Regelmäßige Kontrollen
Die Häufigkeit der Kontrolle richtet sich nach dem Lebensalter des Kindes sowie dem Schweregrad der Befunde (häufige engmaschige Kontrollen in den ersten Lebensjahren sowie um die Pubertät). Folgende Punkte sollten überprüft werden:

- Muskelstatus (Hilfsmittelanpassung indiziert?)
- Gelenksstatus (insbesondere Entwicklung der Wirbelsäule)
- Audiometrie
- Augenärztliche Untersuchung (Teleangiektasien/Neovaskularisation der Retina?/Austrocknen der Cornea)
- Untersuchung der respiratorischen Funktion. Hier gestaltet sich häufig die Durchführung einer Lungefunktionsprüfung wegen der Schwäche der mimischen Muskulatur sehr schwierig. Häufig ist man auf die klinische Einschätzung sowie die Kontrolle der Blutgase angewiesen. Bei klinischem Verdacht auf eine nächtliche respiratorische Insuffizienz ist auf jeden Fall die Durchführung eines nächtlichen Monitorings sinnvoll.

3.1.5.12 Therapie

Medikamentöse Maßnahmen
Es gibt keine gesicherten therapeutischen Maßnahmen. Die Behandlung mit Albuterol bringt eine gewisse Zunahme der Muskelmasse ohne klare funktionelle Zugewinne. Im Kindesalter liegen keine Daten für diese Behandlung vor. Kreatinmonohydrat kann versucht werden, allerdings muss nach 4–8 Wochen beurteilt werden, ob tatsächlich ein relevanter Effekt eintritt.

Kortikosteroide können bei einer ausgeprägten entzündlichen Reaktion versucht werden, allerdings muss kritisch überlegt werden, ob der Nutzen die Risiken beim individuellen Patienten überwiegt.

Symptomatische Therapie
Im Vordergrund steht Physiotherapie und Hilfsmittelberatung.

Liegt eine ausgeprägte Bewegungseinschränkung durch die fehlende Stabilisierung des Schultergürtels vor, kann versucht werden, die Scapulae zu fixieren, wobei die Ergebnisse leider nicht immer sehr zufriedenstellend sind.

Liegt eine respiratorische Insuffizienz vor, wird eine nächtliche nicht invasive Beatmung begonnen. Häufig ist eine Ganzgesichtsmaske notwendig, da bei einer Nasenmaske durch den fehlenden Mundschluss keine ausreichende Beatmung möglich ist.

Substanzen, die über eine Inhibition von DUX4 wirken (z. B. Losmapimod), sind noch im Stadium klinischer Studien.

3.1.5.13 Verlauf/Prognose

Die FSHD verläuft typischerweise langsam progredient und geht in der Regel mit einer normalen Lebenserwartung einher. Im Verlauf der Erkrankung zeigt sich in der Regel eine zunehmende Einschränkung der Schulterfunktion, häufig kombiniert mit Schmerzen. Etwa 20% aller Patienten werden in Verlauf ihres späteren Lebens rollstuhlabhängig. Bei sehr frühem Beginn bestehen in der Regel mehr klinische Symptome, insbesondere kommt es häufig zur respiratorischen Insuffizienz.

3.1.5.14 Webseiten

FSH Society (www.fshsociety.org)
FSHD Europe (https://fshd-europe.info/)

3.1.6 Emery-Dreifuss-Muskeldystrophie

3.1.6.1 Definition

Die Emery-Dreifuss-Muskeldystrophie ist eine genetische Myopathie, die gekennzeichnet ist durch eine Trias von früh auftretenden Kontrakturen, Muskelschwäche und dem Auftreten kardialer Symptome.

3.1.6.2 Pathophysiologie

Die Erkrankung ist durch eine Störung von Intermediärfilamenten im Bereich der inneren Kernmembran bedingt.
Bisher bekannt sind Störungen entweder im:

- Lamin-A/C (*LMNA*-Gen)
- Emerin (*EMD*-Gen)
- Syne 1 (*SYNE1*-Gen)
- Syne 2 (*SYNE2*-Gen)
- FHL1 (*FHL1*-Gen)

Die exakte Pathophysiologie ist noch nicht aufgeklärt, wahrscheinlich kommt es durch den Verlust von Emerin zu einer Fehlregulation mehrerer im Zellkern lokalisierter Proteine.

3.1.6.3 Epidemiologie

Insgesamt handelt es sich um eine sehr seltene Erkrankung. Geschätzt wird eine Prävalenz von 1–2 : 100.000

3.1.6.4 Genetik-Erbgänge

Autosomal-dominant oder selten autosomal-rezessiv (*Lamin A/C*)
  X-chromosomal (*Emerin*)

3.1.6.5 Klinische Symptome

Der Krankheitsbeginn liegt bei Patienten mit Laminopathie deutlich früher als bei Mutationen im *Emerin*-Gen (im Mittel 3 versus 10 Jahre), wobei der Beginn vom Säuglingsalter bis ins 4. Jahrzehnt liegen kann.
  Leitsymptome sind:

- Früh auftretende Kontrakturen
- Reizleitungsstörungen am Herzen
- Im weiteren Verlauf dilatative Kardiomyopathie

Die Kontrakturen betreffen in erster Linie:

- Ellbogen (mit der Entwicklung einer Beugekontraktur)
- Nackenstrecker – zum Teil mit einer Überstreckung der Halswirbelsäule (bisweilen ist allerdings die gesamte Wirbelsäule im Sinne eines Rigid-Spine-Syndrom beteiligt)
- Achillessehne (Spitzfußkontraktur)

Die Kontrakturen entwickeln sich häufig bereits vor Auftreten einer Muskelschwäche und lassen sich nicht als Folge der Muskelschwäche erklären.
  Die Muskelschwäche selbst betrifft in erster Linie die distale Muskulatur der Beine sowie die Schultergürtelmuskulatur (*Skapulo-humero-peroneale Verteilung*). Im weiteren Verlauf kommt es dann allerdings auch zu einer deutlichen Muskelschwäche der proximalen Muskulatur der Beine.

3.1.6.6 Differenzialdiagnosen

Wesentliche Differenzialdiagnosen sind alle Unterformen des Rigid-Spine-Syndroms sowie kongenitale Muskeldystrophien.

> **Diagnostisches Vorgehen**
>
> Bei typischem klinischem Bild sollte als nächster Schritt eine Molekulargenetik im Emerin-Gen (bei männlichen Patienten) bzw. Lamin A/C-Gen erfolgen.

3.1.6.7 Essenzielle Untersuchungen

Genetische Diagnostik
LMNA-Gen, *EMD*-Gen (X-chromosomal), selten *FHL1*-Gen, *SYNE1/2*-Gen

3.1.6.8 Sonstige Untersuchungen

CK
Gering erhöht bis maximal 10-fach der Norm.

Sonstige Laborbefunde
Es existieren keine spezifischen sonstigen Laborbefunde. Bei schwerer Kardiomyopathie kann das BNP erhöht sein.

Neurophysiologie
Elektromyografisch zeigt sich ein unspezifisches Myopathiemuster, in der Regel ohne pathologische Spontanaktivität. Die Untersuchung dient in erster Linie der Abgrenzung von neurogenen Prozessen (z.B. neurogenes Scapulo-peroneal-Syndrom). Weitere differenzialdiagnostische Aspekte lassen sich aus der Elektromyografie nicht ableiten. Im frühen Stadium der Erkrankung können auch normale Befunde vorliegen.

In Einzelfällen lässt sich bei einer Mutation im *LMNA*-Gen eine axonale oder demyelinisierende Neuropathie in der Neurografie nachweisen.

Myosonografie
Es zeigt sich eine diffuse Vermehrung der Echointensität insbesondere der proximalen Muskulatur sowie im Bereich des Tibialis anterior.

Muskelbiopsie
Das Spektrum bioptischer Veränderungen reicht von sehr geringfügigen, unspezifisch myopathischen Veränderungen bis hin zur massiv umgebauten Muskulatur mit einem myosklerotisch-lipomatösen Umbau.

Emerin lässt sich immunhistochemisch darstellen. Der Stellenwert der Muskelbiopsie ist allerdings im diagnostischen Prozess eher gering. Die Biopsie dient in erster Linie der differenzialdiagnostischen Einordnung. Bei typischem klinischem Phänotyp sollte ein primär genetischer Ansatz erwogen werden.

3.1.6.9 Verlauf

Atmung
Probleme treten in der Regel erst spät im Verlauf auf. Trotzdem sollte die Atmung regelmäßig kontrolliert werden, zumal die respiratorische Situation bei einer möglicherweise notwendigen Herztransplantation mit in die Indikationsstellung eingeht.

Herz/Kreislauf
Häufig bereits um die Pubertät, in Einzelfällen sogar schon früher, muss mit dem Auftreten von Rhythmusstörungen gerechnet werden. Der plötzliche Herztod durch Rhythmusstörungen ist die häufigste Todesursache. Außerdem kommt es gehäuft zu thrombembolischen Ereignissen.

Bei *LMNA*-Mutationen oft schon um die Pubertät, bei *EMD*-Mutationen meist erst später, kommt es zusätzlich zu einer dilatativen Kardiomyopathie, die in der Regel zur Notwendigkeit einer Herztransplantation führt.

Skelettsystem
Obligat ist die Kontraktur im Ellbogen, welche sich nicht hinreichend beeinflussen lässt. Die Kontraktur der paravertebralen Muskulatur kann erhebliche Ausmaße annehmen, diese lässt sich teilweise chirurgisch beeinflussen.

Wie bei anderen Muskelerkrankungen auch kommt es bisweilen zu einer asymmetrischen Ausbildung eines Klumpfußes.

Kognitive/psychiatrische Probleme
Sind nicht mit der Erkrankung assoziiert.

Anästhesie
Vor einer Narkose auf jeden Fall Lungenfunktionsprüfung und kardiologische Diagnostik notwendig.

Regelmäßige Kontrollen
Es müssen regelmäßige kardiologische Verlaufskontrollen einschließlich Langzeit-EKG und Echokardiografie durchgeführt werden. Ebenso sollte regelmäßig eine Lungenfunktionsprüfung erfolgen, insbesondere um im Fall einer möglichen Herztransplantation eine Entscheidungsgrundlage zu haben.

3.1.6.10 Therapie

Medikamentöse Maßnahmen
Es sind keine spezifischen Maßnahmen vorhanden. Bei Auftreten einer Herzinsuffizienz entspricht die Behandlung den allgemeinen Richtlinien.

Symptomatische Therapie
Orthopädische Maßnahmen: Nachtlagerungsschienen sind in ihrer Wirksamkeit umstritten. Häufig ist bei Auftreten eines Klumpfußes eine Versorgung mit orthopädischen Schuhen oder Orthesen notwendig. Eventuell auch operative Maßnahmen.

Kardiologie: Bei Auftreten von Rhythmusstörungen ist in der Regel die Implantation eines Herzschrittmachers mit Defibrillator notwendig. Bei fortgeschrittener Herzinsuffizienz kommen die Patienten für eine Transplantation infrage.

Besonderheiten:

> **Cave**
>
> Weibliche Überträgerinnen der X-chromosomalen Emery-Dreifuss-Erkrankung müssen ebenfalls kardiologisch überwacht werden.

3.1.6.11 Prognose

Die Muskelschwäche ist häufig nur langsam progredient. Dagegen haben die Patienten ab dem frühen Erwachsenenalter ein hohes Risiko, an einem kardialen Ereignis zu versterben. Insgesamt ist die Prognose seit Einsatz des Herzschrittmachers gebessert.

3.1.6.12 Weiterführende Literatur

Heller SA, Shih R, Kalra R, Kang PB (2020) Emery-Dreifuss muscular dystrophy. Muscle Nerve 61(4): 436–448. https://doi.org/10.1002/mus.26782

3.1.7 Kongenitale Muskeldystrophie

3.1.7.1 Definition

Kongenitale Muskeldystrophien (CMD) sind eine Gruppe seltener, genetisch determinierter Erkrankungen mit unterschiedlichen Geno- und Phänotypen. Die Gruppe der Merosin-positiven CMDs ist heterogen; hier sind die CMDs mit Glykosylierungsstörungen (alpha-Dystroglykanopathien) und die Kollagen-assoziierten CMDs häufiger.

Klinisch sind CMDs charakterisiert durch eine muskuläre Hypotonie und Muskelschwäche seit Geburt oder frühem Säuglingsalter, assoziiert mit variablen klinischen Symptomen besonders der Augen, der Haut und des zentralen Nervensystems. Der Verlauf variiert von sehr schwer mit frühem Tod in den ersten Lebensmonaten bis -jahren bis mild mit Erreichen des Jugend- und Erwachsenenalters. Die Muskelpathologie zeigt ein Kontinuum von milden myopathischen bis zu schweren dystrophen Veränderungen.

3.1.7.2 Pathophysiologie/Ätiologie

Derzeit sind Mutationen in mindestens 30 verschiedenen Genen bekannt, die eine CMD verursachen können. Bei weiteren ist eine Zuordnung des Defektes lediglich zu einem Chromosom, aber noch ohne Identifiktion eines spezifischen Gens gelungen. Diese genetischen Veränderungen bedingen Defekte von:

- Strukturproteinen der Skelettmuskelfaser (einschließlich der Verankerung in der Extrazellulärmatrix)
- Protein-Glykosylierung
- Proteinen im endoplasmatischen Retikulum oder im Nucleus

Trotz der stetig zunehmenden Anzahl bekannter Gene können mit Nutzung aller zur Verfügung stehenden diagnostischen Möglichkeiten nicht alle CMDs genetisch aufgeklärt werden. Weitere Zuordnungen sind durch den verbesserten Einsatz von Hochdurchsatz-Genetik zu erwarten.

3.1.7.3 Epidemiologie

Die Prävalenz variiert in den einzelnen Ländern, insgesamt wird eine Häufigkeit von 4–5 : 100.000 angenommen. In der Literatur wird überwiegend die alpha2-Lamininopathie (sog. Merosin-negative CMD, MDC1 A) als die häufigste Form mit ca. 30–40 % aller CMDs in der kaukasischen Bevölkerung angegeben.

3.1.7.4 Klinische Symptome

Klinische Symptome treten in der Regel in den ersten Lebensmonaten auf, oft schon direkt nach der Geburt. Manifestation, Schwere und Kombination der klinischen Symptome können aber individuell variieren.

Grundsätzliche anamnestische und klinische Daten, die an eine CMD denken lassen müssen, sind:

- Fetale Minderbewegungen in utero
- Muskelhypotonie und generalisierte muskuläre Schwäche im Sinne eines *Floppy-Infant*-Syndroms postnatal oder in den ersten Lebensmonaten
- Hypomimie mit/ohne Ptosis
- Bulbäre Symptome
- Gedeihstörung
- Hypo- bis Areflexie
- Respiratorische Insuffizienz

- Trichterbrust, Kontrakturen (neonatel Arthrogryposis multiplex möglich) Skoliose

Ein Teil der kongenitalen Muskeldystrophien weist zusätzlich Symptome von Seiten des Gehirns auf:

- Komplexe Hirnfehlbildungen, Veränderungen der weißen Substanz, Störungen der Migration und Kleinhirn- oder Hirnstamm-Defekte
- Beeinträchtigte psychomotorische Entwicklung
- Komplexe Augenfehlbildungen mit Sehstörungen unterschiedlichen Ausmaßes
- Hörstörungen
- Zerebrale Krampfanfälle

3.1.7.5 Differenzialdiagnosen

Aufgrund der variablen klinischen Symptomatik sind folgende Erkrankungen am häufigsten abzugrenzen, auch unter dem Aspekt vorhandener therapeutischer Optionen:

- Autosomal-rezessive proximale Muskelatrophie (5q-SMA)
- Kongenitale Strukturmyopathien
- Kongenitale myasthene Syndrome
- Früh manifeste hereditäre Neuropathien
- Syndromale Erkrankungen (z. B. Prader-Willi-Syndrom)

Diagnostisches Vorgehen

Die Diagnosesicherung erfolgt bei klinischen Verdachtsmomenten durch die Molekulargenetik. Bei Detektion unklarer Varianten kann die Muskelbiopsie in Einzelfällen nach der genetischen Analyse sinnvoll sein, um die Pathogenität der Variante zu belegen bzw. auszuschließen.

3.1.7.6 Essenzielle Untersuchungen

Genetische Diagnostik
Angesichts der Vielzahl in Betracht kommender Gene, die zudem zum Teil sehr groß sind, empfiehlt sich ein Hochdurchsatzverfahren (Whole Exome/Genome Sequencing.

3.1.7.7 Sonstige Untersuchungen

Neurophysiologie

Im Elektromyogramm findet sich häufig ein Myopathiemuster. In der Regel findet sich keine pathologische Spontanaktivität. Das EMG wird vereinzelt noch bei schwieriger differenzialdiagnostischer Abgrenzung eingesetzt, erlaubt aber keine Zuordnung zu einzelnenSubtypen.

Bei der Merosin-negativen kongenitalen Muskeldystrophie kann sich eine demyelinisierende Polyneuropathie zeigen (nicht obligat).

Myosonografie
Die Sonografie der Muskulatur kann innerhalb der ersten Lebensmonate noch unauffällig sein. Im weiteren Verlauf zeigt sich dann eine deutliche Vermehrung der Echointensität, welche generalisiert sowohl die Rumpfmuskulatur als auch die Extremitätenmuskulatur ohne klare proximale und distale Betonung betrifft.

CK
Die CK ist nur bei einem Teil der Unterformen erhöht (insbesondere bei Glykosilierungsdefekten).

cMRT
Die Kernspintomografie des ZNS dient dem Nachweis von Fehlbildungen wie Lissenzephalie, Kleinhirnstörungen. Bei der Merosin-negativen kongenitalen Muskeldystrophie findet sich eine Hypomyelinisierung, welche oft Anlass zur Verwechslung mit einer Leukodystrophie gibt.

Muskelbiopsie
Wegen der zunehmend besseren molekulargenetischen Verfahren spielt die Muskelbiopsie inzwischen eine geringere Rolle. In der Biopsie zeigt sich, abhängig von Biopsieort und Alter bei Biopsie, ein Kontinuum von milden myopathischen bis zu schweren dystrophen Veränderungen. Häufig findet sich eine ausgeprägte endomysiale Fibrose. Immunhistochemisch können Merosin, alpha-Dystroglykan und alpha7-Integrin dargestellt werden.

Ein alpha-Dystroglykan-Mangel ist Hinweis auf eine Glykosylierungsstörung.

Die elektronenmikroskopische Beurteilung dient in der Regel nur der differenzialdiagnostischen Abtrennung einer kongenitalen Myopathie mit Strukturbesonderheiten oder zum Erkenntnisgewinn bei Detektion einer neuen CMD bedingt durch einen neuen Gendefekt.

3.1.7.8 Verlauf

Atmung
Die Atmung wird vor allem durch zwei Faktoren beeinflusst, nämlich durch eine zunehmende Muskelschwäche und eine progrediente Skoliose. Aus diesem Grund wird insbesondere bei den schweren Formen häufig eine Beatmung (nicht invasiv/invasiv) vorübergehend oder dauerhaft notwendig.

Herz/Kreislauf

Kardiomyopathien und Herzrhythmusstörungen können abhängig vom Subtyp der CMD vorkommen.

Ernährung/Gastrointestinaltrakt
Bei ausgeprägter bulbärer Symptomatik mit unkoordiniertem Kau- und Schluckakt, verminderter Nahrungsaufnahme und/oder Aspirationen ist die Anlage einer PEG-Sonde sinnvoll.

Zentrales Nervensystem (ZNS)/kognitive Probleme
Bei der CMD mit komplettem bzw. partiellem Merosinmangel finden sich häufig in der Kernspintomografie Veränderungen der weißen Substanz. Ungefähr 10 % dieser Patienten leiden an zerebralen Krampfanfällen. Allerdings können die Veränderungen auch ohne jegliche zentralnervöse Symptomatik vorliegen.

Bei den Glykosylierungsstörungen, welche immunhistologisch einen alpha-Dystroglykan-Mangel zeigen und die deshalb als alpha-Dystroglykanopathien zusammengefasst werden, kommt es zu einer Vielzahl von Hirnfehlbildungen wie z. B.:

Migrationsdefekte (besonders Pachygyrie, Lissenzephalopathie), Hirnstammhypoplasie, Kleinhirnhypoplasie.

Auch bei CMDs mit neueren beschriebenen Gendefekten kann eine ZNS-Beteiligung vorliegen (s. https://musclegenetable.fr/index.html).

Diese Patienten weisen in der Regel deutliche zentralnervöse Störungen wie zerebrale Anfälle, geistige Behinderung, Koordinationsstörung auf.

Ophthalmologie
Die Augenbeteiligung ist bei den Erkrankungen, die auf einer Glykosylierungsstörung beruhen, zu erwarten (z. B. Muscle-Eye-Brain-Erkrankung, Walker-Warburg-Syndrom) und kann variabel sein. Folgende Befunde können erhoben werden: Mikrophthalmie, Myopie, retinale Dysplasie, Glaukom, Katarakt, Kolobom.

Gehör
Eine Schwerhörigkeit unterschiedlicher Ausprägung bis Taubheit kann vorkommen. Eine frühzeitige Erkennung dieses Problems ist für die Einleitung der Therapie unabdingbar.

Skelettsystem
Bei Geburt bestehende oder sich im Verlauf entwickelnde Kontrakturen und/oder Skoliose machen oft schon früh im Krankheitsverlauf die orthopädische Mitbetreuung notwendig. Häufig ist nicht die Zunahme der Muskelschwäche sondern das Auftreten von Kontrakturen für den Verlust der Gehfähigkeit verantwortlich. Allerdings lässt sich das Auftreten von Kontrakturen leider nur in sehr begrenztem Maße beeinflussen (häufig auch nicht durch operative Maßnahmen).

Psychiatrische Probleme/Psychologie
Primäre Probleme sind bei rein muskulären kongenitalen Muskeldystrophien nicht bekannt, wohl aber sekundäre psychische Belastungssituationen der Patienten oder

bei jungem Erkrankungsalter der Familien durch Erkrankung, Einschränkung der Lebensqualität und Krankheitsverarbeitung. Hier ist im Einzelfall auf diese Problematik zu achten und die Einbindung einer psychologischen Betreuung zu empfehlen.

Bei Formen mit assoziierten ZNS-Manifestationen kommen geistige Behinderungen unterschiedlichen Schweregrads vor.

Anästhesie
Grundsätzlich muss die Erkrankung vor der Narkose benannt werden. Es ist ein Notfallpass mitzuführen, in dem darauf hinzuweisen ist, dass Trigger-Substanzen der malignen Hyperthermie gemieden werden müssen.

Regelmäßige Kontrollen

> **Cave**
>
> Es empfiehlt sich eine Betreuung in einem spezialisierten Zentrum, das auch dem multidisziplinären Ansatz der Betreuung und Therapie (s.o.) gerecht werden kann. Untersuchungsintervalle sind abhängig von Erkrankungsstadium und Therapiesituation alle 3 bis 6 bis 12 Monate. In diesem Rahmen sind nach jeweils aktuellem Befund auch die Termine für die weiteren Kontrolluntersuchungen bei den anderen Disziplinen vorzuplanen.

3.1.7.9 Therapie

Kausal orientierte Therapie
Bisher stehen noch keine kausalen Therapien zur Verfügung.

Symptomatische Therapie
Die Therapie ist symptomatisch und orientiert sich an den jeweiligen Symptomen; durch den multidisziplinären Therapieansatz können häufig Lebensqualität und Lebensdauer verbessert werden.
  Wichtig sind:

- Orthopädische Mitbetreuung (Kontrakturlösungen, Skoliose-Korrektur) und rehabilitative Intervention
- Überprüfung der Notwendigkeit einer nicht invasiven Beatmung und optimales Sekretmanagement
- Kardiale Verlaufskontrollen und ggf. medikamentöse Therapie bei Kardiomyopathie oder Rhythmusstörungen. Die Indikation zu invasiven Maßnahmen bei Rhythmusstörungen oder zu einer Herztransplantation ist immer interdisziplinär unter Berücksichtigung der Gesamtsituation zu diskutieren.
- Ernährungsberatung und Überprüfung einer ausreichenden Kalorienzufuhr. Bei erheblicher Gedeihstörung muss rechtzeitig die Indikation zur Anlage einer PEG

überlegt werden. Allerdings muss beachtet werden, dass sich die Kinder in aller Regel im unteren Bereich der Gewichtsperzentilen entwickeln.

- Ausstattung mit notwendigen Hilfsmitteln
- Psychosoziale/palliative Betreuung der Familie
- Physiotherapie, Ergotherapie, Logopädie
- Kieferorthopädische Behandlung bei erheblicher Fehlstellung des Gebisses
- Ophthalmologische Betreuung
- Pädaudiologische Untersuchungen, ggf. Hörgeräteversorgung
- Antikonvulsive Therapie bei zerebralen Krampfanfällen
- Bei bekannter Mutation kann für die Familien eine genetische Beratung und ggf. die pränatale Diagnostik angeboten werden.

3.1.7.10 Prognose

Die Prognose der kongenitalen Muskeldystrophien ist äußerst unterschiedlich. Prognostisch ungünstig sind hochgradige ZNS-Beteiligung, ausgeprägte Muskelschwäche.

3.1.7.11 Webseiten

Cure Congentital Muscular Dystrophy (curecmd.org/)
TREAT-NMD, Translational Research in Europe for the Assessment and Treatment of Neuromuscular Disease (www.treat-nmd.de)
Gene table of neuromuscular disorders (https://musclegenetable.fr/index.html)

3.1.8 Häufige CMD und ihre klinischen Aspekte

3.1.8.1 Kongenitale Muskeldystrophie mit Merosindefizienz (MDC1 A)

Vererbung: Autosomal-rezessiv.

Klinik und weitere Befunde: Beginn prä-/postnatal, generalisierte Hypotonie und Schwäche, Kontrakturen möglich, gute mentale Entwicklung, zerebrale Krampfanfälle in 30 % der Fälle, begleitende Neuropathie und Kardiomyopathie möglich, maximale motorische Entwicklung bis zum freien Sitzen und Stehen mit Unterstützung, respiratorische Beeinträchtigungen bis zur Insuffizienz zu beachten, deutlich erhöhte Kreatinkinase, im cMRT leukenzephalopathische Veränderungen, seltener Polymikrogyrie oder fokale kortikale Dysplasie bevorzugt okzipital, Prognose eingeschränkt.

3.1.8.2 Kongenitale Muskeldystrophie mit partieller Merosindefizienz (MDC1B)

Vererbung: Autosomal-rezessiv.

Klinik und weitere Befunde: Seltener als der komplette Merosinmangel, Manifestation von postpartal bis zu 12 Jahren, Verlauf variabel, freies Laufen möglich, häufig Muskelpseudohypertrophie der Waden, Gliedergürtel-Muskelschwäche, zerebrale Krampfanfälle möglich, respiratorische Beeinträchtigungen bis zur Insuffizienz zu beachten, Kreatinkinase erhöht, im cMRT leukenzephalopathische Veränderungen, Prognose variabel.

3.1.8.3 Kongenitale Muskeldystrophie mit abnormer Glykosylierung von alpha-Dystroglykan und Defizienz des Fukutin-assoziierten Proteins (MDC1C)

Vererbung: Autosomal-rezessiv.

Klinik und weitere Befunde: Beginn in den ersten sechs Lebensmonaten, klinisches Bild ähnlich der MDC1 A, aber Verlauf variabler, Kontrakturen in Ellbogen-, Knie- und Fingergelenken, keine zerebralen Krampfanfälle, überwiegend normale mentale Entwicklung, in Einzelfällen mentale Retardierung, Kreatinkinase oft deutlich erhöht, im cMRT Normalbefunde und Strukturauffälligkeiten berichtet, Prognose variabel.

3.1.8.4 Kongenitale Muskeldystrophie mit abnormer Glykosylierung von alpha-Dystroglykan – Fukuyama kongenitale Muskeldystrophie

Vererbung: Autosomal-rezessiv.

Klinik und weitere Befunde: Häufig in Japan, aber auch außerhalb Japans berichtet, neonataler Beginn mit generalisierter Hypotonie und Muskelschwäche, Kontrakturen möglich, Augenbeteiligung in bis zu 50%, zerebrale Krampfanfälle, mentale Retardierung, freies Laufen wird nicht erreicht, Kardiomyopathie möglich, Kreatinkinase erhöht bis > 1.000 U/l, im cMRT Migrationsdefekte, Überlappung des klinischen Bildes mit *Muscle-Eye-Brain*-Krankheit, Prognose eingeschränkt.

3.1.8.5 Kongenitale Muskeldystrophie mit abnormer Glykosylierung von alpha-Dystroglykan – Walker-Warburg-Syndrom (WWS)

Vererbung: Autosomal-rezessiv.

Klinik und weitere Befunde: Neonataler Beginn mit schwerer generalisierter Hypotonie und Muskelschwäche, Kontrakturen möglich, Augenbeteiligung mit Mikrophthalmie, Kolobomen und Katarakten, zerebrale Krampfanfälle, mentale Retardierung, Kreatinkinase erhöht bis > 1.000 U/l, im cMRT Pflasterstein-Lissenzephalie, Überlappung des klinischen Bildes mit *Muscle-Eye-Brain*-Krankheit, schwerer Verlauf mit Tod in den ersten Lebensjahren bei ausgeprägter zentralnervöser Beteiligung.

3.1.8.6 Kongenitale Muskeldystrophie mit abnormer Glykosylierung von alpha-Dystroglykan – Muscle-Eye-Brain-Krankheit (MEB)

Vererbung: Autosomal-rezessiv.

Klinik und weitere Befunde: Manifestation neonatal, schwere generalisierte Hypotonie und Schwäche, Kontrakturen möglich, Augenbeteiligung mit schwerer Myopie und/oder retinaler Dysplasie, großer Kopf, betonte Stirn, flaches Mittelgesicht, zerebrale Krampfanfälle, mentale Retardierung, motorisch eingeschränkt bei sich zusätzlich entwickelnder Spastik, freies Laufen wird nur selten erreicht, Kreatinkinase erhöht bis > 1.000 U/l, im cMRT Pflasterstein-Lissenzephalie, Überlappung des klinischen Bildes mit Walker-Warburg-Syndrom, Prognose eingeschränkt.

3.1.8.7 Kongenitale Muskeldystrophie mit abnormer Glykosylierung von alpha-Dystroglykan – LARGE-assoziierte CMD (MDC1D)

Vererbung: Autosomal-rezessiv.

Klinik und weitere Befunde: Beginn im ersten Lebensjahr, generalisierte Hypotonie und Schwäche, Kontrakturen möglich, mentale Retardierung, Kreatinkinase erhöht bis > 1.000 U/l, im cMRT Störungen der weißen Substanz, Pachygyrie, Hirnstammhypoplasie, Überlappung des klinischen Bildes mit Walker-Warburg-Syndrom/*Muscle-Eye-Brain*-Krankheit, Prognose eingeschränkt.

3.1.8.8 Kongenitale Muskeldystrophie mit Rigid-Spine-Syndrom und Selenoprotein-N1-Defizienz

Vererbung: Autosomal-rezessiv.

Klinik und weitere Befunde: Manifestation in ersten Lebensmonaten, Hypotonie und axial betonte Muskelschwäche, unzureichende Kopfkontrolle, frühe rigide Wirbelsäule und Skoliose, normale mentale Entwicklung, motorische Meilensteine werden im ersten Lebensjahr verzögert, das freie Laufen aber häufig normal erreicht, *respiratorische Beeinträchtigung bis zur Insuffizienz regelhaft*, häufig bei noch erhaltener Gehfähigkeit, Kreatinkinase normal bis leicht erhöht, im cMRT Normalbefund, Prognose variabel.

3.1.8.9 Kollagen-assoziierte kongenitale Muskeldystrophie – Ullrich-Myopathie (UCMD) und Bethlem-Myopathie

Vererbung: Autosomal-rezessiv und -dominant.

Klinik und weitere Befunde: Manifestation im ersten Lebensjahr, generalisierte Muskelschwäche distal > proximal, Kontrakturen der großen Gelenke, hyperlaxe distale Gelenke, Torticollis, follikuläre Hyperkeratose, normale mentale Entwicklung, Erreichen motorischer Fähigkeiten variabel, in Einzelfällen bis zum freien Laufen für einige Jahre, respiratorische Beeinträchtigung möglich, auch bei noch erhaltener Gehfähigkeit, Kreatinkinase normal bis leicht erhöht, im cMRT normaler Befund, bei diesen beiden Erkrankungen können die Symptome ähnlich sein, wobei sie bei der UCMD schwerer ausgeprägt sind, Prognose variabel.

3.1.8.10 Lamin A/C-assoziierte kongenitale Muskeldystrophie

Vererbung: Autosomal-rezessiv.

Klinik und weitere Befunde: Manifestation bei Geburt, Hypotonie und axial betonte Schwäche, unzureichende Kopfkontrolle, Kontrakturen distal > proximal, frühe rigide Wirbelsäule und Skoliose, motorische Meilensteine werden verzögert erreicht, normale mentale Entwicklung, Kardiomyopathie und Reizleitungsstörungen möglich, Kreatinkinase normal bis leicht erhöht, im cMRT Normalbefund, Prognose variabel.

Aufgrund des Einsatzes der neuen genetischen Methoden werden kontinuierlich neue Phänotypen und Gendefekte und/oder die entsprechende Pathophysiologie beschrieben. Aktuell sind 58 verschiedene kongenitale Muskeldystrophien mit über 30 kausalen Genen berichtet; viele davon sind sehr selten bzw. in Einzelfällen mitgeteilt.

▶ Tab. 3.2 in dieser Version umfasst wesentliche Gendefekte; um diesem dynamischen Feld Rechnung zu tragen, wird auf den aktuellen Genetable of Neuromuscular Disorders (https://musclegenetable.fr/index.html) verwiesen.

Tab. 3.2: Kongenitale Muskeldystrophien und genetische Aspekte

POMErkrankung/(Vererbung)	Gen/Gensymbol
Kongenitale Muskeldystrophie mit (partieller) Merosindefizienz (AR)	*LAMA2*
Kongenitale Muskeldystrophie mit abnormer Glykosylierung von alpha-Dystroglykan (AR)	*FKRP* *LARGE1*
Fukuyama kongenitale Muskeldystrophie (AR)	*FKTN*
Walker-Warburg-Syndrom (AR)	*FKTN, POMT1, FKRP, POMGNT1 POMT2, ISPD, POMGNT2*
Muscle-Eye-Brain-Krankheit (AR)	*POMGNT1, FKRP, POMT2*
Phänotyp CMD/LGMD (AR)	*ISPD* Selten *DPM3, DOLK, DAG1*

Tab. 3.2: Kongenitale Muskeldystrophien und genetische Aspekte – Fortsetzung

POMErkrankung/(Vererbung)	Gen/Gensymbol
Kongenitale Muskeldystrophie mit Rigid-Spine-Syndrom (AR)	SELENON FHL1
Kollagen-assoziierte kongenitale Muskeldystrophie	
Ullrich-Syndrom (AR)	COL6 A1, COL6 A2, COL6 A3
Bethlem-Myopathie (AD)	COL6 A1, COL6 A2, COL6 A3
Kongenitale Muskeldystrophie mit Integrin-Defekt (AR)	ITGA7
Kongenitale Muskeldystrophie mit Dynamin-2-Defekt (AD)	DNM2
Kongenitale Muskeldystrophie mit Telethonin-Defekt (AR)	TCAP
Kongenitale Muskeldystrophie mit hyperlaxen Gelenken (AR)	?
Kongenitale Muskeldystrophie mit abnormen mitochondrialen Strukturen (AR)	CHKB

3.2 Strukturmyopathien – kongenitale Myopathien mit Strukturbesonderheiten

3.2.1 Definition

Es handelt sich um eine Gruppe von bereits kongenital vorhandenen Muskelerkrankungen, bei welchen histologisch und/oder elektronenmikroskopisch Störungen im Aufbau der Muskulatur nachgewiesen werden können. In der Zwischenzeit hat sich allerdings gezeigt, dass die histologischen Merkmale jeweils durch eine Vielzahl verschiedener Gene bedingt sind, umgekehrt gibt es bei den einzelnen genetisch definierten Formen eine Überlappung der histologischen Charakteristika.

3.2.2 Pathophysiologie/Ätiologie

Die kongenitalen Strukturmyopathien sind durch morphologische Phänomene in der quergestreiften Muskulatur gekennzeichnet. Diese können sein:
   Ablagerungen von Proteinen des Sarkomers, sog. Nemaline Stäbchen (*Rods*)

- Große zentral oder exzentrisch liegende umschriebene Sarkomerläsionen mit fehlenden Mitochondrien, sog. *Cores* in den oxidativen Enzymreaktionen bei *Core*-Myopathie
- Überwiegend zentralliegende Zellkerne in abgerundeten Muskelfasern bei myotubulärer Myopathie und zentronukleärer Myopathie
- Vermehrte Typ-1-Muskelfasern mit kleinerem Durchmesser im Vergleich zu den Typ-2-Muskelfasern mit größerem Durchmesser, sog. kongenitale Fasertypendisproportion
- Seltene Veränderungen wie zylindrische Spiralen, tubuläre Aggregate, *Fingerprint Bodies*, Zebrakörper
- Geringfügige, eher unspezifische morphologische Veränderungen, sog. *Minimal Change Myopathy*

Trotz zunehmender Kenntnis molekularer Ursachen sind aber derzeit noch nicht für alle Strukturmyopathien der Gendefekt und/oder die entsprechende Pathophysiologie bekannt.

3.2.3 Epidemiologie

Es gibt keine genauen Zahlen, weder für die gesamte Gruppe, noch für die einzelnen Unterformen. Zudem dürfte die Dunkelziffer insbesondere der Erkrankungen, die langfristig einen sehr milden Verlauf zeigen, relativ hoch sein. Schätzungen zur Prävalenz geben 1 : 26.000 an; kongenitale Myopathien sollen in bis zu 14% Ursache muskulärer Hypotonie im Neugeborenenalter sein.

3.2.4 Genetik-Erbgänge

Es kommen sowohl autosomal-dominante als auch autosomal-rezessive oder X-chromosomale Erbgänge vor.

3.2.5 Klinische Symptome

Typische klinische Leitsymptome sind:

- Bereits sehr früh beginnende, im Verlauf meist über längere Zeit stabile oder sich leicht bessernde Muskelschwäche. Lediglich bei einzelnen Unterformen ist auch eine rasch progrediente Symptomatik möglich. Grundsätzlich können die Symptome sehr variabel sein.

Pränataler Beginn möglich mit:

- Verminderte Kindsbewegungen bis hin zur fetalen Akinesie
- Polyhydramnion als Folge einer fetalen Schluckstörung
- Arthrogryposis multiplex congenita (AMC) als Folge der fetalen Akinesie

Postnataler/neonataler Beginn mit:

- Generalisierte Muskelhypotonie und -Schwäche
- Hypo- bis Areflexie
- Respiratorische Einschränkung bis Insuffizienz
- Bulbäre Symptomatik (Saug- und Schluckstörungen)
- Hypomimie

Zusätzlich möglich sind:

- Schmächtiges Muskelrelief
- Faziale Dysmorphien (längliches Gesicht, Dolichozephalie, hoher Gaumen)
- Nasale Sprache
- Ptose und/oder externe Ophthalmoplegie
- Kontrakturen, Skoliose, Hüftluxationen, Trichterbrust, Fußfehlstellungen, überstreckbare Gelenke
- Motorische Entwicklungsverzögerung
- Kardiale Beteiligung
- Selten mentale Beteiligung

Bei späterem Beginn können

- die Symptome milder ausgeprägt sein.
- evtl. respiratorische und bulbäre Symptome fehlen.
- eine rigide Wirbelsäule und/oder vorherrschend eine axiale Muskelschwäche auftreten.
- Cave! Maligne-Hyperthermie-Reaktion i. R. von Narkosen

Beteiligung anderer Organsysteme, z. B. bei:

- XL-MTM-Leberaffektion
  - Gallensteine
  - Nephrokalzinose
  - Maldescensus testes
  - Pylorusstenose
- Zentronukleären Myopathien mit *DNM2*-Mutationen Beteiligung der peripheren Nerven

Die einzelnen Untergruppen lassen sich allein aufgrund klinischer Merkmale nicht genügend unterscheiden. Lediglich einzelne Symptome können die Differenzialdiagnose etwas einengen.

Eine *Beteiligung der äußeren Augenmuskeln bzw. eine Ptose* findet sich gehäuft bei:

- Multi Core-Myopathie
- Nemaline Myopathie
- Zentronukleäre Myopathie

- Kongenitale Fasertypendysproportion

3.2.6 Differenzialdiagnosen

Beim Kind mit bereits zum Zeitpunkt der Geburt manifester Muskelschwäche müssen

- andere kongenitale neuromuskuläre Erkrankungen, z. B. 5q-SMA, kongenitale myasthene Syndrome,
- zentralnervöse Ursachen,
- Systemerkrankungen (schwere Herzerkrankungen, Sepsis) sowie
- genetische Syndrome

bedacht werden.

Von den neuromuskulären Erkrankungen können sowohl kongenitale Muskeldystrophien als auch Neuropathien und Schädigungen der Vorderhornzellen ein ähnliches Bild zeigen. Wegen der therapeutischen Konsequenzen müssen auf jeden Fall die 5q-SMA und die Gruppe der kongenitalen myasthenen Syndrome abgetrennt werden. Dies wird bisweilen dadurch erschwert, dass auch kongenitale myasthene Syndrome nicht selten die oben genannten klinischen Charakteristika und dysmorphen Stigmata aufweisen.

> **Diagnostisches Vorgehen**
>
> Die Diagnosesicherung erfolgt bei klinischem Verdacht in den meisten Fällen durch die Molekulargenetik. In der Regel kommen Hochdurchsatzverfahren zur Anwendung.
>
> Bei der Detektion neuer Gene oder unklarer Varianten in bekannten Genen ist die Muskelbiopsie häufig nach der genetischen Analyse sinnvoll, um die Pathogenität der Variante zu belegen bzw. auszuschließen. Bei stetig wachsender Anzahl neuer Gene empfiehlt sich ein Abgleich mit der aktuellen Version des Gene Table of Neuromuscular Disorders (online aufrufbar unter: https://www.musclegenetable.fr/).

3.2.7 Essenzielle Diagnostik

3.2.7.1 Genetische Diagnostik

Eine gezielte molekulargenetische Diagnostik bietet sich dann an, wenn entweder bereits ein Indexpatient vorhanden ist oder klinische Besonderheiten eine Richtung vorgeben. Nachdem allerdings die Krankheitsbilder klinisch häufig nicht eindeutig zuzuordnen sind, stellen inzwischen die (Trio)-Exom-Untersuchung und bei negativem Befund die *Whole-Genome*-Sequenzierung die Methoden der Wahl dar.

3.2.8 Sonstige Diagnostik

3.2.8.1 CK

In aller Regel sind die CK-Werte entweder normal oder nur geringfügig erhöht.

3.2.8.2 Neurophysiologie

Die klinische Neurophysiologie spielt nur noch eine untergeordnete Rolle. Der Befund der Elektromyografie ist häufig nicht eindeutig. Bisweilen finden sich myopathische Veränderungen, bei vielen Patienten allerdings auch ein normales EMG oder ein Mischmuster aus myopathischen und neurogenen Veränderungen.

3.2.8.3 Myosonografie

Häufig findet sich auch in klinisch wenig betroffener Muskulatur eine deutlich vermehrte Echointensität. Typisch für die gesamte Gruppe der kongenitalen Myopathie mit Strukturbesonderheiten ist die Tatsache, dass gleichzeitig proximale und distale Muskeln sowie die Muskulatur am Rumpf dieses pathologische Echoverhalten zeigt. Allerdings können derartige Veränderungen in den ersten Lebensmonaten noch fehlen.

3.2.8.4 Muskelbiopsie

Entsprechend der Definition lassen sich bei der Mehrzahl der Patienten entweder lichtmikroskopisch oder ultrastrukturell Auffälligkeiten nachweisen. Allerdings muss insbesondere im Säuglingsalter damit gerechnet werden, dass möglicherweise morphologische Veränderungen noch nicht nachweisbar sind (z.B. bei *Central-Core-Myopathie*).

Bei einem Teil der Patienten fehlen eindeutige morphologische Befunde (sogenannte *Minimal-Change*-Myopathie).

3.2.9 Verlauf

3.2.9.1 Atmung

Eine frühe respiratorische Insuffizienz ist kennzeichnend für:

- Multi-/Minicore-Myopathie
- *Central-Core*-Myopathie
- Desminopathie
- *Cytoplasmic-Body*-Myopathie

Eine kongenitale respiratorische Insuffizienz findet sich bei der myotubulären Myopathie, einigen Formen der Nemaline-Myopathie sowie seltener auch bei anderen Formen. Bei diesen Patienten steht allerdings auch eine schwere generalisierte Muskelschwäche mit im Vordergrund.

3.2.9.2 Herz/Kreislauf

Bei einem Teil der kongenitalen Myopathien mit Strukturbesonderheiten findet sich auch eine Kardiomyopathie. Hierbei kommen sowohl hypertrophe, dilatative als auch restriktive Kardiomyopathien vor.
Hypertrophische Kardiomyopathie findet sich bei:

- Nemaline-Myopathie
- Multicore-Myopathie
- *Cytoplasmic-Body*-Myopathie
- Desminopathie
- Myofibrilläre Myopathie

Eine *dilatative Kardiomyopathie* kann vorkommen bei:

- Nemaline-Myopathie
- Zentronukleärer Myopathie
- Kongenitaler Fasertypendysproportion (genetisch heterogen)
- Desminopathie
- Myofibrillärer Myopathie

Eine restriktive Kardiomyopathie kann vorkommen bei:

- Desmin-Myopathie
- Myofibrillärer Myopathie
- Multicore-Myopathie

Durch zunehmende Aufklärung der zugrunde liegenden genetischen Ursache werden auch neue Phänotypen mit neuen Symptomen beschrieben. Als Konsequenz hieraus empfiehlt sich, bei allen Patienten mit kongenitaler Myopathie in regelmäßigen Abständen eine kardiologische Diagnostik durchzuführen.

3.2.9.3 Ernährung/Gastrointestinaltrakt

Ein Teil der Patienten weist eine erhebliche Schluckstörung und infolge dessen erhebliche Gedeihsstörung auf. Allerdings ist zu beachten, dass die meisten dieser Patienten einen extrem schlanken Körperbau aufweisen und eine völlig normale Gewichtsentwicklung oft nicht realistisch zu erreichen ist.
Wegen des fehlenden Mundschlusses muss längerfristig mit einer Fehlstellung der Zähne, häufig mit fehlender Okklusion, gerechnet werden.

Bei zentronukleärer Myopathie kann es zusätzlich zum Auftreten von Gallensteinen und zu einer Pylorusstenose kommen. Bei myotubulärer Myopathie (MTM1) ist eine Hepatopathie mit Cholestase möglich.

3.2.9.4 Skelettsystem

Häufig kommt es zur Ausbildung einer Skoliose. Hier sollte frühzeitig Kontakt mit einem Wirbelsäulenchirurgen gesucht werden. Bisweilen kann durch eine frühzeitige Korsettversorgung die Entwicklung der Skoliose etwas verzögert werden.

Bei Vorliegen einer (Sub-)Luxation muss in Abhängigkeit von der zu erwartenden Gehfähigkeit gemeinsam mit den Orthopädien diskutiert werden, ob eine Korrektur möglich und erfolgversprechend ist.

3.2.9.5 Kognitive/psychiatrische Probleme

In der Regel ist die mentale Entwicklung der Patienten normal. Ausnahmen sind vereinzelt Patienten mit myotubulärer Myopathie, bei welchen es bereits pränatal zu zerebralen Blutungen und damit zusammenhängenden zentralnervösen Störungen kommen kann. Bei der Fasertypendysproportion ist ebenfalls eine mentale Retardierung bei einem Teil der Patienten möglich. Hier ist klinisch geführt die weitere Diagnostik individuell einzuleiten.

3.2.9.6 Anästhesie

Bei der Central-Core-Disease muss obligat mit der Anlage zur malignen Hyperthermie gerechnet werden.

> **Cave**
>
> Narkoseprobleme grundsätzlich möglich, Notfallausweis mit Hinweis auf mögliche Maligne-Hyperthermie-Reaktion und andere Probleme bei Narkose sollte ausgestellt werden.

3.2.10 Sonstige Probleme (Urologie/Gynäkologie/Endokrinologie)

Selten assoziierte medizische Probleme (z.B. bei myotubulärer Myopathie Gallensteine, Pylorusstenose, Blutungen bei Vitamin-K-Mangel, Leberfunktionsstörungen, Nephrocalzinose, bei zentronukleärer Myopathie mit *DNM2*-Mutationen verzögerte Nervenleitgeschwindigkeiten).

3.2.10.1 Regelmäßige Kontrollen

Bei allen Patienten mit kongenitalen Myopathien mit Strukturbesonderheiten sollten in regelmäßigen Abständen

- kardiologische Kontrollen,
- eine Überprüfung der Lungenfunktion, bei jüngeren Kindern Polysomnografie,
- orthopädische Kontrollen (insbesondere wegen möglicher Skoliose, Hilfsmittelversorgung) sowie
- bei Bedarf eine Mitbeurteilung durch die pädiatrische Gastroenterologie

durchgeführt werden.

3.2.11 Therapie

3.2.11.1 Medikamentöse Maßnahmen

Gezielte medikamentöse Maßnahmen stehen nicht zur Verfügung. In Einzelfällen konnte Pyridostigminbromid die neuromuskuläre Transmission verbessern (z. B. Mutationen in *MTM1, RYR1, TPM2 und TPM3*). Eine Studie zur Gentherapie bei XL-MTM auf DNA-Ebene wird durchgeführt, befindet sich aber aktuell wegen Abklärung schwerer Nebenwirkungen im Rekrutierungsstopp.

3.2.11.2 Symptomatische Therapie

Insbesondere bei den schweren, kongenital beginnenden Formen sollte in den ersten Lebensjahren auf ausreichenden Impfschutz geachtet werden, zusätzlich *Respiratory Syncytial Virus* (RSV)-Prophylaxe. Bei Schwierigkeiten beim Abhusten steht das Sekretmanagement (physikalische Therapie, Insufflator-Exsufflator, assistiertes Husten) im Vordergrund. Patienten mit einer erheblichen Schluckstörung, die sich durch Logopädie nicht ausreichend beeinflussen lässt, müssen eventuell mit einer PEG versorgt werden.

Häufig stellt bei schweren Schluckstörungen auch die Hypersalivation (»Drooling«) ein Problem dar. Neben anticholinerger Substanz kann eine Botulinumtoxin-Injektion in die Speicheldrüsen notwendig sein.

Patienten mit respiratorischer Insuffizien benötigen ein gutes Sekretmanagement (z. B. Inhalator/Insufflator) und gegebenenfalls eine Beatmung.

Fehlstellungen der Zähne sollten bereits frühzeitig kieferorthopädisch behandelt werden.

3.2.12 Prognose

Die Prognose lässt sich insbesondere in den ersten Lebensjahren oft sehr schlecht abschätzen. Bei einem Teil der Patienten kommt es trotz deutlicher Verzögerung der statomotorischen Entwicklung letztendlich doch zum Erreichen einer ausreichend guten Funktion. Während bei einem Teil der Patienten die motorischen Funktionen auch über lange Zeit stabil bleiben, muss vereinzelt mit einer, zum Teil auch deutlichen, Progression gerechnet werden. Der multidisziplinäre Betreuungsansatz kann die Lebenserwartung und die -qualität positiv beeinflussen.

3.2.13 Zentronukleäre Myopathie

3.2.13.1 Definition

Eine Gruppe von kongenitalen Myopathien, die als wesentliches Strukturmerkmal vermehrt zentral gelagerte Kerne aufweisen.

3.2.13.2 Pathophysiologie

Es liegen Mutationen in Genen zugrunde, die für die Entwicklung und Erhaltung der Muskulatur wichtig sind. Die Mutationen verursachen in der Regel eine fehlende oder mangelhafte Produktion der speziellen Proteine.

3.2.13.3 Epidemiologie

Es liegen wenige Daten vor; Angabe zur X-chromosomalen Form: 1 : 50.000 Knaben

3.2.13.4 Genetik/Erbgänge

X-chromosomal (kongenitale myotubuläre Myopathie), sonst autosomal-dominant, -rezessiv, sporadische Neumutationen.

3.2.13.5 Klinische Symptome

Es lassen sich zwei große Gruppen unterscheiden:

1) X-chromosomale myotubuläre Myopathie (XL-MTM)
   Leitsymptome hierbei sind:
   - Polyhydramnion (bedingt durch die Schluckstörung)
   - Sehr dünne Rippen
   - Länglicher Gesichtsschädel
   - Facies myopathica
   - Ptose und externe Ophthalmoplegie
   - Schwere respiratorische Insuffizienz bei der Geburt (80% der überlebenden Kinder bleiben auch langfristig vom Respirator abhängig)
   - Schluckstörung

- Ausgeprägte Muskelschwäche und muskuläre Hypotonie, Areflexie
- Maldescensus testes bds. möglich
- Pylorusstenose möglich
- Vereinzelt kommt es bedingt durch eine Vitamin-K-abhängige Blutungsneigung bereits perinatal zu periventrikulären Blutungen. In diesen Fällen kann eine zusätzlich zentralnervöse Symptomatik bestehen und den Verdacht anfangs auf eine primär zentrale Störung lenken.
- Bei einigen Langzeitüberlebenden können internistische Komplikationen wie Leberfunktionsstörungen, Gallen-/Nierensteine hinzukommen.
- Überträgerinnen der XLMTM XL-MTM) können ebenfalls eine proximal betonte Muskelschwäche entwickeln.

2) Später beginnende zentronukleäre Myopathien
Der Schweregrad der Symptome weist hier eine größere Variabilität auf.
Leitsymptome sind:
- Ptose
- Ophthalmoplegie
- Nasale Sprache
- Sehr schmächtiges Muskelprofil
- Generalisierte Muskelschwäche, Hypo- bis Areflexie

Es kann sekundär zur Ausbildung einer respiratorischen Insuffizienz kommen.

3.2.13.6 Differenzialdiagnosen

Die DD entspricht der der kongenitalen Muskeldystrophien im Allgemeinen (▶ Kap. 3.1).

> **Diagnostisches Vorgehen**
>
> Die Diagnosesicherung erfolgt bei dringendem V.a. die schwere Form der XL-MTM direkt durch die genetische Analyse im *Myotubularin*-Gen. Da häufig allerdings auch andere kongenitale Myopathien in Betracht kommen, empfiehlt sich meist eine Hochdurchsatzgenetik. Zusätzlich empfiehlt sich der Ausschluss/Nachweis einer myotonen Dystrophie (DM1), welche als Repeat-Erkrankung dem Whole Exome Sequencing entgeht. Eine Muskelbiopsie ist individuell dann zu diskutieren, wenn sich die Ursache nicht durch die genetischen Untersuchungen eindeutig klären läßt.

3.2.13.7 Essenzielle Untersuchungen

Genetische Diagnostik
Zum gegenwärtigen Zeitpunkt können bei zentronukleärer Myopathie folgende Gene untersucht werden:

- Myotubularin (im Wesentlichen bei der schweren X-chromosomalen myotubulären Myopathie) (*MTM1*)
- Dynamin-2 (*DNM2*)
- Amphiphysin (*BIN1*)
- Ryanodinrezeptor 1 (*RYR1*, rezessiv)
- SPEG Komplex Locus (*SPEG*)
- Titin (*TTN*)

Eine molekulargenetische Zuordnung ist momentan in 75 % der Fälle möglich.

3.2.13.8 Sonstige Untersuchungen

Muskelbiopsie
Diese ist zum Teil noch sinnvoll, wenn die molekulargenetische Diagnostik kein Ergebnis erbrachte oder Varianten unklarer Signifikanz gefunden wurden. Bei den milderen Formen ist die Muskelbiopsie in der Regel notwendig, um eine Abgrenzung gegenüber anderen kongenitalen Myopathien mit Strukturbesonderheiten zu erreichen, wenn die genetische Analyse nicht zur ursächlichen Aufklärung führt.

Typischerweise weisen die Biopsien folgende Hauptcharakteristika auf:

- Deutlich vermehrte, in Kernreihen angeordnete zentrale Kerne
- Freier Hof in der ATPase-Reaktion um die Kernreihen
- Sarkoplasmatische radiäre Streifen zum Kern hin
- Überwiegen der Typ-I-Fasern und Atrophie

CK
Normal oder nur gering erhöht.

Sonstige Laborbefunde
Bisweilen zeigt sich eine Störung der Vitamin-K-abhängigen Gerinnungsfaktoren.

Neurophysiologie
In der Elektromyografie finden sich entweder myopathische Veränderungen oder ein Mischmuster aus neurogenen und myopathischen Veränderungen. Insbesondere im Säuglingsalter ist der Stellenwert gering.

Myosonografie
Die sonografische Untersuchung in der Neonatalperiode ist in der Regel wenig aussagekräftig.

Bei den milderen Formen kann sich ein deutlich vermehrtes, homogenes Echomuster zeigen, was sich aber auch in Muskeln, die klinisch wenig Auffälligkeiten zeigen, darstellt.

3.2.13.9 Verlauf

Atmung
Bei 80% der Kinder mit kongenitaler Form ist eine langfristige Beatmung notwendig.
Bei einem Teil der Kinder mit der milderen autosomal-rezessiven oder -dominanten Form muss im Verlauf der Erkrankung mit einer respiratorischen Insuffizienz gerechnet werden, so dass auch hier langfristig eine regelmäßige Kontrolle der respiratorischen Situation notwendig ist.

Herz/Kreislauf
Es kommt zu keiner eigenständigen Kardiomyopathie. Allerdings muss in Einzelfällen insbesondere bei schlechter Beatmungssituation mit einer Rechtsherzbelastung gerechnet werden.

Skelettsystem
Bei der schweren kongenitalen Form besteht ein erhebliches Risiko der Entwicklung einer Skoliose. Bei den milderen Formen Indikation zur orthopädischen Mitbeurteilung nach klinischem Befund.

Kognitive/psychiatrische Probleme
Mit Ausnahme der Kinder, bei denen es zu einer schwereren zerebralen Blutung gekommen ist, bestehen keine mentalen Probleme.

Gehör
Gehäuft durch Störung der Tubenventilation Ausbildung von Paukenergüssen mit Schwerhörigkeit. Gehäuft Cholesteatom.

Sonstige internistische Probleme
Bedingt durch die Tatsache, dass ein Teil der mutierten Gene eine grundsätzliche Rolle im Zellstoffwechsel spielt, sind zusätzliche Organmanifestationen möglich:

- Hepathopathie mit Cholestase, langfristig evtl. Entwicklung einer Zirrhose
- Leberpeliose (Gefäßanomalien) mit akuten Blutungen
- Malabsorption (mit sekundärem Mangel an fettlöslichen Vitaminen)

Verlaufskontrollen
In regelmäßigen Abständen sollten Kontrollen von

- Lungenfunktion,
- Herzfunktion,
- orthopädischen Problemen (insbesondere wegen der Skoliose),
- Labor (fettlösliche Vitamine, Gerinnung, Leberparameter) sowie
- Gehör (Pädaudiologie)

durchgeführt werden.

3.2.13.10 Therapie

Medikamentöse Maßnahmen
Gezielte medikamentöse Maßnahmen stehen nicht zur Verfügung. Allerdings kann ein Teil der Patienten von einer Behandlung mit Acetylcholinesterasehemmern profitieren (kasuistische Mitteilungen zur Verbesserung der neuromuskulären Transmission) Eine Studie zur Genersatztherapie bei XL-MTM ist noch im Gange und hat positive Effekte bezüglich der neuromuskulären Funkton gezeigt. Wegen mehrerer Todesfälle besteht allerdings aktuell (Stand 8/2025) ein Rekrutierungsstopp.

Symptomatische Therapie
Respiratorisches Management:

- Das extrem wichtige Sekretmanagement (Mobilisation des Schleims, krankengymnastische Techniken, Verwendung mechanischer Hustenunterstützung)
- Bei fortgeschrittener respiratorischer Insuffizienz ist die mechanische Beatmung wichtig. Diese wird anfangs nicht invasiv mit einer meist individuell angepassten Atemmaske durchgeführt. In einem späteren Stadium muss überlegt werden, ob nicht eine Tracheotomie und Versorgung mit einer nicht geblockten Kanüle die bessere Lösung darstellt (Vorteile: bessere Sprechfähigkeit, weniger Druckstellen, besserer kosmetischer Effekt).
- Physiotherapie, individuelle Hilfsmittelversorgung
- Bei Notwendigkeit gastroenterologische Mitbetreuung
- Perioperative Versorgung
- Palliativmedizinische Betreuung

3.3 Metabolische Myopathien

3.3.1 Definition

Durch genetische Veränderungen verursachte Stoffwechselstörungen der Muskulatur, die durch eine verminderte Energiebereitstellung oder Akkumulation von Stoffwechselprodukten entweder zu funktionellen Störungen oder zum Untergang von Muskelzellen führen.

3.3.2 Pathophysiologie/Ätiologie

Die Skelettmuskulatur bezieht ihre Energieversorgung im Wesentlichen aus den Substraten Glukose, bzw. Glykogen und freie Fettsäuren. Diese werden entweder anaerob oder aerob in der Atmungskette zu energiereichen Phosphaten umgewandelt. Dabei entscheidet die Dauer der Belastung über den Einsatz der entsprechenden *Stoffwechselwege:*

- Bei kurzzeitiger Belastung werden die vorhandenen ATP-Vorräte aufgebraucht.
- In den ersten Minuten wird Glukose anaerob verstoffwechselt.
- Anschließend kommt es zum Abbau von Glykogen und zur aeroben Verstoffwechslung in den Mitochodrien.
- Bei langandauernder Belastung steht die Verstoffwechslung von Fettsäuren über Azyl-CoA im Vordergrund.

Notwendig für eine normale metabolische Funktion sind deshalb intakte Systeme für:

- Glykogenstoffwechsel
  - An-/Aufbau von Glykogen
  - Glykolyse
- Fettstoffwechsel
  - ß-Oxidation
  - Einschleusung von Fettsäuren in die Mitochondrien. Während kurz- und mittelkettige Fettsäuren die Mitochondrienmembran passieren können, ist für langkettige Fettsäuren die Einschleusung über die Bildung von Azylcarnitinen und das System der Carnitin-Palmytoil-Transferase (CPT) notwendig.
- Mitochondrien
  - Atmungskette zur aeroben Umwandlung von Azyl-CoA in energiereiche Phosphate
  - Enzyme zur oxidativen Phosphorylierung

Die Symptome entstehen im Wesentlichen durch zwei verschiedene Mechanismen:

- *Fehlende Energiebereitstellung:* Dies kann entweder ausschließlich zur Beeinträchtigung des Funktionsstoffwechsels mit lediglich bei Belastung auftretenden Symptomen, oder aber zum Zusammenbruch des für die Zellerhaltung notwendigen Stoffwechsels mit der Folge struktureller Defekte führen.
- *Akkumulation von Substraten:* innerhalb der Muskelzelle mit einer hierdurch bedingten Zerstörung von Muskelzellen

In Abhängigkeit davon, ob es sich um Enzyme handelt, die spezifisch für die Skelettmuskulatur sind (oder muskelspezifische Isoformen) oder um generell vorhandene Enzyme, handelt es sich entweder um rein muskuläre Erkrankungen (z. B. McArdle-Syndrom) oder um Multisystemerkrankungen (z. B. mitochondriale Myopathien).

3.3.3 Epidemiologie

Es handelt sich insgesamt um sehr seltene Erkrankungen. Exakte Daten liegen nicht vor. Die Häufigkeit für mitochondriale Erkrankungen wird auf 12 : 100.000 geschätzt, für Glykogenosen auf 1–2 : 100.000.

3.3.4 Erbgänge

Die meisten Erkrankungen werden autosomal-rezessiv vererbt. Mitochondriale Erkrankungen können einem maternalen Erbgang entsprechen.

3.3.5 Klinische Symptome

Die Symptomatik unterscheidet sich je nachdem, ob die Beeinträchtigung des Funktionsstoffwechsels oder die des Strukturstoffwechsels im Vordergrund steht. Bei der ersten Gruppe kommt es zu belastungsabhängigen Myalgien, einer Belastungsintoleranz, Muskelkrämpfen sowie teilweise zur Rhabdomyolyse.

Erkrankungen mit Akkumulation von Substraten oder Störung des Strukturstoffwechsels führen hingegen zu Symptomen, die einer progressiven Muskeldystrophie ähneln.

Viele Stoffwechseldefekte führen zu Multisystemerkrankungen, wobei vor allem

- Leber,
- Herz,
- Gehirn sowie
- Blut

betroffen sein können. Als Faustregel gilt meist, dass bei Stoffwechselstörungen, die nicht rein muskelspezifische Enzyme betreffen, früh beginnende Formen oft einen höhergradigen Enzymdefekt aufweisen und mehrere Organsysteme betreffen, während leichtere Formen, die meist auch später manifest werden, oft rein muskuläre Symptome zeigen. In ▶ Tab. 3.3 sind die Charakteristika der wichtigsten metabolischen Myopathien zusammengefasst.

Die *Abhängigkeit von der Nahrungszufuhr* kann zusätzliche Hinweise geben:

- Verschlechterung nach vorheriger Zufuhr von Glukose ist typisch für den Phosphofruktokinasemangel (PFK), da hier der Enzymblock im Abbau von Glukose liegt
- Verbesserung nach Glukosezufuhr findet sich hingegen beim Phosphorylasemangel
- Auftreten nach Fastenperioden ist typisch für Störungen in der ß-Oxidation (z. B. Carnitin-Palmytoiltransferase-Mangel (CPT-Mangel), Mitochondriopathien
- Besserung bei Fortführen der Belastung (Second-Wind-Phänomen) ist typisch für den Phosphorylase-Mangel (McArdle) und den Phosphofructokinasemangel (Tarui)

Tab. 3.3: Synopsis metabolische Myopathien

	Belastungsintoleranz/Myalgie	Crampi	Rhabdomyolyse	Paresen	Atmung	PNP	ZNS	Herz	Andere Organe
Aldolase A	••• (Fieber)			••					hämolyt. Anämie
Triosephosphate isomerase (TIM)				•••	••••••	•	•••••	•••••	hämolyt. Anämie mit Krisen
Branching-Enzyme-Defizit	•••	–		•••	–		•	••	Hepatopathie
Debranching-Enzyme-Defizit	•••	•	•	•••	•••	•	•• infantil Anfälle bei Hypoglykämie	•	Hepatopathie
Lactatedehydrogenase A	••••••	••••••	••						
Infantiler Pompe				••••••	••••••	•	•	•••••	
Late-Onset-Pompe	•••	–		••••	••		–		
Phosphofructokinase-Mangel	••••••	••••	••••	•					hämolyt. Anämie

Tab. 3.3: Synopsis metabolische Myopathien – Fortsetzung

	Belastungs-intoleranz/Myalgie	Crampi	Rhabdo-myolyse	Paresen	Atmung	PNP	ZNS	Herz	Andere Organe
Lamp2 (Danon)	•			••• mild			•••	•••••	Hepatomegalie
Phosphorylase	•••••	•••••	•••••	••					
MCAD	•••	••	–			–	•••• metabol. Enzephalopathie	•	Hepatopathie, Hypoglykämie
LCAD								••••	Hypoglykämie
VLCAD	•••••	•••••	••••	•••			•••	•••••	Hepatopathie
LCHAD	•••	••	•••••	••••			••• metabol. Enzephalopathie	•••••	Hepatopathie, Retinitis pigmentosa
CPT-II	••••	•••	••••	•					

Hörnerv bei infantilem Pompe, Aneurysmen bei Late-Onset-Pompe
Häufigkeit: • = selten bis ••••• = sehr häufig

3.3.6 Differenzialdiagnosen

Bei metabolischen Myopathien mit dem Leitsymptom Belastungsintoleranz und eventuell Myoglobinurie müssen toxische (evtl. auch iatrogene) Myopathien sowie einige degenerative Myopathien ausgeschlossen werden.

Insbesondere bei späterem Beginn muss auch eine erworbene metabolische Myopathie ausgeschlossen werden (Hypothyreose, Vitamin-D-Mangel, Statin-induzierte Myopathie, anti-HMGCR-assoziierte nekrotisierende Myopathie).

Bei den Erkrankungen mit progredienter Strukturstörung entspricht die Differenzialdiagnose den Erkrankungen, die im Kapitel Gliedergürteldystrophien genannt werden.

> **Diagnostisches Vorgehen**
>
> Inzwischen wird häufig von Anfang an eine Hochdurchsatzgenetik angewandt. Zusätzlich macht es aber häufig Sinn, allgemeine Screening-Instrumene (organische Säuren, BGA, Lactat, Azylcarnithine) im Vorfeld einzusetzen. In Einzelfällen (z. B. M. Pompe) evtl. primäre gezielte Enzymatik (GAA).

3.3.7 Essenzielle Diagnostik

3.3.7.1 Genetische Diagnostik

Inzwischen sind mehr als 30 nukleäre Gene bekannt, welche mit einer metabolischen Myopathie in Zusammenhang stehen. Angesichts dieser Vielzahl verschiedener Gene und der inzwischen hohen Geschwindigkeit der genetischen Diagnostik bietet sich in erster Linie an, bei klinischem Verdacht bereits sehr früh eine Hochdurchsatzgenetik (Whole Exome Sequencing (WES), Whole Genome Sequencing (WGS)) durchzuführen.

Einzel-Genanalysen kommen nur noch in Betracht, wenn sich die in Betracht kommenden Gene aufgrund klinischer Kriterien im Vorfeld klar einengen lassen.

3.3.7.2 CK

Bei den meisten metabolischen Myopathien mit intermittierend, evtl. belastungsabhängig auftretender Symptomatik ist die CK im Intervall normal oder gering erhöht. Allerdings kann es im Zusammenhang mit Rhabdomyolysen zu einer exzessiven Erhöhung (bis zu mehreren hunderttausend U/l) kommen.

In der Gruppe mit chronisch destruierendem Verlauf hingegen ist die CK häufig durch den Zelluntergang dauerhaft erhöht.

3.3.7.3 Sonstige Laborbefunde

Hilfreich für die diagnostische Einordnung sind die Bestimmung von:

- Carnitin und Azylcarnitinen (bei ß-Oxidationsdefekten und systemischem Carnitinmangel)
- Laktat (bei Mitochondriopathien, wobei insbesondere die spät auftretenden Formen wie die progressive externe Ophthalmoplegie häufig normale Werte zeigen)
- Sie können insbesondere bei nicht eindeutigen Ergebnissen der molekulargenetischen Untersuchung als ergänzende Informationen verwendet werden. Unauffällige Befunde schließen allerdings eine metabolische Myopathie nicht aus.

3.3.8 Sonstige Diagnostik

3.3.8.1 Belastungstests

Belastungstests wie Ergometrie mit Bestimmung von Laktat spielen in der klinischen Routine keine wesentliche Rolle mehr. Sie können Zusatzinformationen liefern. Allerdings setzt dies ein sehr gut standardisiertes Vorgehen und die Anwendung korrekter Normwerte voraus. Insbesondere im Kindesalter kann häufig die notwendige Kooperation, die für einen aussagekräftigen Test notwendig ist, nicht erreicht werden. Bei klaren klinischen Symptomen, die ohnehin eine weiterführende Diagnostik notwendig machen, stellt sich somit oft die Frage, ob diese Tests wirklich diagnostisch weiterführend sind.

Der ischämische Arbeitsversuch mit seinen Risiken (Nekrose der Muskulatur mit Ausbildung eines Kompartmentsyndroms) ist entbehrlich.

3.3.8.2 Neurophysiologie

Die Untersuchung dient vor allem dem Nachweis einer mehrere Systeme betreffenden Schädigung wie z.B. bei Mitochondropathie. In Einzelfällen kann sie zur differenzialdiagnostischen Einordnung dienen.

Die Elektromyografie ist häufig bei Störungen mit nicht permanenter Symptomatik unauffällig oder zeigt nur geringe myopathische Veränderungen. Bei strukturellen Veränderungen zeigen sich myopathische Veränderungen. Pathologische Spontanaktivität findet sich bisweilen nach Rhabdomyolyse.

Die Neurografie dient dem Nachweis einer zusätzlichen Beteiligung des peripheren Nervensystems. Hierbei sollte auf jeden Fall sowohl der motorische als auch der sensible Nerv untersucht werden. Eine Neuropathie bei metabolischen Myopathien findet sich bei:

- Einigen Mitochondriopathien
- Multipler Acyl-CoA-Defizienz

3.3.8.3 Myosonografie

Bei den belastungsabhängigen Formen ist die Sonografie meist normal, nach Rhabdomyolyse kann sich eine (zum Teil passagere) Erhöhung der Echointensität zeigen. Bei den Formen mit progressiver Muskelschwäche findet sich ein Bild wie bei Muskeldystrophien mit meist proximal betonter vermehrter Echointensität.

Insbesondere im Kindesalter kann der sonografische Befund selbst bei ausgeprägter Muskelschwäche noch unauffällig sein (z. B. bei Morbus Pompe).

3.3.8.4 Muskelbiopsie

Inzwischen wird die Muskelbiopsie nur noch durchgeführt,

- Wenn trotz klarem klinischen Verdacht auf eine metabolische Myopathie keine genetische Ursache gefunden werden konnte
- Bei nicht eindeutigem genetischen Befund
- Bei Verdacht auf isoliert in Muskulatur fassbarer Veränderung im mitochondrialen Genom (z. B. progressive externe Ophthalmoplegie)

Die Auswahl der Muskelbiopsiestelle ist, sieht man von der Situation bei einigen mitochondrialen Myopathien (z. B. progressive externe Ophthalmoplegie) ab, unproblematisch, da die biochemischen Befunde in der gesamten Muskulatur ähnlich sind.Entscheidend ist allerdings, dass das Labor über die notwendigen Voraussetzungen für eine weiterführende biochemische und molekularbiologische Diagnostik (z. B. RNA-Sequencing, Proteom-Analyse) verfügt. Eine reine H&E-Pathologie bei diesen Fragestellungen entspricht keinesfalls dem Stand der Kunst.

3.3.9 Verlauf

Bei zahlreichen Erkrankungen existieren je nach Lebensalter bei Beginn unterschiedliche Verlaufsformen. Bei einem Teil dieser Erkrankungen dominieren in der Kindheit Belastungsintoleranz und Myalgien, während bei späterem Beginn und auch im späteren Verlauf der Erkrankungen die Muskelschwäche im Vordergrund steht.

3.3.10 Therapie

3.3.10.1 Kausal orientierte Therapie

Für einige wenige metabolische Erkrankungen sind pathophysiologisch begründbare Therapien vorhanden, die die Symptome oder den Verlauf beeinflussen können:

- M. Pompe (Enzymersatztherapie)
- Carnitinmangel (Substitution)
- Tyrosinkinase2-Defizienz (Nukleosid-Analoga)
- Beta-Oxidation (Diät)
- M. Ardle (Saccharose vor Belastung, Low-Carbohydrate-Ketogenic-Diet)
- CPT-Mangel (Meiden von Fastenperioden)

3.3.10.2 Symptomatische Therapie

Akute Myalgien:
CK < 20.000 U/l: Analgetika, engmaschinge VK
CK > 20.000 U/l: Im Falle einer *Rhabdomyolyse* muss eine intensivmedizinische Überwachung mit forcierter Diurese durchgeführt werden.

Bei LPIN1-Mangel kann eine Steroidgabe unmittelbar nach Beginn der Symptomatik möglicherweise hilfreich sein. Entscheidend ist allerdings der rasche Beginnn der forcierten Diurese sowie die intensivmedizinische Therapie der Elektrolytentgleisungen. Bei umfangreichen Kompartmentsyndromen kann eine Spaltung notwendig werden.

3.3.11 M. Pompe

3.3.11.1 Definition

Der Morbus Pompe (alpha-Glukosidase-Mangel) ist eine angeborene, autosomal-rezessiv vererbte lysosomale Speichererkrankung mit gestörtem Abbau des Glykogens. Die übermäßige Speicherung des Glykogens führt zu Funktionsstörungen insbesondere in der Muskulatur, im Herzen und in der Leber.

3.3.11.2 Synonmye

Saurer Maltase-Mangel, Glykogenose Typ II, IOPD (Infantile Onset Pompe Disease), LOPD (Late Onset Pompe Disease)

3.3.11.3 Pathophysiologie

Bedingt durch das Fehlen des Enzyms saure Maltase (Syn. Acid-alpha-1–4-Glucosidase, GAA) kommt es zur Akkumulation von Glykogen in Lysosomen und schließlich zur Ruptur von Lysosomen und zur Speicherung von Glykogen im Cytosol. Enzyme, die in den Lysosomen enthalten sind, führen letztendlich zur Destruktion des Muskels. Eine Störung der Autophagie spielt mit eine Rolle.

3.3.11.4 Epidemiologie

Die geschätzte Häufigkeit liegt bei 1 : 40.000. Die infantile Form ist deutlich seltener als die späte Manifestation.

3.3.11.5 Genetik-Erbgänge

Autosomal-rezessiv.

3.3.11.6 Klinische Symptome

In Abhängigkeit vom Manifestationsalter wird eine »klassische« infantile von einer »*Late-Onset*«-Form mit einer Manifestation in der frühen Kindheit, im Jugendalter oder als Erwachsener unterschieden.

Leitsymptome der infantilen Form sind die Kombination von:

- Ausgeprägtem *Floppy-Infant*-Syndrom
- Generalisierten Paresen
- Hypertropher Kardiomyopathie
- Hepatopathie

Bereits früh kommt es zur respiratorischen Insuffizienz. Häufig findet sich eine Makroglossie. Insbesondere bei den Patienten, die dank Enzymersatztherapie überleben, werden langfristig auch zentralnervöse Symptome wie Hypakusis, verzögerte Sprachentwicklung deutlich.

Das Spektrum der »*Late-Onset*«-*Form* ist deutlich variabler. Hier ist das häufigste Leitsymptom eine Schwäche der Gliedergürtelmuskulatur. Myalgien sind häufig. Ebenso kommt es häufig zur respiratorischen Insuffizienz, welche bisweilen dem Verlust der Gehfähigkeit um Jahre vorausgehen kann. In Einzelfällen ist ein Rigid-Spine-Syndrom im Vordergrund. Eine Kardiomyopathie und Hepatopathie gehören nicht zum Bild dieser späteren Verlaufsform.

3.3.11.7 Differenzialdiagnosen

Hauptdifferenzialdiagnose bei Vorliegen eines Floppy-Infant-Syndroms kombiniert mit einer hypertrophen Kardiomyopathie sind mitochondriale Erkrankungen.

Hauptdifferenzialdiagnose späterer Verlaufsformen sind sämtliche Formen der Gliedergürteldystrophie. Eine frühe respiratorische Insuffizienz sollte an die Möglichkeit einer

- Myasthenie,
- Gliedergürteldystrophie 2I sowie
- Rigid-Spine-Syndrom bei Multi Minicore Disease

denken lassen.

> **Diagnostisches Vorgehen**
>
> Bei klinischem Verdacht empfiehlt sich als Screening-Test die Bestimmung der Enzymaktivität im *Dry-Blood*-Test, welcher mit der Filterkarte verschickt werden kann. Ein pathologisches Ergebnis muss dann mit einem zweiten Bestätigungstest (Enzymaktivität in einem anderen Gewebe und/oder molekulargenetische Untersuchung) untermauert werden.

3.3.11.8 Essenzielle Untersuchungen

Messung der Enzymaktivität
Entscheidender Test ist der Nachweis einer reduzierten Aktivität der GAA (= saure Maltase). Dies kann erfolgen über:

- Filterkarte (*Dry-Blood-Spot*-Test): überwiegend als Screening geeignet
- Leukozyten
- Muskelbiopsie
- Fibroblastenkultur

Die Enzymaktivität in der Fibroblastenkultur lässt in gewissem Rahmen prognostische Aussagen zu. Enzymaktivität unter 1% entspricht meist schweren infantilen Formen. Genetisch finden sich je nach ethnischer Gruppe und Schweregrad unterschiedliche Mutationen.

Genetische Diagnostik
Die *Splice-Site*-Mutation (IVS1–13T->G, c.–32–13T>G) kommt bei Manifestation der Erkrankung im Kindesalter selten vor. Sie findet sich aber bei über 90% der Patienten mit spät beginnenden Formen in der Regel Compound heterozygot mit einer anderen zweiten Mutation.

Eine Deletion von Exon 18 homozygot oder in Verbindung mit einer 2. schwerwiegenden Mutation entspricht meist schweren infantilen Formen.

Daneben gibt es eine Vielzahl anderer Mutationen, welche unter www.pompecenter.nl gelistet sind.

Bei einem Großteil der Patienten lässt sich die Diagnose molekulargenetisch sichern. Informationen über die kausalen Mutationen finden sich unter https://www.pompevariantdatabase.nl/

3.3.11.9 Sonstige Untersuchungen

CK
Insbesondere bei der infantilen Form deutlich erhöht. Eine »*Late-Onset*«-Form ist allerdings auch bei normaler CK möglich. Die Höhe der CK lässt allerdings keinen klaren Schluss auf den klinischen Verlauf zu.

Sonstige Laborbefunde
Bei der infantilen Form sind die Transaminasen bedingt durch die zusätzliche bestehende Hepatopathie über das Maß, das ohnehin im Rahmen der CK-Erhöhung gefunden wird, hinaus erhöht. Bei der »*Late-Onset*«- Form hingegen stammen die Transaminasen im Wesentlichen aus dem Muskel selbst.

Die Bestimmung von Uringlukose-Tetrasaccharid (Hex4) im Urin kann möglicherweise als Verlaufsparameter verwendet werden.

Neurophysiologie
Elektromyografisch zeigt sich in der Regel ein Myopathiemuster, selten allerdings auch ein neurogenes Muster oder ein Mischmuster. Relativ häufig findet sich pathologische Spontanaktivität in Form myotoner oder hochfrequent bizzarer Entladungen.

Myosonografie
Typischer Befund in der Myosonografie ist eine Vermehrung der Echointensität am Oberschenkel mit relativer Aussparung des rectus femoris. Allerdings kann die Myosonografie, insbesondere bei der klassischen infantilen Form, über lange Zeit unauffällig sein.

Muskelbiopsie
Bei der infantilen Form findet sich eine massiv ausgeprägte vakuoläre Myopathie mit einer Akkumulation von Glykogen. Ultrastrukturell lässt sich freies, nicht lysosomal gebundenes Glykogen nachweisen.

Bei der »*Late-Onset*«-Form gibt es ein sehr breites Spektrum:

- Normale Biopsien
- Biopsie mit unspezifischen Zeichen einer degenerativen Myopathie
- Typische Befunde mit glykogengefüllten Vakuolen

Eine nach licht- und elektronenmikroskopischen Kriterien unauffällige Biopsie schließt einen M. Pompe deshalb nicht aus. In jedem Fall ist eine pathobiochemische Untersuchung notwendig (oder der Nachweis/Ausschluss in einem anderen Gewebe).

3.3.11.10 Verlauf

Atmung

Bei der klassisch infantilen Form kommt es regelhaft zur respiratorischen Insuffizienz.

Bei der »*Late-Onset*«-Form kann die respiratorische Insuffizienz massiven Lähmungen der Skelettmuskulatur vorausgehen.

Deshalb ist es unbedingt notwendig, regelmäßig Kontrollen der Atemfunktion (idealerweise im Sitzen und im Liegen zum Nachweis einer Zwerchfellschwäche) durchzuführen.

Herz/Kreislauf

Bei der infantilen Form kommt es regelhaft zu einer hypertrophen Kardiomyopathie. Diese fehlt bei der »*Late-Onset*«-Form.

Allerdings findet sich evtl. häufiger als normal ein WPW-Syndrom. Bei respiratorischer Insuffizienz kann es zur Rechtsherzbelastung mit pulmonalem Hypertonus kommen.

Skelettsystem

Bei frühem Beginn kommt es sehr häufig zur Ausbildung einer Skoliose. Bei noch gehfähigen Patienten besteht leider bei Durchführung einer operativen Stabilisierung der Wirbelsäule ein hohes Risiko, die Gehfähigkeit zu verlieren (durch den Verlust von Pendelbewegungen des Rumpfes beim Gehen).

Seltener findet sich ein *Rigid-Spine*-Syndrom oder die Ausbildung einer Klumpfußdeformität.

Kognition

Ein Teil der Kinder mit infantiler Pompe-Erkrankung weist eine verzögerte Sprachentwicklung auf (wobei hier auch die oft begleitende Hörstörung mit eine Rolle spielt). Nachdem die Enzymersatztherapie das ZNS nicht erreicht, entwickelt ein Teil der Patienten eine Leukodystrophie mit kognitiven Einbußen.

Gehör

Patienten mit infantilem Beginn können eine Schwerhörigkeit entwickeln.

Anästhesie

Insbesondere bei Gabe von Succinylcholin muss mit der Möglichkeit von

- Herzrhythmusstörungen,
- Hyperkaliämie sowie
- Rhabdomyolyse

gerechnet werden.

Allgemein besteht das Risiko, dass eine vorbestehende respiratorische Insuffizienz Probleme bereiten kann.

Regelmäßige Kontrollen
Bei der infantilen Form müssen regelmäßig

- kardiologische Kontrollen (inkl. EKG, Echokardiografie),
- respiratorische Überwachung (klinisch, Blutgase, Pulsoxymetrie),
- Überprüfung der Ernährungssituation,
- Hörtest sowie
- orthopädische Kontrollen (Skoliose, Kontrakturen)

durchgeführt werden.
Bei der »*Late-Onset*«-Form müssen regelmäßige

- neurologische Kontrollen
- Lungenfunktionsprüfung (evtl. inkl. Nächtlicher Polysomnografie/Pulsoxymetrie) sowie
- orthopödische Kontrollen

durchgeführt werden.

3.3.11.11 Therapie

Medikamentöse Maßnahmen
Es besteht die Möglichkeit zur Enzymersatztherapie (ERT) durch Alglucosidase alfa (Myozyme®), Avalglucosidase (Nexviadyme®). Üblicherweise werden 20 mg/kg/2 Wochen gegeben. Bei sehr schweren infantilen Formen sollte in Kooperation mit einem Behandlungszentrum entschieden werden, ob eine Steigerung der Dosis versucht werden sollte.
Bei Patienten mit infantilem M. Pompe (insbesondere bei CRIM-negativen Patienten) wird vor Beginn der Enzymersatztherapie eine Vorbehandlung mit einer Immunmodulation (Rituximab + Methotrexat) vorgeschlagen, um die Antikörperbildung gegen das Enzym möglichst zu verhindern.
Der Effekt der Therapie kann erst nach längerer Zeit (Monate bis ca. 2 Jahre) definitiv beurteilt werden. Bis heute gibt es leider noch keine allgemein akzeptierten Kriterien, wie bei Patienten, die nicht auf die ERT ansprechen, verfahren werden sollte.

Symptomatische Therapie
Häufig besteht die Indikation zur nicht invasiven, evtl. auch invasiven Beatmung. Bei schweren Schluckstörungen/Gedeihstörungen ist die Anlage einer PEG zu erwägen. Katabole Phasen sollten auf jeden Fall vermieden werden, da sie zu einer Verschlechterung der Erkrankung führen können.
Unklar ist, ob eine proteinreiche Ernährung zusätzlich einen positiven Effekt zeigt. Krankengymnastik ist auf jeden Fall sinnvoll, da Inaktivität zu einer zusätzlichen Verschlechterung der Erkrankung führt.

3.3.11.12 Webseiten

Selbsthilfegruppe Glykogenose e. V. (www.glykogenose.de)
Association for Glycogen Storage Disease (www.agsdus.org/)
POMPE Center (www.pompecenter.nl)

3.3.12 McArdle-Erkrankung

3.3.12.1 Definition

Die McArdle-Erkrankung (Myophosphorylase-Mangel) ist eine genetische Erkrankung im Glykogenabbau, die zu Störungen der Energiebereitstellung in der Muskulatur bei körperlichen Belastungen führt.

3.3.12.2 Synonyme

Myopathie mit Myophosphorylase-Mangel, Glykogenose Typ V, GSD5.

3.3.12.3 Pathophysiologie

Bedingt durch einen Defekt in der Phosphorylase kommt es zu einer reduzierten Glykogenolyse und damit zu Problemen in der Bereitstellung von Glukose. Hieraus resultiert letztendlich ein Mangel an energiereichen Phosphaten.

3.3.12.4 Erbgang-Genetik

Autosomal-rezessiv.

3.3.12.5 Epidemiologie

Selten. Präzise Angaben fehlen. Geschätzt wird um 1 : 100.000 über alle Altersklassen.

3.3.12.6 Klinische Symptome

Leitsymptom sind belastungsinduzierte Muskelschmerzen sowie Muskelkrämpfe. Rezidivierend kann es in der Hälfte der Patienten zur Rhabdomyolyse kommen. Typisch, wenn auch nicht obligat ist ein »*Second Wind*«-Phänomen, also die vorübergehende Besserung der Symptomatik bei fortgeführter Belastung durch die Umschaltung des Stoffwechsels auf die ß-Oxidation als Hauptenergiequelle.

Langfristig kommt es bei einem Teil der Patienten (10–30%) im Erwachsenenalter zu einer milden, dauerhaften Muskelschwäche. Bei knapp einem Viertel der Patienten kann eine Hypertrophie der Muskulatur beobachtet werden.

3.3.12.7 Differenzialdiagnosen

Bei Leitsymptom belastungsabhängige Myalgien müssen andere metabolische Myopathien (ß-Oxidationsdefekte, Mitochondriopathien, AMP-Deaminase-Mangel, andere Glykogenosen) ebenso bedacht werden wie Muskeldystrophien (v. a. BMD, Dysferlinopathie).

> **Diagnostisches Vorgehen**
>
> Molekulargenetik (Nachweis der in Deutschland häufigen »Common«-Mutation (p.Arg50Ter), wenn diese nicht homozygot nachgewiesen werden kann, dann Komplett-Sequenzierung des *PYGM*-Gens).
> Wenn nicht möglich, Muskelbiopsie mit enzymhistochemischem/pathobiochemischem Nachweis eines Phosphorylase-Mangels.

3.3.12.8 Essenzielle Untersuchungen

Genetische Diagnostik
Es sind derzeit etwa 200 verschiedene Mutationen (fast alle Mutationstypen) beschrieben, wobei in Deutschland eine Stoppmutation im Exon 1 (p.Arg50Ter) mit etwa 70 % am häufigsten ist.

Muskelbiopsie
Es finden sich subsarkolemmale Vakuolen mit einer Akkumulation von Glykogen. Das Fehlen der Muskel-Phosphoralyse lässt sich enzymhistochemisch darstellen. Wird bei der Fragestellung »belastungsabhängige Mylagien« eine Muskelbiopsie entnommen, sollte diese enzymhistochemische Reaktion auf jeden Fall durchgeführt werden.

3.3.12.9 Sonstige Untersuchungen

CK
Die Werte in Ruhe sind meist mäßig bis deutlich erhöht. Bei Belastung zum Teil erheblicher Anstieg (bis in den 5-stelligen Bereich). Im Rahmen von Rhabdomyolysen kann es zu einer massiven CK-Erhöhung kommen.

Sonstige Laborbefunde
Bei Belastung ist im Rahmen einer Rhabdomyolyse eine Hyperkaliämie möglich.

Neurophysiologie
Häufig findet sich ein myopathisches EMG. Ein normales EMG schließt die Diagnose allerdings keinesfalls aus. Die Elektromyografie hat keinen wesentlichen Stellenwert.

Myosonografie
In der Regel ist der Muskel sonografisch strukturell unauffällig.

3.3.12.10 Verlauf

Atmung/Herz
Keine wesentlichen Probleme bezüglich Atmung und Herz. Lediglich bei sehr früh beginnenden, schweren Formen kann sehr selten eine respiratorische Insuffizienz auftreten.

Anästhesie
Möglicherweise besteht bei einem Teil der Patienten eine Anlage zur malignen Hyperthermie. Deshalb sollten Narkosen wie bei anderen Muskelerkrankungen Trigger-frei durchgeführt werden.

Regelmäßige Kontrollen
Spezifische Kontrollen sind, abgesehen von sehr schweren Formen, nicht notwendig. Beim Auftreten einer Rhabdomyolyse ist allerdings eine stationäre Aufnahme zur Überwachung der Nierenfunktion sowie wegen der Gefahr einer Hyperkaliämie notwendig.

3.3.12.11 Therapie

Medikamentöse Maßnahmen
Es kann versucht werden, die Belastungsintoleranz durch folgende diätetische Maßnahmen zu verbessern:

- Proteinreiche Diät
- Ketogene Diät
- Unmittelbar vor einer kurzdauernden körperlichen Belastung kann Glukose zugeführt werden, um so Energie unter Umgehung des gestörten Glykogenabbaus bereitzustellen.

Symptomatische Therapie
Bei Rhabdomyolysen muss die übliche intensivmedizinische Therapie durchgeführt werden.

3.3.12.12 Prognose

Im späteren Erwachsenenalter kommt es bei einem Teil der Patienten zu einer bleibenden Muskelschwäche. Die Prognose quoad vitam ist gut.

3.3.12.13 Webseiten

Selbsthilfegruppe Glykogenosen Deutschland e. V. (www.glykogenose.de)
Association for Glycogen Storage Disease (www.agsdus.org)

3.3.13 Carnitin-Palmytoyl-Transferase-Mangel (CPT-II)

3.3.13.1 Definition

Metabolische Myopathie, die durch eine fehlerhafte Regulierung des Enzyms CPT zur verminderten Einschleusung von langkettigen Fettsäuren in die Mitochondrien führt.

3.3.13.2 Pathophysiologie/Ätiologie

Das Enzym ist für die Einschleusung langkettiger Fettsäuren in die Mitochondrien notwendig. Demzufolge können langkettige Fettsäuren bei dieser Störung nicht verstoffwechselt werden.

3.3.13.3 Epidemiologie

Insgesamt sehr selten. Genaue Daten liegen nicht vor.

3.3.13.4 Genetik-Erbgänge

Autosomal-rezessiv.

3.3.13.5 Klinische Symptome

Die Erkrankung kommt je nach Lebensalter in unterschiedlichen Formen vor. Im Säuglingsalter handelt es sich um eine schwere Multisystemerkrankung mit dem Leitsymptom Leberversagen plus Kardiomyopathie und nicht-ketotische Hypoglykämie. Deutlich häufiger ist allerdings die spätere ausschließlich muskuläre Form, welche ab der Pubertät auftreten kann.
   Leitsymptome sind:

- Belastungsabhängige Myalgien ohne Muskelkrämpfe
- Vorübergehende Paresen
- Rhabdomyolyse, möglicherweise mit konsekutivem Nierenversagen

Die Symptome können getriggert werden durch Infekte, Kälte, Nahrungskarenz und längere körperliche Belastung.

3.3.13.6 Differenzialdiagnosen

In erster Linie müssen andere metabolische Myopathien sowie die im Kapitel Rhabdomyolyse genannten Ursachen ausgeschlossen werden.

> **Diagnostisches Vorgehen**
>
> In vielen Fällen kann der Verdacht durch den Nachweis eines C16-Peak in der Tandem-Massen-Spektrometrie erhärtet werden. Die Diagnose wird entweder durch eine direkte enzymatische Bestimmung in Fibroblasten, Muskel oder Leukozyten gestellt. Alternativ kommt der primär genetische Nachweis der häufigen Punktmutation (p.Ser113Leu) im *CPT2*-Gen infrage.

3.3.13.7 Essenzielle Untersuchungen

Genetische Diagnostik
In 80% der Fälle findet sich die S113 L (p.Ser113Leu)-Punktmutation im *CPT2*-Gen.

Tandem-Massen-Spektrometrie
Es findet sich eine Erhöhung der C12- bis C18-Acylcarnitine, besonders von Hexadecanoyl-L-carnitin (C16) and Octadecenoyl-L-carnitin (C18:1). Als Screening-Test kann die Untersuchung aus der Filterkarte erfolgen, allerdings muss gegebenenfalls wegen häufiger falsch negativer Befunde noch Plasma untersucht werden.

3.3.13.8 Sonstige Untersuchungen

CK
Im beschwerdefreien Intervall ist die CK normal. Nach einer Fastenperiode kann es zu einem Anstieg der CK kommen. Im Rahmen von Rhabdomyolysen ist ein massiver Anstieg möglich.

Sonstige Laborbefunde
Es finden sich vermehrt langkettige Acylcarnitine in der Tandem-Massenspektroskopie.

Neurophysiologie/Sonografie
Dienen allenfalls der Differenzialdiagnose, tragen ansonsten jedoch nicht zur Diagnose bei.

Muskelbiopsie
Die Muskelbiopsie ist häufig unspezifisch. Insbesondere finden sich keine vermehrten Ablagerungen von Fetttröpfchen. Wesentlich ist die pathobiochemische Untersuchung.

3.3.13.9 Therapie

Medikamentöse Maßnahmen
Wesentlich ist das Vermeiden von Fastenperioden sowie eine Diät, welche langkettige Fettsäuren, die das Enzym benötigen, durch mittelkettige Fettsäuren ersetzt. Möglicherweise kann durch Bezafibrat bei leichteren Fällen ebenfalls eine Symptombesserung erreicht werden.

Symptomatische Therapie
Im Falle einer Rhabdomyolyse müssen die entsprechenden intensivmedizinischen Maßnahmen umgehend ergriffen werden.

Besonderheiten in Beratung
Die Patienten müssen darauf hingewiesen werden, dass Fastenperioden und langdauernde körperliche Anstrengung vermieden werden sollten.

3.3.13.10 Prognose

Bei der rein muskulären Form in der Regel gut. Deutlich problematischer hingegen ist die infantile Form, bei welcher akute Todesfälle möglich sind.

3.3.14 Mitochondriopathien

3.3.14.1 Definition

Mitochondriopathien sind genetische Erkrankungen mit Defekten der Mitochondrien. Funktionsstörungen der Mitochondrien zeigen sich multisystemisch insbesondere in Zellen, die einen hohen Energiebedarf haben (u. a. Muskel und ZNS).

3.3.14.2 Pathophysiologie

Mitochondrien sind für die oxidative Phosphorylierung verantwortlich. Störungen im Bereich der Atmungskettenenzyme (sogenannte Oxphos-Defekte) führen zu einer unzureichenden Versorgung des Gewebes mit energiereichen Phosphaten und damit zum Zusammenbruch des Funktions- und Strukturstoffwechsels. Additive Faktoren wie Infekte, Stress können durch den in dieser Situation vermehrten Energiebedarf dazu führen, dass es zur Dekompensation kommt.

Nachdem das mitochondriale Genom aufgrund seiner einfacheren Struktur bereits sehr früh bekannt war, richtete sich das Augenmerk der Forschung anfangs komplett hierauf. Inzwischen ist allerdings bekannt, dass nukleär vererbte Störungen zahlenmäßig deutlich bedeutender als mitochondrial kodierte Erkrankungen sind.

Mitochondrien besitzen eine eigene DNA, welche für 13 mitochondriale Proteine, 2 ribosomale RNAs und 22 Transfer-RNAs kodiert. Nukleär werden die übrigen mitochondrialen Proteine sowie Proteine für Replikation, Transkription, Translation, Assemblierung und Reparatur kodiert. Insgesamt sind mehr als 1.000 Gene bekannt, die für die Funktion der Mitochondrien eine Rolle spielen.

Die bisher bekannten zugrunde liegenden Defekte betreffen somit:

- Proteine der Atmungskette
- Assemblierung von Proteinen, Transport von Strukturproteinen
- Erhalt von Proteinen/Entfernung defekter Proteine
- Gehalt an mitochondrialer DNA (Depletions-Syndrome)
- Synthese von Kofaktoren (z. B. Coenzym-Q10-Mangel) und andere Funktionen

3.3.14.3 Epidemiologie

Exakte Daten, insbesondere kindlicher Manifestationen, liegen nicht vor. Nachdem insbesondere bei mitochondrial vererbten Erkrankungen der Anteil pathologischer Mitochondrien entscheidend für die Ausprägung des Schweregrads ist, existiert eine hohe Dunkelziffer nicht diagnostizierter Erkrankungen. Die bisher vorhandenen Zahlen gehen von einer Inzidenz von 1 : 11.000 bei Kindern unter 16 Jahren aus.

3.3.14.4 Genetik-Erbgänge

Es kommen alle Formen von Erbgängen vor. Bei der Mehrzahl der Patienten ist davon auszugehen, dass nukleär kodierte Gene verantwortlich sind, bei einem Teil der Patienten handelt es sich um eine Schädigung im mitochondrialen Genom. Hierbei entstehen große Deletionen häufig spontan, während Punktmutation und Duplikation meist einem maternalen Erbgang entsprechen.

3.3.14.5 Klinische Symptome

Mitochondriopathien sind grundsätzlich Multisystemerkrankungen, bei denen die Muskulatur als stoffwechselintensives Gewebe mehr oder minder deutlich mit involviert ist.Das neuromuskuläre System betreffend stehen im Vordergrund:

- Belastungsintoleranz
- Myalgien
- Permanente Paresen (initial vor allem der äußeren Augenmuskeln und der Lidheber, später auch der übrigen Muskulatur)
- Bei einem Teil der Erkrankungen Polyneuropathie

Daneben finden sich häufig Hinweise auf eine zentralnervöse Störung (Ataxie, Extrapyramidal-motorische Symptome, Hörstörung, Retinitis pigmentosa), endokrine Probleme (Diabetes, Minderwuchs) sowie häufig eine Kardiomyopathie.

Bei einem Teil der Patienten findet sich eine typische Kombination von Symptomen, die dann zu klinischen Syndromen, welche meist mit einem Akronym bezeichnet werden, zusammengefasst werden. Bei diesen Syndromen kann zum Teil direkt versucht werden, eine molekulargenetische Diagnostik herbeizuführen. Allerdings lässt sich hierdurch nur ein kleiner Teil der mitochondrialen Erkrankungen adäquat beschreiben. Bekannte Syndrome sind:

- Progressive externe Ophthalmoplegie (PEO) mit den Leitsymptomen Ptose und externe Ophthalmoplegie, welche in der Regel erst in einem späteren Lebensalter (Adoleszenz und Erwachsenenalter) auftritt.
- Kearn-Sayre-Syndrom (KSS), bei welchem neben den Symptomen einer PEO noch eine Ataxie, kardiale Reizleitungsstörung und eine Retinitis pigmentosa auftreten.
- Myoklonus Epilepsie mit Ragged Red Fibers (MERRF): Bei dieser Erkrankung stehen die Myoklonien und die epileptischen Anfälle im Vordergrund, die muskulären Symptome (Muskelschwäche oder Belastungsintoleranz) sind hingegen nur zweitrangig. Allerdings zeigen sich hier in der Muskelbiopsie die typischen Veränderungen mit Ragged Red Fibers.
- Neuropathie-Ataxie-Retinitis Pigmentosa (NARP): Hier stehen die Symptome einer sensiblen Neuropathie mit Parästhesien kombiniert mit einer Ataxie und einer Nachtblindheit durch die Retinitis pigmentosa im Vordergrund. Die Erkrankung beginnt in der frühen Kindheit.
- Leigh-Syndrom: Bedingt durch die Affektion der Basalganglien und des Hirnstamms stehen Okulomotorik-Störungen, Störungen des Atemantriebs, Ataxie und Schluckstörung im Vordergrund. Zusätzlich kommt es zu einem progredienten kognitiven Abbau.
- Myo-Neuro-Gastro-Intestinale Enzephalopathie (MNGIE)

3.3.14.6 Syndrome

- PEO:
  - Adoleszenz/Erwachsenenalter, chronisch progredient
- KSS:
  - Kindheit
  - Chronisch progredient
- MERRF:
  - Kindheit
  - Chronisch progredient
- NARP:
  - Frühe Kindheit
  - Chronisch progredient
- MELAS:
  - Kindheit bis frühes Erwachsenenalter, schubförmig

- Leigh-Syndrom:
  - Frühe Kindheit
  - Schubförmig progredient/Verschlechterung bei Infekten

3.3.14.7 Differenzialdiagnosen

Stehen belastungsabhängige Myalgien/Belastungsintoleranz im Vordergrund, müssen

- Andere metabolische Myopathien sowie
- Entzündliche Myopathien

mit überlegt werden.
Steht die Ptose mit externer Opthalmoplegie im Vordergrund, müssen

- Myasthenie/kong. myasthene Syndrome/Botulismus,
- Kongenitale Myopathien (z. B. zentronukleäre Myopathie)

bedacht werden.
Steht die Kombination aus Myopathie und Kardiomyopathie im Vordergrund, müssen

- andere metabolische Myopathien (z. B. Morbus Pompe, Beta-Oxidationdefekte),
- Muskeldystrophien (z. B. Dystrophinopathie, Emery-Dreifuss)

überlegt werden.

> **Diagnostisches Vorgehen**
>
> Wesentlicher erster Schritt ist die klinische Verdachtsdiagnose. Hinweise auf mitochondriale Erkrankungen sind Multisystembeteiligung, Verschlechterung bei Infekten oder in katabolen Situationen, Belastungsintoleranz.
> In der Mehrzahl der Fälle erfolgt die Diagnose inzwischen über eine Hochdurchsatzgenetik. Die Muskelbiopsie spielt hingegen eine nachgeordnete Rolle. Sie kommt in Betracht, wenn die molekulargenetische Untersuchung nicht eindeutig oder trotz dringendem Verdacht unauffällig ist.
> Hierbei sollte allerdings sichergestellt sein, dass eine pathobiochemische Untersuchung der Atmungskette (wenn möglich auch an vitalen Mitochondrien) erfolgen kann. Deshalb unbedingt vorher Diskussion mit einem Muskelzentrum, wie dies am besten bewerkstelligt werden kann.

3.3.14.8 Essenzielle Untersuchungen

Genetische Diagnostik
Ein Großteil der mitochondrialen Erkrankungen wird angesichts der riesigen Anzahl in Betracht kommender Gene (> 1.500 nukleär und 13 mitochondrial kodierte Gene) heute durch eine Hochdurchsatzgenetik (WES/WGS) erfasst. Es sollte allerdings sichergestellt sein, dass das genetische Labor in der Lage ist, auch mitochondriale DNA anzureichern und zu analysieren. Mit Hilfe der Molekulargenetik können bis zu 80% der Patienten mit Verdacht auf eine mitochondriale Erkrankung diagnostiziert werden.

Allerdings muss im Einzelfall immer kritisch überlegt werden, ob der klinische Phänotyp tatsächlich zum molekulargenetischen Befund passt.

Mitochondriale Erkrankungen können in verschiedenen Geweben einen unterschiedlichen Anteil mutierter Mitochondrien aufweisen (Heteroplasmie) und damit dem Nachweis in einer Blutprobe entgehen. Es kann dann sinnvoll sein, andere Zellen zu untersuchen (z. B. Haarfollikel, Nierenepithel in Urin, Muskelgewebe). Hier ist auf jeden Fall die Rücksprache mit einem Expertenzentrum sinnvoll, um die Möglichkeiten und Limitierungen der einzelnen Untersuchungen in Erfahrung zu bringen.

Muskelbiopsie
Die morphologische Untersuchung der Muskelbiopsie spielt bei den früh beginnenden mitochondrialen Erkrankungen eine untergeordnete Rolle. Hier dient die Muskelbiopsie in erster Linie der Ausschlussdiagnostik anderer Erkrankungen und der Gewinnung von Material für molekulare Diagnostik. Im ersten Lebensjahr können morphologische Hinweise auf eine mitochondriale Dysfunktion komplett fehlen.

Morphologische Befunde
In der Trichrom-Färbung finden sich bei einem Teil der Patienten die so genannten *Ragged Red* Fibers. Allerdings sind diese beim Kind deutlich seltener als bei erwachsenen Patienten mit mitochondrialen Erkrankungen. Die Pathologie der Mitochondrien lässt sich lichtmikroskopisch in den oxidativen Enzymen durch eine Akkumulation von Enzymaktivität darstellen (NADH-Reduktase-Reaktion, Succinatdehydrogenase-Reaktion). Durch eine gleichzeitige Färbung der Cytochrom-C-Oxidase und der Sukzinatdehydrogenase lassen sich COX-Einzelfaserdefekte gut nachweisen.

Ultrastrukturell kommen Veränderungen der Mitochondrien (Vergößerung, abnorme Struktur, parakristalline Einschlüsse) zur Darstellung.

Pathobiochemie
Zwingend notwendig ist auf jeden Fall die *pathobiochemische Untersuchung der Atmungsketten-Enzyme*. Dies setzt voraus, dass das Gewebe möglichst unmittelbar nach der Entnahme bei −80° gefroren wird. Soll zusätzlich eine Untersuchung an vitalen Mitochondrien durchgeführt werden, muss das Gewebe innerhalb weniger Stunden in einem passenden Puffermedium in das entsprechende Labor gebracht

werden. Es empfiehlt sich, vor der Durchführung der Muskelbiopsie mit dem verarbeitenden Labor Kontakt aufzunehmen.

Eine verminderte Enzymaktivität der Atmungskettenenzyme kommt allerdings auch als sekundäres Phänomen bei metabolischen und degenerativen Erkrankungen vor.

Die pränatale Diagnostik ist relativ gut möglich bei nukleär kodierten Erkrankungen. Liegt hingegen eine Mutation im mitochondrialen Genom vor, kann aufgrund der Heteroplasmie bei Untersuchung einer mütterlichen Blutprobe nur sehr schwer abgeschätzt werden, wie hoch das Risiko für das ungeborene Kind ist. Aus dem gleichen Grund ist die Chorionzottenbiopsie nur eingeschränkt verwertbar. Deshalb sollte vor einer Pränataldiagnostik eine humangenetische Beratung unbedingt durchgeführt werden.

3.3.14.9 Sonstige Untersuchungen

Laktat
Eine Laktaterhöhung kann Hinweis auf eine mitochondriale Erkrankung sein. Allerdings ist die Laktaterhöhung weder sehr sensitiv noch spezifisch. Insbesondere bei den im späteren Lebensalter beginnenden Formen (z. B. progressive externe Ophthalmoplegie) ist Laktat häufig im Normbereich.

Ähnlich wie die Laktaterhöhung sind auch Veränderungen im Profil der organischen Säuren weder sensitiv noch spezifisch. Gezeigt werden konnten Erhöhungen von Fumarat, Malat, Ethylmalonsäure.

CK
Kann erhöht sein, ist allerdings häufig auch normal.

Neurophysiologie
Ein Teil der mitochondrialen Erkrankungen geht mit einer axonalen sensomotorischen Polyneuropathie einher. Dementsprechend findet sich eine Amplitudenminderung sowohl der motorischen als auch der sensiblen Summenaktionspotenziale.

Sonografie
Die Sonografie der Muskulatur ist häufig unergiebig. Lediglich in fortgeschrittenen Stadien kann sich eine Vermehrung der Echointensität zeigen.

Belastungstests
In Fällen mit klinischer Belastungsintoleranz als Leitsymptom kann die Ergometrie mit Messung der Sauerstoffaufnahme evtl. Hinweise auf eine mitochondriale Erkrankung geben. Möglicherweise ist die Kombination mit Messung von Growth and Differentiation Factor-15 (GDF-15) sinnvoll. In der Regel ist der Stellenwert der Belastungstests allerdings gering.

3.3.14.10 Kernspintomografie

Schädel
In der Kernspintomografie des Schädels gibt es bei Patienten mit ZNS-Beteiligung zwar keine spezifischen Muster, allerdings sind bilaterale T2-hyperintense Läsionen im Bereich der Basalganglien verdächtig auf mitochondriale Erkrankungen. In Einzelfällen kann die MR-Spektroskopie Zusatzinformationen liefern

Muskel
Die MR-Spektroskopie des Muskels kann in Einzelfällen einen Laktat-Peak zeigen, ist allerdings in der Regel entbehrlich.

3.3.14.11 Verlauf

Atmung
Die Atmung kann bei mitochondrialen Erkrankungen durch verschiedene Mechanismen beeinträchtigt sein:

- Störungen des Atemantriebs bei Läsionen, die den Hirnstamm betreffen (z. B. Leigh-Syndrom). Bei dieser Gruppe von Patienten kann es auch zu einem sekundären Undine-Syndrom mit einem Verlust des Atemantriebs während des Schlafes kommen.
- Steht die Myopathie im Vordergrund, kommt es zu einer restriktiven Ventilationsstörung.
- Bedingt durch eine mögliche Schluckstörung kann es gehäuft zu Aspirationspeumonien kommen.

Gehör
Hörstörungen kommen in knapp der Hälfte der Kinder mit mitochondrialer Erkrankung vor. Deshalb sollte regelmäßig eine Hals-Nasen-Ohren-ärztliche Untersuchung erfolgen und rechtzeitig die Indikation zur Verwendung von Hörhilfen gestellt werden. Reicht ein externes Hörgerät nicht mehr aus, muss überlegt werden, ob die Indikation für ein Cochleaimplantat besteht, welches bereits bei Kindern mit Mitochondriopathien erfolgreich eingesetzt wird.

Skelettsystem
Orthopädische Aspekte stehen meist nicht im Vordergrund. Bei schwer verlaufenden muskulären mitochondrialen Erkrankungen muss allerdings mit dem Auftreten einer Skoliose gerechnet werden. Stehen zentralnervöse Symptome im Vordergrund, entspricht die Behandlung letztlich den Kriterien, die bei infantiler Cerebralparese angewandt werden. Stehen extrapyramidal motorische Störungen im Vordergrund, kann es zu erheblichen Fehlstellungen der Füße kommen.

Ernährung
Ca. 15 % der Patienten mit Mitochondriopathien zeigen deutliche Schwierigkeiten bei der Ernährung. Im Einzelfall muss analysiert werden, welcher Faktor hierfür verantwortlich ist:

- Schluckstörung durch eine (häufig extrapyramidal-motorische) zentrale Innervationsstörung
- Schluckstörung durch Muskelschwäche
- Mobilitätsstörung des Gastrointestinaltraktes (z. B. bei MNGIE-Syndrom)
- Gastroösophagealer Reflux
- Hypermetabolismus durch ineffektive Funktion der Atmungskette

In Abhängigkeit davon muss entschieden werden, ob Übungsverfahren wie Logopädie ausreichend sind oder ob die Indikation zu einer Sondenernährung (Magensonde/PEG) besteht. Insgesamt sollte die Indikation zu diesen Maßnahmen großzügig gestellt werden, da eine katabole Ernährungssituation für die Grunderkrankung problematisch ist.

Kognitive/psychiatrische Probleme
Mitochondriale Störungen, die zusätzlich das Zentralnervensystem betreffen, weisen häufig kognitive und psychiatrische Probleme auf. Die Kinder können autistische Züge zeigen. Es kann eine deutliche geistige Behinderung vorliegen. Allerdings ist häufig, insbesondere bei den Patienten mit ausgeprägter extrapyramidal motorischer Störung, mit einer damit verbundenen Sprechstörung schwer abzuschätzen, wie gut die kognitiven Fähigkeiten in Wirklichkeit sind.

Anästhesie
In erster Linie sollte der perioperative Stress möglichst gering gehalten werden, um eine Dekompensation eines vorher noch stabilen Systems zu vermeiden. Eine katabole Situation sollte auf jeden Fall vermieden werden.

Wichtig ist, in jedem Fall die Notwendigkeit von Eingriffen mit Anästhesie auf ein Minimum zu beschränken, da immer wieder eine Verschlechterung im zeitlichen Zusammenhang mit derartigen Maßnahmen beobachtet wird.

Es gibt keine Angaben darüber, welche spezifischen Anästhetika ein höheres oder geringeres Risiko beinhalten.

Regelmäßige Kontrollen
Angesichts der Tatsache, dass es sich um eine Systemerkrankung handelt, muss regelmäßig auf die möglicherweise betroffenen Organsysteme geachtet werden. Bei der Verlaufskontrolle sollte deshalb gezielt gefragt werden nach:

- Muskelschwäche, Belastungsintoleranz
- Hörstörung
- Sehstörungen (insbesondere Nachtblindheit)
- Kardialen Symptomen
- Ernährungssituation, Wachstum

- Hinweisen auf endokrine Störung (Diabetes mellitus, Hypothyreose, Elektrolyt-Störungen)
- Kognitiver Entwicklung/Leistung in der Schule

Entsprechend der Vielgestaltigkeit der Verläufe gibt es leider kein einheitliches Untersuchungsprotokoll, welches bei allen Patienten angewandt werden kann. Es ist aber auf jeden Fall ratsam, neben einer klinischen Untersuchung, welche die oben dargestellten Aspekte erfasst, auf jeden Fall folgende regelmäßige Kontrollen zu überlegen:

- Kardiologie (inkl. UGK, EKG, LZ-EKG)
- Endokrinologie (HbA1c, TSH, Wachstumshormon bei Minderwuchs)
- Labor (Leber, Niere)
- Augenärztliche Untersuchungen
- Gehörtest

3.3.14.12 Therapie

Medikamentöse Maßnahmen
Gezielte medikamentöse Maßnahmen liegen für die Mehrzahl der mitochondrialen Erkrankungen nicht vor. Im Einzelfall kann versucht werden, durch eine zusätzliche Gabe von Coenzymen die Funktion der Atmungskette zu verbessern (Coenzym Q 10, Riboflavin, Vitamin K). Gesicherte Daten hierzu liegen allerdings nicht vor, im Einzelfall muss überprüft werden, ob tatsächlich ein fassbarer Effekt vorliegt.

Symptomatische Therapie
Diese muss sich an den vorliegenden Defekten orientieren:

- Bei rein muskulären mitochondrialen Myopathien stehen Krankengymnastik und Ergotherapie mit entsprechender Hilfsmittelversorgung im Vordergrund.
- Bei Gedeihstörung sollte rechtzeitig eine Ernährungsberatung erfolgen und eine PEG überlegt werden.
- Bei Sehstörungen in enger Zusammenarbeit mit dem Augenarzt Verordnung von Sehhilfen und, wenn hochgradig, rechtzeitige Kontaktaufnahme zu Einrichtungen der Sehbehindertenhilfe.
- Bei Hörstörungen intensive Zusammenarbeit mit Pädaudiologie zur rechtzeitigen Versorgung mit entsprechenden Hörgeräten und möglicherweise Einschulung in eine Schule für Hörgeschädigte.
- Die Behandlung von Kardiomyopathien und Rhythmusstörungen erfolgt entsprechend den üblichen Leitlinien der Kardiologie.

3.3.14.13 Prognose

Insgesamt weisen mitochondriale Erkrankungen eine extreme Variabilität des klinischen Verlaufs auf. Während einige sehr früh beginnende Mitochondriopathien innerhalb der ersten Lebensjahre zum Tod führen können, haben andere Patienten mit progressiver externer Ophthalmoplegie eine normale Lebenserwartung. Prognostische Aussagen sollten deshalb mit äußerster Vorsicht gemacht werden. Wesentlicher Faktor, der mit einer schlechten Prognose assoziiert ist, ist das Vorhandensein einer Kardiomyopathie. In einer Studie zeigte sich, dass 18 % der Patienten mit Kardiomyopathie ins Erwachsenenalter überlebten, während dies bei 95 % ohne Kardiomyopathie der Fall war. Leider muss allerdings immer wieder beobachtet werden, dass es auch plötzlich (zum Teil in Zusammenhang mit Infekten) zu einer massiven Verschlechterung der Symptomatik kommen kann.

3.3.14.14 Webseiten

Mitochondriale Erkrankungen (unter DGM) (www.mito-erkrankung.de)
United Mitochondrial Disease Foundation (www.umdf.org/)
Mito Action (www.mitoaction.org/)
Netzwerk für mitochondriale Medizin (www.baur-institut.de/krankheitsbilder/mitochondria
le_erkrankungen/)
mitoNET – Deutsches Netzwerk für mitochondriale Erkrankungen (www.mitonet.org/)

3.4 Maligne Hyperthermie

3.4.1 Definition

Die maligne Hyperthermie (MH) ist eine pharmakogenetische Erkrankung, die zu einer Stoffwechselentgleisung bei Gabe bestimmter Anästhetika führt. Sie stellt eine potenziell lebensbedrohliche Stoffwechselentgleisung bei Narkosen mit volatilen Anästhetika und depolarisierenden Muskelrelaxantien dar.

3.4.2 Pathophysiologie/Ätiologie

Die Disposition zur MH ist genetisch determiniert. Grundsätzlich ist der genetische Hintergrund heterogen mit über 170 Varianten, zu denen die MH bisher gelinkt werden konnte. Dabei sind bis zu 80 % der MH-Fälle durch Mutationen im *Ryanodinrezeptor1*-Gen (*RYR1*) bedingt; der Erbgang ist autosomal-dominant. In selteneren Fällen liegt eine Mutation im *CACNA1S*- oder *STAC3*-Gen zugrunde. Nach Gabe von volatilen Anästhetika und/oder depolarisierenden Muskelrelaxantien kommt es zur häufigeren und längeren Öffnung des Kalziumkanals, was einen überschießenden Kalziumeinstrom in die Skelettmuskelzelle und dadurch unkontrolliert ablaufende ständige Muskelkontraktionen bewirkt.

3.4.3 Epidemiologie

Die MH kommt weltweit vor, die Prävalenz für eine Disposition liegt im Kindesalter bei ca. 1 : 10.000.

3.4.4 Klinische Symptome

Im Rahmen von Narkosen kann es aufgrund oben beschriebener Mechanismen zur raschen Entwicklung folgender klinischer Symptome kommen:

- Masseterspasmus
- Tachykardie, Herzrhythmusstörungen
- Vertiefte Atemzüge
- Zyanose
- Generalisierte Muskelrigidität
- Verbrauchskoagulopathie
- Temperaturanstieg bis 41 °C und evtl. noch höher

3.4.5 Differenzialdiagnosen

Andere neuromuskuläre Erkrankungen: Es kann bei Narkosen mit volatilen Anästhetika und depolarisierenden Muskelrelaxantien zu MH-ähnlichen Reaktionen kommen (Herzstillstand!). Deshalb sind diese Trigger-Substanzen der MH auch bei neuromuskulären Erkrankungen zu meiden und *den Patienten ist ein Notfallpass auszustellen.*

3.4.6 Diagnostik

- *Klinische Leitsymptome* wie oben beschrieben
- Zusätzlich Messung der Blutgase: pCO2-Erhöhung, metabolische Azidose, Hyperkaliämie
- *Messung der Muskelenzyme:* deutlicher Anstieg von Kreatinkinase und Myoglobin in Serum und Urin
- *In-vitro-Kontrakturtest:* Dieser erfolgt bei Verdacht auf eine genetische Disposition zur MH ohne bekannten genetischen Hintergrund nach Europäischem Protokoll. Exzidierte Muskelfasern werden mit vorgegebener Größe in ein Spezialbad eingespannt und steigenden Konzentrationen von Koffein und Halothan ausgesetzt. Der Test gilt als positiv (MHS), wenn erhöhte Kontrakturen bei Zufuhr beider Substanzen auftreten, als negativ (MHN), wenn es nicht zu Kontrakturen kommt und als MH-verdächtig, wenn es nur bei einer der beiden Substanzen zu

Kontrakturen kommt. Er kann ab dem Alter von 4 Jahren durchgeführt werden, allerdings bieten das nur sehr wenige Zentren an.
- *Genetische Analyse in RYR1:* Nach abgelaufener MH bei dem Indexpatienten, weitere Genorte werden nicht in der Routine angeboten, da zu selten. Bei bekannter Mutation in der Familie kann die genetische Analyse für weitere Mitglieder angeboten werden; dies sollte immer im Rahmen einer genetischen Beratung erfolgen.

> **Diagnosesicherung**
>
> Die Kombination der klinischen Symptome mit den Laborbefunden ist wegweisend. Eine Therapie ist umgehend einzuleiten, da es sich um ein lebensbedrohliches Ereignis handelt!

3.4.7 Verlauf

Zusatzprobleme können sich aus den möglichen Residualsymptomen ergeben. Grundsätzlich kann aber bei rascher effektiver Therapie (s. u.) die akute Symptomatik folgenlos bleiben. In der Prophylaxe müssen Trigger-Substanzen der MH bei notwendig werdenden Narkosen vermieden werden.

3.4.8 Regelmäßige Kontrollen, Diagnostik, multidisziplinäres Management

Nach der akuten Situation sind Vorstellungen in einer spezialisierten Ambulanz sinnvoll, um:

- Ausführlich über das Krankheitsbild aufzuklären und die Konsequenzen für weitere Narkosen aufzuzeigen
- Mögliche zugrunde liegende neuromuskuläre Erkrankungen zu belegen bzw. auszuschließen, das bedeutet weitere Diagnostik zu veranlassen
- Evtl. im freien Intervall den In-vitro-Kontrakturtest zu planen
- Nochmal die genetische Beratung zu empfehlen bzw. zu veranlassen
- Bei Nachweis einer Mutation, meist im *RYR1*-Gen, die Bedeutung für weitere Familienmitglieder zu besprechen

3.4.9 Therapie

- Beseitigung der Trigger-Substanzen
- Gabe von 100% Sauerstoff
- Dantrolen i. v.
- Pufferung bei Azidose

- Kühlung
- Überwachung auf der Intensivstation

3.4.10 Prognose

Diese ist abhängig von der umgehenden suffizienten Therapie. In der akuten Situation ist dies ein lebensbedrohliches Krankheitsbild und letale Verläufe kommen vor. Bei folgenlosem Überleben des akuten Ereignisses und anschließender Vermeidung von Triggersubstanzen der MH ist die Prognose gut.

3.4.11 Webseiten

European Malignant Hyperthermia (MH) Group (www.emhg.org)
Malignant hyperthermia Association of the United States (www.mhaus.org)

3.5 Myotonie/Kanalerkrankungen

3.5.1 Myotone Dystrophie (Dystrophia myotonica, DM1)

3.5.1.1 Definiton

Die Myotone Dystrophie Typ 1 (DM1) ist eine Multisystemerkrankung, die u. a. Muskel, Gehirn, endokrines System, Gastrointestinaltrakt betreffen kann.

3.5.1.2 Pathophysiologie

Die Erkrankung ist durch eine Expansion einer Triplet-Repeat-Sequenz (CTG-Repeats) auf Chromosom 19 im *DMPK*-Gen bedingt. Die Länge der Triplet-Repeat-Sequenzen bestimmt den Schweregrad der Erkrankung, wobei die überlappenden Bereiche relativ groß sein können. Nachdem die schwerste, kongenitale Form fast ausschließlich maternal vererbt wird, geht man zusätzlich von einem maternalen Imprinting aus. Da die Anzahl der Triplet Repeats von Generation zu Generation zunimmt, kommt es klinisch zur Antizipation, also zum früheren Auftreten in Folgegenerationen.

Expandierte Triplet-Repeats führen zur Beeinflussung mehrerer verschiedener Gene: Verminderte Aktivität von DMPK führt zur Muskelschwäche und Herzrythmusstörungen durch eine Veränderung eines Natrium-Kanals, Reduktion von SIX5 zum Auftreten von Katarakten sowie eine vermehrte Synthese von CUG-RNA-Sequenzen zum veränderten Splicing-Verhalten bei der RNA-Synthese einer

Vielzahl von Genen. Unter anderem führt dies zu Veränderungen in einem Chloridkanalgen, NMDA-Rezeptor, Insulinrezeptor und vielen anderen.

Entsprechend der Vielzahl der betroffenen Gene und betroffenen Organsysteme handelt es sich um eine Multisystemerkrankung.

3.5.1.3 Epidemiologie

In Europa wird mit einer Häufigkeit von 13 : 100.000 Geburten gerechnet. Von diesen leiden 15 % an der schweren kongenitalen Form. Bei Müttern mit Myotoner Dystrophie muss in einem Viertel der Kinder mit dem Auftreten einer kongenitalen DM1 gerechnet werden.

3.5.1.4 Genetik-Erbgänge

Dominanter Erbgang mit Vorliegen von instabilen CTG-Repeats im *DMPK*-Gen auf Chromoson 19.

3.5.1.5 Klinische Symptome

Die Erkrankung kommt in einem breiten Spektrum vor, welches von der schweren kongenitalen Form bis hin zu Abortivformen reicht, die oft nur zur Katarakt in einem höheren Lebensalter führen.

Leitsymptome der *kongenitalen Form* sind:

- Polyhydramnion infolge der Schluckstörung, verminderte Kindsbewegungen sowie häufig Geburt aus Beckenendlage können bereits pränatale Hinweise sein.
- Respiratorische Insuffizienz: Bei ca. 50 % ist unmittelbar postpartal eine Intubation und Beatmung nötig. Allerdings kommt es bei den meisten Kindern im Verlauf der kommenden Wochen, bisweilen auch Monate zur Besserung der respiratorischen Funktion, so dass viele Kinder letztendlich ohne Respirator überleben können.
- Schluckstörung: Diese macht anfangs häufig eine Sondierung nötig. Auch hier kommt es im Verlauf meist zu einer Besserung. Durch Mitbeteiligung der glatten Muskulatur des Darms kann es zum Megacolon sowie zum Ileus kommen.
- Meist ausgeprägte geistige Behinderung, welche allerdings nicht progredient ist.
- Kontrakturen, welche vor allem an den unteren Extremitäten vorliegen (meist Klumpfußstellung).

Myotone Phänomene (Aktionsmyotonie, Perkussionsmyotonie) treten erst ab dem späten Kindergartenalter/frühen Schulalter auf. Findet sich bereits neonatal eine klinische oder elektromyografische Myotonie, muss die Diagnose ernsthaft in Zweifel gezogen werden.

Typische klinische Befunde beim *älteren Kind mit einer DM1* sind:

- Facies myopathica mit Ptosis, inkomplettem Mundschluss, Atrophie der Mm. temporales
- Nasale Sprache durch fehlenden Verschluss des Gaumensegels
- Schwäche der Nackenbeuger sowie eine sehr häufige, massive Atrophie des M. sternocleidomastoideus
- Distale Paresen an den Armen (vor allem der Fingerbeuger), an den Beinen proximale und distale Paresen (mit Steppergang)
- Aktionsmyotonie

3.5.1.6 Differenzialdiagnosen

Bei der kongenitalen Form kommen sämtliche kongenitalen Myopathien in Betracht. Aufgrund der oft zusätzlich bestehenden geistigen Behinderung mit einer auch in der Säuglingsperiode schon fassbaren Vigilanzstörung muss auch an eine primär zentralnervöse oder syndromale Ursache der muskulären Hypotonie gedacht werden (z. B. Prader-Willi-Syndrom, SMA?). Allerdings ist die Hypotonie und Schwäche bei ZNS-Erkrankungen häufig im Bereich der Rumpfmuskulatur betont, wohingegen Kinder mit einer Dystrophia myotonica in der Regel eine generalisierte Muskelschwäche aufweisen. Findet sich beim älteren Kind eine Myotonie, muss an eine DM1 gedacht werden. Im Unterschied zu kongenitalen DM1-Patienten, die meist ein schmächtiges Muskelprofil haben, zeigen diese Kinder oft eine auffallend kräftige Muskulatur.

> **Diagnostisches Vorgehen**
>
> Bei Neugeborenen mit der Kombination aus Schluckstörung, respiratorischer Insuffizienz und Klumpfüßen sollte bereits frühzeitig (nach Ausschluss einer zentralnervösen Ursache) eine molekulargenetische Untersuchung veranlasst werden.
>
> Beim älteren Kind mit einer deutlichen Facies myopathica und einer mentalen Retardierung empfiehlt sich ebenfalls die oben genannte Untersuchung der Familie sowie die großzügige Indikationsstellung zur molekulargenetischen Untersuchung. Wichtig: WES erfasst Dystrophia myotonica in der Regel nicht!

3.5.1.7 Essenzielle Diagnostik

Genetische Diagnostik
Nachweis pathologisch vermehrter CTG-Repeats im *DMPK*-Gen. Wichtig: Die Diagnose kann im Whole Exome Sequencing übersehen werden! Eine gezielte Molekulargenetik muss bei klinischem Verdacht veranlasst werden.

Durch Zunahme der Triplet Repeats kommt es zur Antizipation. Spontanmutationen kommen praktisch nicht vor. Allerdings kann die Anzahl der Repeats bei den Eltern im präklinischen Bereich liegen, so dass diese entweder keine Symptome aufweisen oder diese erst in einem höheren Lebensalter bekommen.

Es besteht eine gewisse Korrelation zwischen der Repeat-Anzahl und dem Schweregrad, wobei überlappende Repeat-Bereiche zu beachten sind:

- 50 bis 150 Repeats: asymptomatisch oder mild betroffen
- 100 bis 1.500 Repeats: klassische Form
- bis 4.000 Repeats: kongenitale Dystrophia myotonica

3.5.1.8 Sonstige Diagnostik

Laborbefunde
Die CK ist bei der kongenitalen Form häufig normal, bei den späteren meist erhöht. Häufig findet sich als Hinweis auf eine Cholestase eine Erhöhung der y-GT. 2/3 der Patienten haben eine Hypertriglyerinämie.

Neurophysiologie
Die Elektromyografie spielt für die Diagnose heute keine Rolle mehr. In den ersten Lebensjahren sind nur unspezifische Befunde zu erwarten. In erster Linie dient die klinische Neurophysiologie der Ausschlussdiagnostik anderer neuromuskulärer Erkrankungen.
Der Nachweis einer Myotonie in den ersten Lebensjahren spricht gegen eine DM1! Bei dieser Erkrankung ist die Myotonie meist erst beim Schulkind nachweisbar. Demgegenüber kann der Nachweis einer Myotonie bei der Mutter den Verdacht auf eine kongenitale DM1 erwecken. Im Zweifelsfall ist eine molekulargenetische Untersuchung sinnvoller, zumal in Einzelfällen eine kongenitale Dystrophia myotonica auch bei Müttern ohne Nachweis einer Myotonie auftreten kann.

Sonografie
Bei schweren Formen zeigt sich eine in der distalen Muskulatur betonte Vermehrung der Echointensität.

Muskelbiopsie
Ist heute bei der DM1 nicht mehr indiziert. Im ersten Lebensjahr finden sich nur unspezifische myopathische Veränderungen. Beim älteren Kind können Ringbinden, sarkoplasmatische Massen sowie eine Vermehrung der Anzahl intrafusaler Muskelfasern nachgewiesen werden. Allerdings sollte auf diese Kriterien geachtet werden, falls eine Muskelbiopsie im Rahmen der differenzialdiagnostischen Aufarbeitung entnommen wurde.

3.5.1.9 Verlauf

Atmung
Die meisten Kinder mit kongenitaler DM1 müssen beatmet werden. In aller Regel gelingt es allerdings, die Kinder innerhalb von Wochen bis zu einigen Monaten komplett vom Respirator zu entwöhnen. Die Letalität bei Patienten, die länger als 30 Tage post partum beatmet werden müssen, liegt bei 25%.

Im jüngeren bis mittleren Erwachsenenalter kann es dann erneut zur respiratorischen Verschlechterung kommen.

Bei älteren Kindern und Erwachsenen kommt es häufig zu nächtlicher Hypoventilation bedingt durch:

- Obstruktives Schlafapnoesyndrom
- Zentrale Hypoventilation

Herz/Kreislauf
Häufig kommt es zur Reizleitungsstörungen und Arrhythmien. Diese tragen ganz erheblich zur Mortalität bei (wobei in aller Regel kardiale Todesfälle erst im Erwachsenenalter vorkommen). Aus diesem Grund sollte ab dem 10. Lebensjahr jährlich ein EKG und Langzeit-EKG durchgeführt werden.

Eine Kardiomyopathie hingegen kommt nur selten bei dieser Erkrankung vor.

Skelettsystem
Kinder mit kongenitaler DM1 weisen häufig einen Klumpfuß auf. Dieser muss konsequent durch redressierende Maßnahmen korrigiert werden.

Kognitive/psychiatrische Probleme
Kinder mit kongenitaler DM1 weisen obligat eine geistige Behinderung auf. In aller Regel ist eine Beschulung in der Regelschule nicht möglich.

Kinder mit einem späteren Beginn der Erkrankung können, müssen allerdings nicht eine Minderung der Intelligenz aufweisen.

Ungefähr die Hälfte der kindlichen Patienten weisen eine autistische Störung oder ein Aufmerksamkeits-Defizit und Hyperaktivitäts-Syndrom (ADHS) auf, wobei die Häufigkeit mit dem Schweregrad der Erkrankung zunimmt.

Häufig findet sich eine Tagesmüdigkeit. Diese kann Ausdruck einer zentralnervösen Mitbeteiligung sein. Es muss aber auch eine obstruktive Schlafapnoe als Ursache ausgeschlossen werden.

Ernährung/Gastrointestinaltrakt
Hauptproblem bei der kongenitalen DM1 ist eine deutliche Schluckstörung. Dies führt anfangs zur Notwendigkeit der Sondierung, langfristig ist allerdings meistens Schlucken möglich.

Bei allen Formen der DM1 ist häufig der Gastrointestinaltrakt betroffen – mit einer:

- Motilitätsstörung des Ösophagus
- Dilatation von Magen, Dünndarm und Colon im Sinne eines Megacolon
- Cholestase sowie Cholelithiasis
- Viele Patienten benötigen auch langfristig diesbezüglich Therapie.

Regelmäßige Kontrollen
Nachdem es sich um eine Multisystemerkrankung handelt, sind umfangreiche Verlaufskontrollen notwendig, welche folgende Teilaspekte erfassen müssen:

- Muskuläre Funktion (hier insbesondere die Frage, durch welche Maßnahmen eine Gehfähigkeit und Stehfähigkeit der Patienten erreicht werden kann)
- Kognitive Funktion (Beurteilung der weiteren schulischen Förderung)
- Erfassung der Tagesmüdigkeit (durch Epworth-Skala)
- Ernährungsberatung
- Beim älteren Kind evtl. endokrinologische Diagnostik (Diabetes?)
- Orthopädische Aspekte
- Kardiologische Kontrollen: Es wird empfohlen, einmal jährlich ein EKG, in zweijährigen Abständen ein 24-Stunden-EKG und alle 5 Jahre eine Echokardiografie durchzuführen. Bei vorhandenen Symptomen sollten die Kontrollen selbstverständlich häufiger durchgeführt werden.
- Bei klinischem Verdacht auf nächtliche respiratorische Insuffizienz (z.B. durch Schlafapnoe) Schlaflaboruntersuchung notwendig

Untersuchungen sind in der Regel zweimal pro Jahr sinnvoll.

3.5.1.10 Therapie

Medikamentöse Maßnahmen
Kausal orientierte Behandlung: Momentan existieren noch keine zugelassenen Medikamente. In klinischen Studien wird die Möglichkeit, durch Antisenseoligonukleotide die Anzahl von Triplet Repeats zu vermindern, untersucht.

Symptomatische Behandlung: Medikamentöse Maßnahmen zur Besserung der Muskelfunktion im Kindesalter sind nicht vorhanden.

Bei extremer Tagesmüdigkeit sollte in erster Linie untersucht werden, ob eine nächtliche Schlafapnoe vorliegt. Falls nicht, eventuell Versuch mit Psychostimulanzien (Modafinil, Methylphenidat).

Die Myotonie muss in der Regel nicht behandelt werden.

Liegt eine behandlungsbedürftige Myotonie mit Einschränkungen im Alltag vor, muss eine Behandlung mit Na-Kanal-Blockern überlegt werden. Vor Einleitung einer solchen Therapie ist eine Rücksprache mit einem Kardiologen wegen der proarrhythmogenen Wirkung dieser Substanzen sinnvoll. In Betracht kommt Mexiletin, aber auch andere Na-Blocker wie Carbamazepin, Lamotrigin, Phenytoin oder Flecainid.

Symptomatische Therapie
Im Vordergrund stehen orthopädische Maßnahmen (Behandlung des Klumpfußes, Unterschenkelorthesen bei Fußheberschwäche), Krankengymnastik, Logopädie sowie heilpädagogische Maßnahmen.

Liegen kognitive Einschränkungen vor, ist eine entsprechende schulische Förderung notwendig.

3.5.1.11 Prognose

Bei der kongenitalen DM1 kommt es in den ersten Lebensjahren zu einer Besserung der motorischen Funktion. Allerdings muss im 3. und 4. Lebensjahrzehnt mit dem Auftreten von unter Umständen lebensbedrohlichen Herzrhythmusstörungen gerechnet werden. Bei später beginnenden Formen hängt die Lebenserwartung vom Schweregrad ab

3.5.1.12 Webseiten

Myotone Dystrophie-Gruppe in der DGM (https://www.dgm.org/diagnosegruppe/myotone-dystrophie)

3.5.2 Myotonia congenita/periodische Lähmungen

3.5.2.1 Definition

Es handelt sich um Ionenkanalkrankheiten, bei denen durch eine Mutation im Chloridkanal oder Natriumkanal im Wesentlichen die Muskulatur betroffen ist.

3.5.2.2 Pathophysiologie

Mutationen des *CLCN1*-Gens kodieren den Skelettmuskelchloridkanal CLC-1 auf Chromosom 7q35. Bei den meisten Mutationen im *CLCN1*-Gen handelt es sich um Veränderungen, die eine rezessive Form der *Myotonia congenita* bedingen. Die Ursache für den dominanten Typ Thomsen ist ein dominant negativer Effekt in bestimmten funktionellen Abschnitten des mutierten CLC-1-Kanals. Die Mutationen bedingen eine Verminderung oder das Fehlen der Chloridkanäle in der Muskelmembran. Das Ruhepotenzial des Chloridkanals ist vermindert, was zur Erhöhung der Membranerregbarkeit führt, Serien von willkürlichen und unwillkürlichen Aktionspotenzialen führen zur Muskelsteifheit. Die Schwere der Symptomatik scheint abhängig von Ausmaß und Anzahl der defekten Chloridkanäle zu sein, die Grenzen von dominant, partiell dominant und rezessiv sind fließend. Bei der *Paramyotonia congenita* und der *kaliumaggravierten Myotonie* liegen Mutationen im *SCN4 A*-Gen vor, das die a-Untereinheit des Skelettmuskel-Natriumkanals auf Chromosom 17q23.1-q25.3 kodiert. Bei den Natriumkanalmyotonien kommt es zu einer gestörten Funktion der Natriumkanäle, wobei zwei Varianten unterschieden werden können: Eine unvollständige Inaktivierung mit inkomplettem Schluss eines bestimmten Prozentsatzes der Kanäle am Ende der Depolarisationsphase bei der kaliumsensitiven Myotonie oder eine Verlangsamung der Inaktivierung bei der Paramyotonia congenita. In beiden Fällen kommt es zu einem vermehrten Natriumeinstrom in die Muskelzelle und zu einer erhöhten intrazellulären Natriumkonzentration. Ist diese leicht vermehrt, werden repetitiv Aktionspotenziale ausgelöst und es entsteht eine Myotonie (kaliumaggravierte

Myotonie). Ist der Natriumeinstrom deutlich vermehrt, kommt es zu einer ausgeprägten Membrandepolarisation, die Natriumkanäle werden inaktiviert und die Muskelzellen unerregbar (Paramyotonie).

3.5.2.3 Epidemiologie

Die Prävalenz in Deutschland beträgt 1 : 25.000 für die Myotonia congenita Becker, 1 : 400.000 für die Myotonia congenita Thomsen und 1 : 25.000 für die Paramyotonie. Für die kaliumaggravierte Myotonie liegen keine Angaben zur Prävalenz vor. In England ist die Myotonia congenita Thomson häufiger.

3.5.2.4 Genetik-Erbgänge

Autosomal-dominant (Myotonia congenita Thomson und Paramyotonia congenita), autosomal-rezessiv (Myotonia congenita Becker).

3.5.2.5 Klinische Symptome

Rezessive Myotonia congenita vom Typ Becker
Ist mit 80% aller Fälle die häufigste Form und wird ohne große intra- oder interfamiliäre Variabilität des klinischen Bildes zwischen dem 3. und 30. Lebensjahr klinisch manifest.

Leitsymptom bei dieser Erkrankung ist eine deutliche Steifigkeit der Muskulatur zu Beginn der Bewegung mit einer Besserung (»*Warming Up*«) bei repetitiver Belastung. Klinisch wird unter Umständen bei betroffenen Neugeborenen ein verzögertes Augenöffnen nach Schreien bemerkt.

Im Kleinkindalter fallen die Kinder häufig durch eine »Ungeschicklichkeit« und gehäufte Stürze auf, welche letztlich durch die Steifigkeit der Muskulatur und der damit verbundenen Unfähigkeit zu raschen Gleichgewichtsreaktionen erklärt werden kann. Unmittelbar nach Initiierung einer Bewegung besteht zusätzlich eine, allerdings nur wenige Sekunden andauernde Muskelschwäche. Die Patienten realisieren ihre Beschwerden häufig zuerst in den Beinen. Meist breitet sich die myotone Muskelversteifung in den folgenden Lebensjahren auf die Arme, den Nacken und die Gesichtsmuskeln aus. Bei 75% aller Patienten tritt die myotone Versteifung nach einer transienten Muskelschwäche über mehrere Sekunden vor allem in den Armen und Händen auf, die die Betroffenen an der Ausführung einer Bewegung hindert und gefolgt ist von einer anhaltenden Inaktivität. Bisweilen kommt es durch die Aktionsmyotonie und die damit verbundene Unfähigkeit, nach einem Sprung ins Wasser Schwimmbewegungen durchzuführen, zum »Beinahe-Ertrinken«.

Die Steifigkeit der Muskulatur nimmt häufig mit der Pubertät zu. Zu diesem Zeitpunkt findet sich häufig das Vollbild der Erkrankung mit:

- Aktionsmyotonie
- Perkussionsmyotonie
- Warming-Up-Phänomen
- Muskel-Hypertrophie
- Lid-Lag, Graefe-Zeichen (bei Blickwendung nach unten geht das Oberlid nur verzögert mit, das Augenweiß bleibt sichtbar)

Wegen des oft sehr athletischen Habitus, welcher in starkem Kontrast zu der offensichtlichen Behinderung steht, werden die Kinder häufig gehänselt.
Knaben sind in der Regel stärker betroffen als Mädchen.
Eine Muskelschwäche kann in einzelnen Fällen zusätzlich vorhanden sein, insbesondere beim Treppensteigen findet sich die Kombination aus einer erheblichen Steifigkeit sowie einer gewissen Schwäche.
Kälte und emotionaler Stress führen in der Regel zu einer Verstärkung der Beschwerden. Selten kann es zu kardialen Affektionen kommen, z. B. ein Wolff-Parkinson-White-Syndrom.

Dominante Myotonia congenita Thomsen
Diese Erkrankung stellt in 90 % der Fälle eine leichtere Verlaufsform mit milder ausgeprägten Symptomen im Vergleich zum Typ Becker dar. Weitere 10 % der Patienten sind klinisch symptomlos; deren Erkrankung ist phänotypisch nur durch das EMG zu diagnostizieren.

Paramyotonia congenita
Sie kann ähnliche Symptome wie die Myotonia congenita zeigen; der wesentliche Unterschied besteht in dem Auftreten bei Bewegung und Zunahme bei motorischer Aktivität. Das *Warm-Up*-Phänomen fehlt! Typisch ist eine Muskelschwäche nach längerer körperlicher Belastung oder Kälteexposition; möglich sind auch paroxysmal auftretende »Schwächeattacken«. Die paramyotonen Symptome sind kongenital oder spätestens bis zum 10. Lebensjahr manifest.

Kaliumaggravierte Myotonie
Ist gekennzeichnet durch die von Tag zu Tag fluktuierende myotone Symptomatik; Muskelschwäche kommt nicht vor und eine Kälteempfindlichkeit ist kaum vorhanden. Auch hier ist die Muskelbelastung auslösender Faktor, Kalium und depolarisierende Agenzien verstärken die Myotonie. Dies kann bei Narkosen lebensbedrohlich für die Betroffenen sein.

Severe Neonatal Episodic Laryngospasm (SNEL)
Es handelt sich um eine spezielle neonatal auftretende Symptomatik bei einer *SCN4 A*-Mutation. Kurz nach der Geburt, zum Teil aber auch erst in den ersten Lebensmonaten, kommt es zu myotonen Attacken mit Entsättigung (zum Teil mit Stridor) und Versteifung des gesamten Körpers. Die Kinder weisen eine deutliche Muskelhypertrophie auf. Die Attacken dauern Sekunden bis Minuten und können mehrmals täglich vorkommen. Im Laufe der Zeit kommt es zu einer Besserung, bei

einem Teil der Patienten kommen allerdings reanimationspflichtige Ereignisse und auch Todesfälle vor.

Periodische Lähmungen
Leitsymptom sind passagere, meist symmetrische, selten auch asymetrische Lähmungen. Die Dauer der Schwäche schwankt zwischen Minuten bis Stunden (Hyperkaliämische Lähmungen) und Stunden bis Tagen (hypokaliämische Lähmungen). Hyperkaliämische Lähmungen können nach kaliumreicher Nahrung, in Ruhe nach Belastung, in Kälte oder während der Menstruation auftreten. Hypokaliämische Lähmung können durch kohlehydratreiche Nahrung provoziert werden.

Anderson-Tawil-Syndrom
Es kommt in unterschiedlicher Ausprägung zu periodischer Lähmung, zum Teil in Kombination mit Reizleitungsstörungen des Herzens. Dysmorphe Zeichen können subtil sein.

3.5.2.6 Differenzialdiagnosen

Steht das Leitsymptom Myotonie im Vordergrund, muss in erster Linie eine DM1 mit in Erwägung gezogen werden. Im Unterschied zu Myotonia congenita steht hier allerdings die Muskelschwäche im Vordergrund.

Sonstige Erkrankungen, die zur klinischen Myotonie führen können, sind:

- PROMM Syndrom (kommt erst im Erwachsenenalter vor)
- Periodische Lähmungen mit Myotonie
- M. Pompe

Steht das Leitsymptom periodisch auftretende Muskelschwäche im Vordergrund, kommen vor allem funktionelle Störungen in Betracht.

> **Diagnostisches Vorgehen**
>
> Bei klinischem Verdacht (Muskelsteifigkeit, klinische Hinweise auf Myotonie) oder periodischer Lähmung erfolgt die Diagnosesicherung durch den Nachweis von Mutationen in den entsprechenden Genen. Besteht eine Muskelschwäche, muss eine Ausschlussdiagnostik einer myotonen Dystrophie erwogen werden.

3.5.2.7 Essenzielle Untersuchungen

Genetische Diagnostik
Beim Großteil der Patienten mit Myotonie lassen sich Mutationen im *CLCN1*-Gen (welches für einen Chlorid-Kanal kodiert) nachweisen.

Die Paramyotonia congenita ist durch eine Mutation im *SCN4 A*-Gen (einem Natriumkanal-Gen) bedingt.

Bei Patienten mit periodischer Lähmung finden sich Mutationen im *CACNA1S*- und *SCN4 A*-Gen.

Beim Andersen-Tawil-Syndrom finden sich Mutationen im *KCNJ2*-Gen.

Neurophysiologie

Bei den Erkrankungen aus dem Formenkreis der periodischen Lähmungen lässt sich während der Lähmung eine deutliche Minderung des motorischen Summenaktionspotenzials in der Neurografie darstellen. Bei der Myotonia congenita selbst ist die Neurografie unauffällig.

In der Elektromyografie zeigt sich bei Insertion der Nadel eine myotone Entladung. Diese kann allerdings nur sehr flüchtig sein und damit insbesondere beim Kind sehr leicht der Aufmerksamkeit entgehen. Die Elektromyografie leistet keinen wesentlichen Beitrag über die klinische Untersuchung der Myotonie hinaus.

Bei klaren klinischen Verdachtsmomenten kann allerdings auch auf die Neurophysiologie verzichtet werden.

3.5.2.8 Sonstige Untersuchungen

CK
In der Regel geringfügig erhöht. In seltenen Fällen mit einer deutlicheren Muskelschwäche eine stärkere Erhöhung möglich, dann stellt sich allerdings die Differenzialdiagnose einer DM1.

Myosonografie
Es zeigt sich eine strukturell unauffällige, zum Teil hypertrophe Muskulatur.

Muskelbiopsie
Die Muskelbiopsie hat in der Diagnostik keinen Stellenwert. Wird sie durchgeführt, zeigt sich als unspezifische Veränderung eine deutliche Hypertrophie der Muskelfasern.

3.5.2.9 Verlauf

Atmung
Die Atmung ist in der Regel nicht betroffen.

Herz/Kreislauf
Bei der Myotonia congenita kommt es in der Regel zu keiner kardialen Mitbeteiligung. Bei periodischer Lähmung kann es Rhythmusstörungen im Rahmen der Hyper-/Hypokaliämie kommen. Beim Andersen-Tawil-Syndrom kann es zu lebensbedrohlichen Rhythmusstörungen (ventrikuläre Tachykardien) kommen.

Skelettsystem

Bei einzelnen Patienten mit Myotonia congenita kann es zu einer Skoliose und/ oder zu Kontrakturen kommen.

Kognitive/psychiatrische Probleme
Es bestehen keine kognitiven Einschränkungen. Allerdings kann es bedingt durch frühe Traumatisierung bei einem Teil der Patienten im Verlauf zu Anpassungsstörungen kommen.

Anästhesie
Succinylcholin kann zu einer ausgeprägten myotonen Reaktion führen, welche massive Probleme bei der Intubation nach sich ziehen kann. Das klinische Bild kann dann sehr ähnlich einer malignen Hyperthermie sein. Eine eigentliche Anlage zur malignen Hyperthermie besteht hingegen nicht. Die Patienten sollten auf jeden Fall einen Notfallausweis mitführen und den Anästhesisten auf die Grunderkrankung hinweisen.

Regelmäßige Kontrollen
In der Regel genügen klinische Verlaufskontrollen, welche das Ausmaß der Myotonie erfassen und die Notwendigkeit einer Behandlung mit dem Patienten festlegen. Bei Patienten mit Andersen-Tawil-Syndrom ist eine kardiologische Mitbetreuung notwendig.

3.5.2.10 Therapie

Medikamentöse Maßnahmen
Myotonie: Bei *schwerem Verlauf oder passager abzusehenden deutlichen Belastungen bei Chloridkanalmyotonien* sind Medikamente, die durch eine Interaktion mit den Natriumkanälen zu einer Verminderung der Exzitabilität der Membran führen, wirksam. Die Medikamente werden im Kindesalter Off-Label verwendet:

- Mexiletin (2–5 mg/kg/Tag in 2–3 Einzeldosen). Die potenziell schweren Nebenwirkungen wie Herzrhythmusstörungen, Lungenfibrose oder Leukopenie sind bei der Indikation zur Therapie streng zu beachten.
- Carbamazepin/Oxcarbazepin (initial 5 mg/kd/Tag, Steigerung je nach Bedarf bis 20 mg/kg/Tag)
- Lamotrigin (initial 300 ug/kg/Tag in 1–2 Einzeldosen)

Alternativ kommen selten auch andere Na-Kanalblocker wie Phenytoin oder andere Antiarrhythmika (Propafenon, Flecainid) in Betracht. Es gibt allerdings für keine dieser Substanzen eine Zulassung für diese Indikation. Auf das Auftreten von Rhythmusstörungen muss geachtet werden.

Für die *Paramyotonia congenita und die kaliumaggravierte Myotonie* ist in der Regel eine medikamentöse Therapie nicht notwendig, aber Trigger müssen vermieden werden. Ebenso ist bei Narkosen auf depolarisierende Muskelrelaxantien zu verzichten und eine Auskühlung postoperativ zu vermeiden!

Bei dyskaliämischen Lähmungen hängt die Behandlung vom Kaliumspiegel während der Attacken ab. Bei hypokaliämischen periodischen Lähmungen sollte Kalium in einen hochnormalen Bereich gebracht werden. Zur Prophylaxe kommen bei diesen Patienten kaliumsparende Diuretika in Betracht.

Periodische Lähmung: Die Behandlung orientiert sich daran, ob primär eine Hyperkaliämie oder eine Hypokaliämie auslösend ist. Allerdings läßt der Serumspiegel nicht immer zuverlässige Rückschlüsse zu.

Bei hypokaliämischer Form kann akut eine Kaliumzufuhr die Symptome mildern. Zur Prophylaxe kommen kaliumsparende Diuretika und Acetazolamid in Betracht.

Bei hyperkaliämischer Form werden Kaliumreduzierende Diuretika versucht.

Symptomatische Therapie
In geringer ausgeprägten Fällen ist eine medikamentöse Therapie nicht nötig, Verhaltensregeln z.B. für ein *Warm Up* sind hilfreich. Die Patienten sollten gefährliche Sportarten (siehe unten) vermeiden.

Besonderheiten in Beratung
Die Familien müssen darauf hingewiesen werden, dass Sportarten, die ein rasches Reagieren erfordern, nicht geeignet sind. Das Springen ins Wasser sollte auf jeden Fall vermieden werden. Wegen der oben dargestellten Problematik bei Narkosen sollte ein Notfallausweis (z.B. Muskelpass der DGM) ausgestellt werden.

3.5.2.11 Verlauf/Prognose

Häufig kommt es bis zur Pubertät zu einer Verschlechterung der Myotonie. Eine Muskelschwäche kann früh bei der Myotonia congenita Typ Becker auftreten, bei anderen Formen häufig erst im späteren Erwachsenenalter. Die Lebenserwartung ist nicht eingeschränkt.

3.6 Entzündliche Myopathien

3.6.1 Autoimmunmyositiden

3.6.1.1 Definition

Es handelt sich hierbei um eine Gruppe von entzündlichen Erkrankungen der Muskulatur, bei welchen ein Autoimmunprozess vermutet wird.
Die mit Abstand häufigste Erkrankung aus dieser Gruppe ist die Dermatomyositis, welche in einem eigenen Kapitel dargestellt wird.

Im Folgenden sollen wegen ihrer Seltenheit die Erkrankungen nur in tabellarischer Form mit den wesentlichen klinischen Unterscheidungsmerkmalen dargestellt werden.

Tab. 3.4: Seltenere entzündliche Muskelerkrankungen

	Häufigkeit im Kindesalter	Klinische Zeichen	Diagnostik
Mischkollagenose	3–10 % der Myositiden	Muskelschwäche Arthritis/Arthralgie Sklerodermie Raynaud-Phänomen	Antikörper: U1-RNP Pm-Scl Scl-70
Anti-Synthetase-Syndrome	5 % der Myositiden	häufig Lungenbeteiligung (Fibrose) Hauterscheinungen (Mechanikerhände) Raynaud-Phänomen	Jo1-AK
Polymyositis	2–8 % der Myositiden	Muskelschwäche ohne Hauterscheinungen Nackenstreckerschwäche	Biopsie
Granulomatöse Myositis	Einzelfälle	Muskelschwäche Kontrakturen	Biopsie
Einschlusskörpermyositis	Einzelfälle	proximale Schwäche unter Aussparung des Iliopsoas Schwäche der Fingerbeuger	Biopsie
Fokale Myositis	Einzelfälle	lokale Schwellung mit Schmerzen (*Cave:* DD Malignom!)	NMR/ Biopsie
Orbita Myositis	Einzelfälle	Protrusio bulbi Gefäßinjektionen (*Cave:* Malignom!)	NMR/ Biopsie

3.6.2 Dermatomyositis

3.6.2.1 Definition

Es handelt sich um eine entzündliche rheumatologische Erkrankung, die in der Regel quergestreifte Muskulatur (Myositis) und Haut (Dermatitis) sowie bisweilen auch innere Organe durch eine Vaskulitis betrifft.

3.6.2.2 Pathophysiologie

Es wird davon ausgegangen, dass der Dermatomyositis ein multifaktorielles Geschehen zugrunde liegt, welches letztlich zur Auslösung eines Autoimmunprozesses führt. Hierbei spielen folgende Faktoren eine Rolle:

- Genetische Prädisposition
- Vorausgegange Infektionen als Trigger
- Umweltfaktoren (z. B. Sonnenexposition)

Bedingt durch zelluläre und humorale Vorgänge kommt es letztendlich zur Inflammation und Vaskulopathie mit Verschluss kleiner Gefäße und einer hieraus resultierenden Ischämie. Es handelt sich um eine Multisystemerkrankung, welche zahlreiche Organe wie Haut, Muskel, Gastrointestinaltrakt und andere betreffen kann.

Bei einem Teil der Patienten liegt eine Neigung zu Autoimmunerkrankungen (Thyreoiditis, Coeliakie, Vitiligo etc.) vor.

3.6.2.3 Epidemiologie

Es wird mit einer jährlichen Inzidenz von 0,14 bis 0,5 : 100.000 gerechnet. Mädchen sind mehr als doppelt so häufig betroffen als Knaben (Mädchen/Knaben = 1,7 : 1/5 : 1). Im Kindesalter besteht ein Altersgipfel zwischen 4 und 12 Jahren (2/3 aller Fälle).

3.6.2.4 Genetik-Erbgänge

Die Dermatomyositis zählt zu den sporadischen Erkrankungen, allerdings gibt es eine gewisse genetische Prädisposition (z. B. kommen bestimmte HLA-Typen wie B8, DRB1*0301, DQA1*0501, DQA1*0301 gehäuft vor).

3.6.2.5 Klinische Symptome

Leitsymptom ist die Kombination aus:

- Hauterscheinungen (Dermatitis)
- Muskelschwäche/Muskelschmerzen
- Deutliche Störung des Allgemeinbefindens

Der Beginn der Symptomatik ist meist subakut. Die Kinder fallen häufig initial durch unspezifische Symptome wie vermehrte Wehleidigkeit, Inappetenz auf. Häufig bestehen subfebrile oder febrile Temperaturen. Kleine Kinder wollen vermehrt getragen werden und weigern sich Treppen zu steigen. Im weiteren Verlauf wird die Muskelschwäche deutlicher, welche in der Regel proximal betont ist. Häufig klagen die Kinder über Muskelschmerzen.

Die Hauterscheinungen können sehr unterschiedlich ausgeprägt sein und manchmal, wenn sie nur gering ausgeprägt sind, der Beachtung entgehen. Hauterscheinungen und Muskelsymptome müssen nicht immer zeitgleich auftreten.

Typische Prädelektionsstellen der Hauterscheinungen sind:

- Gesicht (heliotropes Exanthem)
- Achsel
- Streckseite der Ellbogen
- Streckseite der Fingergrundgelenke und Interphalangealgelenke
- Nagelfalz
- Sonnenexponierte Areale an oberer Thorax

Es findet sich eine Vielzahl verschiedener Hautmanifestationen:

- Schwellung und livide Verfärbung der Haut
- Gottron-Papeln – ierbei handelt es sich um leicht erhabene Makulae.
- Ulzeration finden sich selten bei sehr schweren Krankheitsverläufen (zum Teil auch an der Mundschleimhaut).
- Subkutane Verkalkungen finden sich bei mehr als der Hälfte der Patienten, insbesondere bei verspätetem Therapiebeginn und nicht ausreichend aggressiver Therapie sowie Mutationen im *TNF-α*-Gen.
- Pruritus
- Teleangiektasien vor allem im Nagelfalz
- Bisweilen findet sich lediglich eine Livedo reticularis als einzige dermatologische Manifestation.
- Lipodystrophie

Als Ausdruck der generalisierten Vaskulitis kann es zum Teil zu sehr schweren Durchblutungsstörungen kommen. Diese vaskulären Komplikationen können bisweilen lebensbedrohlich sein. Betroffen können sein:

- Gastrointestinaltrakt mit Ulzerationen, evtl. auch Perforationen
- Auge mit ischämischer Optikusneuropathie
- Gehirn mit Schlaganfall oder zerebralen Anfällen

Eine Gelenkbeteiligung findet sich sich in einem Drittel bis zur Hälfte der Patienten.

3.6.2.6 Differenzialdiagnosen

Die wichtigste Differenzialdiagnose beim Kind mit subakut/akut aufgetretenen Myalgien und Muskelschwäche ist die parainfektiöse Myositis (bei einer Vielzahl überwiegend viraler Erreger).

Chronisch progrediente Muskelschwäche ohne Hauterscheinungen mit CK-Erhöhung findet sich in erster Linie bei progressiven Muskeldystrophien sowie den dort differenzialdiagnostisch erwähnten Erkrankungen.

> **Diagnostisches Vorgehen**
>
> Wesentlich für die Diagnosesicherung ist das typische klinische Bild mit der Kombination aus Muskelschwäche, Störung des Allgemeinbefindens und typischen Hauterscheinungen. In unklaren Fällen sollte zusätzlich eine Muskelbiopsie durchgeführt werden. Ob zusätzliche Diagnostik wie Muskelbiopsie und Kernspintomografie bei eindeutigem klinischen Bild erfolgen sollte, wird auch in erfahrenen Zentren unterschiedlich gehandhabt. Auf jedem Fall ist eine umfangreichere Organdiagnostik notwendig, um eventuelle systemische Komplikationen nicht zu übersehen.

3.6.2.7 Essenzielle Untersuchungen

CK
Die CK-Werte können sehr hoch sein (bis ca. 200-fach der Norm). In ca. 50% der Patienten finden sich jedoch auch Normwerte. Eine normale CK schließt somit eine Dermatomyositis nicht aus. Wenn die CK erhöht ist, kann sie für das Monitoring der Erkrankung verwendet werden.

Sonstige Laborbefunde
Autoantikörper finden sich in 40–50% der Patienten mit Dermatomyositis.
Antinukleäre Antikörper finden sich in 50–80% der Patienten mit Dermatomyositis. Von-Willebrand-Antigen kann erhöht sein.
CRP und BKS bei Overlap-Syndromen häufig erhöht, bei isolierter Dermatomyositis meist normal.
Myositis-spezifische Antikörper können vorkommen, sind allerdings für die Diagnose keinesfalls zwingend notwendig:

- Anti-TIF-1y (ca. 18–30%) (syn: p155/140): chronische Verlaufsform
- Anti-NXP-2 (ca. 15–22%): jüngere Kinder, schwerere Form, häufig Calcinosis, gastrotintestinale Blutungen, prognostisch ungünstig
- Anti-MDA-5 (ca. 5%): amyopathische DM, Hautulzerationen, Arthritis, interstitielle Lungenerkrankung
- Anti-Mi2 (ca. 5%): subkutane Ödeme, Dysphagie, gutes Therapieansprechen
- Anti-SRP (ca. 2%): Polymyositis, nekrotisierende Myositis
- Anti-HMGCR (ca. 1%): nekrotisierende Myopathie, sehr hohe CK-Werte

Kernspintomografie (Muskulatur)
Bei 3/4 der Patienten zeigt sich, häufig mit oberflächennaher Betonung, ein helles Signal in der STIR-Sequenz (Short Time Inversion Recovery) sowie in T2-gewichteten Bildern. Das Ödem lässt sich oft auch im subkutanen Fettgewebe und im Bereich der Faszien zeigen. Die Veränderungen innerhalb der Muskulatur unterscheiden sich allerdings nicht von einer benignen parainfektiösen Myositis. Die Veränderungen können die klinische Remission deutlich überdauern, so dass sie

für die Verlaufsdiagnostik nur eingeschränkt geeignet sind. Wegen der beim kleinen Kind oft notwendigen Narkose wird häufig auf die Kernspintomografie verzichtet.

3.6.2.8 Sonstige Untersuchungen

Neurophysiologie
In der Elektromyografie zeigt sich häufig pathologische Spontanaktivität und in frischeren Stadien bei Willkürinnervation verkürzte motorische Einheiten. Für die diagnostische Einordnung und die Verlaufsbeurteilung ist diese Untersuchung allerdings entbehrlich und vielerorts auch in der Pädiatrie nicht verfügbar.

Myosonografie
Die Sonografie spielt bei der Diagnostik der akuten Dermatomyositis eine untergeordnete Rolle. In akuten Fällen kann eine Verdickung der Muskulatur mit einer Verminderung der Echogenität gezeigt werden. Bisweilen lässt sich eine Vermehrung der Echointensität zeigen. Bei chronischer Dermatomyositis lassen sich bisweilen subkutane Verkalkungen als Schallschatten nachweisen. Das Ausmaß der Verkalkungen kann durch die Sonografie dokumentiert werden.

Eine begleitende Fasziitis kann als Verdickung der Faszien dargestellt werden.

Computertomografie
Kann in Einzelfällen zur Dokumentation der Verkalkungen sinnvoll sein, spielt allerdings in der Routinediagnostik wegen der Strahlenbelastung eine untergeordnete Rolle.

Muskelbiopsie
In der Biopsie zeigt sich in typischen Fällen eine perifaszikuläre Atrophie. Durch immunhistochemische Methoden kann eine Rarefizierung der Kapillaren gezeigt werden. Die Infiltrate sind in aller Regel perifaszikulär betont. Eine unauffällige Muskelbiopsie schließt allerdings eine Dermatomyositis nicht aus (z.B. bei ungeeigneter Biopsiestelle, sehr früh im Krankheitsverlauf).

Ultrastrukturell finden sich in den Gefäßen tuboretikuläre Einschlüsse. Bedingt durch die Vaskulopathie sind die Gefäße häufig eingeengt oder verschlossen. Allerdings kann die Biopsie insbesondere im frühen Verlauf der Erkrankung oder bei falscher Auswahl der Biopsiestelle normal sein.

Es ist umstritten, ob bei typischer klinischer Situation eine Muskelbiopsie zwingend notwendig ist.

3.6.2.9 Verlauf

Atmung
Eine höhergradige Dyspnoe ist relativ selten, insgesamt ist allerdings eine respiratorische Beteiligung bei bis zu 40% der Patienten zu erwarten. Liegt zusätzlich eine Erkrankung des Lungenparenchyms vor, sollte an eine Mischkollagenose (z.B. mit

Sklerodermie) gedacht werden. Eine höhergradige restriktive Ventilationsstörung findet sich nur bei Patienten mit extrem ausgegrägter generalisierter Muskelschwäche.

Herz/Kreislauf
Klinisch fassbare kardiale Probleme sind selten. Eine deutliche kardiale Mitbeteiligung kommt vor allem bei Mischkollagenosen vor.

Ernährung/Gastrointestinaltrakt
Bei ca. einem Drittel der Patienten muss mit Schluckstörungen gerechnet werden. Häufig berichten die Patienten erst auf genaueres Nachfragen über Schwierigkeiten beim Schlucken.

Vereinzelt kann es zu Ulzeration und (lebensbedrohlichen) Perforationen im Gastrointestinaltrakt kommen.

Sonstige Probleme
Bei sehr aggressiven Krankheitsverläufen, insbesondere bei verzögertem Therapiebeginn und nicht ausreichend aggressiver Therapie muss mit dem Auftreten von Verkalkungen gerechnet werden. Diese können zu einer massiven Einschränkung der Gelenkbeweglichkeit führen. Außerdem ergeben sich hieraus häufig langfristig eiternde Wunden. Zum Teil können die Verkalkungen abszessähnliche Zysten bilden.

Assoziierte Erkrankungen
Im Unterschied zur Dematomyositis im Erwachsenenalter besteht nur sehr selten eine Assoziation mit Tumorerkrankungen. Eine entsprechende Tumordiagnostik ist deshalb im Kindesalter nicht zwingend indiziert. Eine Assoziation mit anderen Kollagenosen besteht bei 15% der Kinder.

Regelmäßige Kontrollen
Die Häufigkeit notwendiger Verlaufskontrollen hängt davon ab, wie akut die Erkrankung ist. Es empfiehlt sich allerdings, auch bei Patienten, die sich in einer scheinbaren Vollremission befinden, regelmäßige Verlaufskontrollen durchzuführen, da sonst Komplikationen wie subkutane Verkalkungen oder erneute Rezidive unter Umständen erst zu spät entdeckt werden.

Die klinische Verlaufskontrolle sollte gezielt nach

- Muskelschwäche,
- Einschränkung der Gelenkbeweglichkeit,
- Hauterscheinungen sowie
- Verkalkungen

suchen.

Bei einem Teil der Patienten erlauben Laborparameter wie CRP, BKS, LDH und CK-Wert ein Monitoring der Krankheitsaktivität, führend sind aber die klinische Symptomatik und die Befunde der Muskel-MRT. Letzteres normalisiert sich langsamer, ist aber wichtiger Indikator, bei pathologischen Befunden die Therapie nicht zu beenden.

3.6.2.10 Therapie

Medikamentöse Maßnahmen
Behandlung der Grundkrankheit: Wichtig ist eine frühzeitige und konsequente Behandlung durch einen in der Behandlung kindlicher Dermatomyositis erfahrenen Mediziner. Das Ausmaß der notwendigen Immunsuppression ist interindividuell sehr unterschiedlich. In Abhängigkeit vom Verlauf muss unterschiedlich weit eskaliert werden:

Stufe 1: *Kortikosteroide.* Es wird entweder mit 2 mg/kg Körpergewicht Prednison als orale Dauertherapie in absteigender Dosierung oder mit einer i.v. Pulstherapie von 10–20 mg/kg Körpergewicht Methyprednisolon begonnen.

Keines der Schemata hat gegenüber der anderen Variante einen bewiesenen Vorteil, allerdings resorbieren manche Kinder mit Beteiligung des Gastrointestinaltrakts die Kortikosteroide schlechter, so dass die i.v.-Gabe sinnvoller erscheint.

Wichtiger allerdings ist, dass in den Fällen, in denen keine prompte Remission der Myositis eintritt und eine längerandauernde Steroidbehandlung über der Cushing-Schwelle wahrscheinlich ist, frühzeitig eine zusätzliche Behandlung mit Immunsuppressiva eingeleitet wird. Im Zweifelsfall ist es besser, zu einem späteren Zeitpunkt die Immunsuppressiva wieder abzusetzen, als zu spät damit begonnen zu haben.

Stufe 2: Entweder Methotrexat (p.o./s.c. 15 mg/m2KOF, Maximum 25 mg/m2KOF) einmal wöchentlich (mit 5 mg Folsäure am Folgetag) oder eine Dauerbehandlung mit Azathioprin (1–2 mg/kg Körpergewicht). Zunehmend wird auch Mycophenolatmofetil verwendet.

Stufe 3: Intravenöse Immunglobuline (2 g/kg Körpergewicht) über 2–5 Tage verteilt. Wiederholung alle 4–5 Wochen.

Bei Versagen dieser Therapiemaßnahmen müssen andere Substanzen wie Rituximab, Cyclosporin, Mycophenolat erwogen werden.

> **Cave**
>
> *Essenziell ist eine rasche, ausreichend aggressive medikamentöse Therapie!* Ein verzögerter Beginn einer aggressiven Therapie ist der wesentliche Risikofaktor für langfristige Probleme (z.B. subkutane Verkalkungen). Deshalb ist in den meisten Fällen die Kombination einer Steroidtherapie (evtl. auch als Pulstherapie) und MTX indiziert und hilfreich.

Additive medikamentöse Therapie: In allen Fällen sollte auf eine ausreichende Substitution mit Vitamin D geachtet werden.

Bei hochdosierter Steroidbehandlung zusätzlich Magenschutz (Protonenpumpenhemmer, H2-Antagonisten).

Bei langdauernder Steroidtherapie muss mit einem erhöhten Risiko einer Pneumocystis jirovecii Infektion gerechnet werden, evtl. entsprechende Prophylaxe.

Behandlung subkutaner Verkalkungen: Diese Komplikation ist bis heute häufig nur unbefriedigend zu behandeln. Als erster Schritt muss auf jeden Fall überprüft werden, ob die immunsuppressive Therapie ausreichend ist oder ob eine Intensivierung nötig erscheint. Für die Behandlung der Verkalkungen selbst werden mehrere Möglichkeiten diskutiert, welche allerdings im Einzelfall erprobt werden müssen:

- Biphosphonate
- Probenecid
- Diltiazem

Symptomatische Therapie: Es sollte bereits früh mit Krankengymnastik begonnen werden. Möglicherweise unterstützt dies sogar die Vaskularisation des Muskels. Allerdings wären wir bei hoch akuter Symptomatik noch zurückhaltend mit einer intensiven krankengymnastischen Übung der betroffenen Muskulatur.

Wegen der Verschlechterung bei Sonnenexposition sollte auf entsprechenden Sonnenschutz geachtet werden.

Calcium und Vitamin D sind sinnvoll zur Prophylaxe der häufig begleitenden Osteopenie.

3.6.2.11 Verlauf/Prognose

Die Mortalität liegt dank der möglichen therapeutischen Maßnahmen inzwischen unter 2%. Allerdings muss bei einem Drittel der Patienten mit einem chronischen Verlauf mit einer floriden Symptomatik bis ins Erwachsenenalter hinein, bleibenden chronischen Hautproblemen (z.B. subkutane Verkalkungen mit Eiterung der Haut) oder einer persistierenden Muskelschwäche gerechnet werden. Die Prognose wird ganz entscheidend davon beeinflusst, ob

- ausreichend früh und
- ausreichend konsequent

mit der Therapie begonnen wurde.

3.6.2.12 Webseiten

Deutsche Rheumaliga (www.rheuma-liga.de)
National Institue of Arthritis and Musculoskeletal and Skin Disorders (www.niams.nih.gov)

3.6.3 Akute benigne Myositis

3.6.3.1 Definition

Die akute benigne Myosits ist eine transiente, akute Myositis, die im zeitlichen Zusammenhang mit infektiösen (Virus-)Erkrankungen auftritt.

3.6.3.2 Pathophysiologie/Ätiologie

In der Regel handelt es sich um eine in Zusammenhang mit einem Virusinfekt auftretende, überwiegend interstitielle Myositis. Durch die im Interstitium gelegenen Nozizeptoren kommt es zum Auftreten deutlicher Schmerzen. Eine Vielzahl verschiedener Viren kommt in Betracht, wobei im Einzelfall nicht immer eine exakte Zuordnung möglich ist. Besonders häufig sind:

- Influenza
- Adenoviren
- HSV
- EBV
- Coxsackie und andere Viren

3.6.3.3 Epidemiologie

Insgesamt handelt es sich um eine häufige, in der Regel in Statistiken unterrepräsentierte Erkrankung. Exakte Daten liegen nicht vor, die Häufigkeit der einzelnen Erreger schwankt saisonal und zwischen den Jahren sehr deutlich.

3.6.3.4 Klinische Symptome

In der Regel kommt es akut zu massiven Schmerzen vor allem im Bereich der Beine, wobei häufig eine Betonung in der Wadenmuskulatur besteht. Insbesondere bei jüngeren Kindern steht die Weigerung zu gehen ganz im Vordergrund. Daneben besteht eine deutliche Druckdolenz der Muskulatur.

3.6.3.5 Differenzialdiagnosen

Beim akuten Guillain-Barré-Syndrom können ebenfalls Schmerzen und die Weigerung zu gehen Initialsymptom sein. In seltenen Fällen muss eine Raumforderung ausgeschlossen werden, hier findet sich allerdings in der Regel ein langsamerer Beginn der Symptomatik.

Finden sich zusätzlich Hauterscheinungen, muss an die Möglichkeit einer Dermatomyositis gedacht werden. Dies vor allem dann, wenn ein protrahierter Verlauf vorliegt.

Bestehen zusätzliche Gelenkprobleme, muss primär an rheumatologische Erkrankungen gedacht werden.

Eine Myoglobinurie gehört nicht zum typischen Bild einer benignen Myositis und muss an die differenzialdiagnostischen Ursachen einer Rhabdomyolyse denken lassen.

> **Diagnosesicherung**
>
> Es handelt sich in erster Linie um eine klinische Diagnose. Das prompte Ansprechen auf nichtsteroidale Antiphlogistika kann ex juvantibus die Diagnose unterstützen.

3.6.3.6 Essenzielle Untersuchungen

CK
Der CK-Wert ist in der Regel während der akuten Symptomatik deutlich erhöht. In sehr seltenen Einzelfällen gibt es Übergänge zur Rhabdomyolyse. In diesen Fällen sollte allerdings darüber nachgedacht werden, ob nicht eine metabolische Myopathie, welche durch einen Infekt getriggert wurde, ursächlich zugrunde liegt.

In aller Regel fallen die erhöhten CK-Werte, anders als bei der Autoimmunmyositis, innerhalb weniger Tage wieder deutlich ab.

3.6.3.7 Sonstige Untersuchungen

Sonstige Laborbefunde
Es finden sich häufig die üblichen Zeichen eines Virusinfekts mit einer Leukopenie sowie gelegentlich einer Erhöhung der Transaminasen und einer Thrombopenie.

Bei einem Teil der Patienten lassen sich Virustiter nachweisen.

Neurophysiologie
In aller Regel erübrigt sich die Durchführung einer Elektromyografie, da die Symptomatik in kürzester Zeit wieder von selbst abklingt. Es empfiehlt sich, auf jeden Fall einige Tage abzuwarten, bevor die Indikation zu dieser Untersuchung überhaupt gestellt wird. Bestehen allerdings differenzialdiagnostische Zweifel, sollte eine Neurografie zum Ausschluss eines Guillain-Barré-Syndroms durchgeführt werden.

Sonografie
Bei beidseitiger Symptomatik trägt die Sonografie in der Regel nichts zur Differenzialdiagnostik bei. Bei einseitiger Symptomatik mit Verdacht auf eine möglicherweise bakterielle fokale Myositis kann bisweilen ein Herdbefund nachgewiesen werden.

Muskelbiopsie
Es besteht keine Indikation zur Durchführung einer Muskelbiopsie. Wird diese Diagnostik im Rahmen der differenzialdiagnostischen Abklärung durchgeführt, können sich entweder Hinweise auf Fasernekrosen oder auf eine interstitielle Myositis finden.

Regelmäßige Kontrollen
Es reicht eine klinische Verlaufskontrolle sowie eine Kontrolle der CK-Werte aus. Lediglich bei Persistenz der Beschwerden ist eine ausführlichere Diagnostik notwendig.

3.6.3.8 Therapie

Medikamentöse Maßnahmen
In der Regel findet sich ein gutes Ansprechen auf nichtsteroidale Antiphlogistika. Fehlendes Ansprechen sollte an der Diagnose zweifeln lassen. Eine länger dauernde Medikation ist nicht notwendig.

3.6.3.9 Prognose

Es handelt sich um eine in der Regel selbstlimitierende Erkrankung. In einem Teil der Fälle tritt eine benigne Myositis rezidivierend auf.

4 Neuromuskuläre Übertragungsstörungen

4.1 Immunogene Erkrankungen der Synapse

4.1.1 Myasthenia gravis

4.1.1.1 Definition

Bei der Myasthenia gravis handelt es sich um eine seltene Antikörper-vermittelte und T-Zell-abhängige Autoimmunerkrankung, die zur Blockierung der neuromuskulären Übertragung führt.

4.1.1.2 Pathophysiologie/Ätiologie

Die Myasthenia gravis ist eine Autoimmunerkrankung. Im Kindes- und Jugendalter finden sich überwiegend Antikörper gegen den nikotinergen Acetylcholinrezeptor (AChR, in 70–80%) und die Muskel-spezifische Kinase (MuSK), sehr selten gegen *Low Density Lipoprotein Receptor Related Protein 4* (lrp4) und gegen Titin nur in Einzelfällen (berichtet bei Thymomen). Allerdings lassen sich Autoantikörper nicht bei allen Patienten nachweisen. Es wird davon ausgegangen, dass die Antikörper einen rascheren Abbau der AChR und somit eine quantitative Verminderung an der postsynaptischen Membran bewirken. Darüber hinaus kommt es zu einer Zerstörung der Endplatte mit Umbau des postsynaptischen Faltenapparates und zu einer direkten Blockade der AChR-Ionenkanäle durch die Antikörper. Als Folge hiervon kommt es zur gestörten neuromuskulären Übertragung. Auf zellulärer Ebene findet sich im Thymus bei der juvenilen wie bei der adulten Myasthenie häufig eine lymphofollikuläre Hyperplasie. Im Gegensatz dazu ist aber bei der juvenilen Form selten das im Erwachsenenalter häufigere Thymom. Die Myasthenia gravis ist assoziiert mit den HLA-Haplotypen der Klassen I und II; ein Auftreten mit anderen Autoimmunerkrankungen, z.B. mit einer juvenilen Dermatomyositis, Erkrankungen der Schilddrüse oder mit einem juvenilen Diabetes mellitus, ist in 10% der Fälle zu beobachten.

4.1.1.3 Epidemiologie

Weltweite Prävalenz der Myasthenia gravis von $25–125:10^6$, wobei in ca. 10% der Fälle eine Manifestation ab dem Kindesalter vorliegt, nur selten im ersten Lebensjahr. Vor der Pubertät ist eine Geschlechterwendigkeit nicht eindeutig zu belegen; nach der Pubertät ist das weibliche Geschlecht 2–4 mal häufiger betroffen. In der asiatischen Bevölkerung ist der Anteil der juvenilen Myasthenia gravis mit Beginn vor dem 15. Lebensjahr mit 33% deutlich höher, wobei ein Erkrankungsgipfel um das 2.–3. Lebensjahr liegt.

4.1.1.4 Klinische Symptome

Die Symptome können plötzlich oder langsam schleichend auftreten; gerade bei der juvenilen Form sind sie ähnlich derer im Erwachsenenalter. Nicht selten wird die Symptomatik getriggert durch einen vorangehenden fieberhaften Infekt. Typisch ist eine Symptomverstärkung im Tagesverlauf oder nach körperlicher aber auch emotionaler Belastung. Häufig beginnt die Erkrankung mit okulären Symptomen:

- Ptosis
- Ophthalmoplegie
- Doppelbilder
- Kombinierte Augenmuskelparesen (typischerweise lassen sich die Augenmuskelparesen nicht eindeutig einzelnen Hirnnerven zuordnen. Zudem wechselt die betroffene Muskulatur oft von Untersuchung zu Untersuchung)

Zusätzlich kann es, häufig erst im weiteren Verlauf, zu bulbären Symptomen kommen:

- Näselnde und/oder verwaschene Sprache
- Kau- und Schluckbeschwerden
- Speichelfluss (wobei dies auch als Nebenwirkung der Medikation beobachtet werden kann)
- Faziale Schwäche

Bei Generalisation der rein motorischen Muskelschwäche kommt es zu:

- Belastungsintoleranz
- Proximal betonter Schwäche mit deutlicher Zunahme nach Belastung. Zusätzlich sind häufig die Fingerstrecker von der Schwäche betroffen.
- Beteiligung der Atemmuskulatur mit respiratorischer Beeinträchtigung unterschiedlichen Ausmaßes und vermindertem Hustenstoß
- Bulbäre Symptome kombiniert mit einer respiratorischen Insuffizienz sollten immer an eine Myasthenia gravis denken lassen. Sie können Hinweise auf eine bevorstehende myasthene Krise sein. Der Beginn mit rein okulären Symptomen ist häufig, Angaben in der Literatur schwanken von 50–75%. Davon bleiben einige rein okulär, auch hier variieren die Angaben von 10–93%; mit zunehmender Zeit nach Manifestation nimmt aber die Anzahl der unbehandelten Patienten mit Generalisation der Symptome zu. Besonders Kleinkinder können

fluktuierend rein okuläre Symptome haben; sie äußern ihre Beschwerden nur selten, diese sind dann indirekt durch kompensatorische Kopfbewegungen oder aktives Zuhalten eines Auges zur Vermeidung von Doppelbildern zu beobachten. Ein Teil der Patienten zeigt eine komplette spontane Remission, andere zeigen jedoch im Verlauf eine Ausbreitung der Symptome. Bei Schulkindern und Jugendlichen ist eine Spontanremission selten zu beobachten, diese dann in der Regel nur vorübergehend.

Wesentliche anamnestische Fragen und klinische Untersuchungsbefunde sind:
Anamnestisch muss vor allem gefragt werden nach:

- Fluktierender Symptomatik
- Abendlicher Verschlechterung
- Besserung nach Ruhe

Bei der klinischen Untersuchung sollte die Muskulatur in Ruhe und nach Belastung beurteilt werden:

- Nach repetitiver Belastung (z.B. 20 × einseitiger Armelevation). Als Kontrolle dient der Arm der Gegenseite.
- Zunehmende Ptosis nach längerem Aufwärtsblick (»Simpson-Test«)
- Besserung der Ptose nach Kälteapplikation (»*Ice*-Test«)
- Bei älteren Kindern/Jugendlichen kann ein standardisierter Myasthenie-Score (z.B. Besinger.Score oder Quantitativer Myasthenia Gravis Score = QMGC) benutzt werden.
- Bei Kleinkindern sind diese Untersuchungen nicht immer so standardisiert durchführbar; hier liefert oft die Beobachtung der spontanen Motorik und vor allem auch der Okulomotorik zusätzlich wichtige Hinweise.

Myasthenie-verstärkende Faktoren:

- Infekte mit/ohne Fieber
- Zusätzliche Erkrankungen, z.B. der Schilddrüse (hier vor allem Hyperthyreose)
- Wärme/Hitze
- Körperliche und psychische Belastungssituationen
- Hormonelle Umstellungen, z.B. Menstruation, Schwangerschaft
- Bestimmte Medikamente, z.B. Antibiotika (im Notfallpass für Myasthenie-Patienten, welcher über die Deutsche Gesellschaft für Muskelkranke erhältlich ist, sind die Medikamente aufgelistet!)
- Narkosen

4.1.1.5 Differenzialdiagnosen

In Abhängigkeit der Anamnese und vorherrschenden klinischen Symptomatik sind folgende Krankheiten oder Krankheitsgruppen zu berücksichtigen:

- Kongenitales myasthenes Syndrom (vor allem bei seit frühester Kindheit bestehender Symptomatik und bei fehlendem Nachweis von Serum-Antikörpern, wobei wie oben erwähnt leider im Kindesalter ca. 50% der Myasthenia-gravis-Patienten ebenfalls keine Antikörper aufweisen)
- Mitochondriale Myopathien bei einer fluktuierenden Symptomatik und »Einbruch« bei Infekten. Auch hier kann eine Belastungsintoleranz kombiniert mit einer Ptose ein führendes Symptom sein. Allerdings fehlt meist eine klare belastungsabhängige Abnahme der Muskelkraft.
- Guillain-Barré-Syndrom bei zunehmender motorischer Schwäche
- Progressive Bulbärparalyse im Kindesalter (Fazio-Londe-Erkrankung) bei vorherrschender fazialer und bulbärer Symptomatik

Diagnostisches Vorgehen

Die Diagnose gründet sich auf den Nachweis einer abnormen Ermüdbarkeit der Muskulatur kombiniert mit dem, allerdings nicht obligaten, Nachweis von Antikörpern gegen Strukturen der Endplatte. Diagnostisch hilfreich kann auch das Ansprechen auf die Medikation sein.

4.1.1.6 Essenzielle Untersuchungen

Antikörperdiagnostik

- AChR-Antikörper sind bei Betroffenen vor der Pubertät in 50%, nach der Pubertät in 70% der Fälle mit generalisierter Symptomatik zu finden. Allerdings können die Antikörper in 40% der Patienten erst im Verlauf der Erkrankung auftreten. Bei Kleinkindern und bei rein okulären Formen ist der Anteil AChR-Antikörper-positiver Befunde geringer; dann ist die klinische Symptomatik für die weitere Diagnostik wegweisend.
- Muskelspezifische-Tyrosin-Kinase-Antikörper (MuSK) sind im Kindes- und Jugendalter seltener. Sie sind besonders bei fazial, bulbär und respiratorisch betonter Muskelschwäche zu berücksichtigen.
- Titin-Antikörper sind im Erwachsenenalter mit einem Thymom assoziiert, im Kindesalter kommt dies nur in Einzelfällen vor.
- Für lrp4-Antikörper liegen im Kindes- und Jugendalter wenig Daten vor, selten berichtet.

Neurophysiologie

- *Repetitiver Stimulationstest (niederfrequent mit 3 Hz).* Diese kann grundsätzlich an jedem Nerv erfolgen, sinnvoll erscheint distal am Nervus medianus/Nervus ulnaris und/oder proximal am Nervus accessorius, abhängig auch von der Situation und Mitarbeit des Patienten. Die proximale Muskulatur ist häufiger betroffen, beim Kind allerdings problematischer zu untersuchen. Ein pathologisches De-

krement liegt bei einem Abfall der Amplitude von 1. zur 5. Reizantwort von über 10% vor und ist hinweisend für eine Transmissionsstörung. Insbesondere bei generalisierter Myasthenia gravis ist das Ergebnis pathologisch, bei rein okulärer Myasthenie ist es häufig normal.
- Einzelfaser-EMG (bei älteren Kindern) – bevorzugt an den betroffenen Muskeln. Wird nur in Einzelfällen durchgeführt.

Diese Untersuchungen erlauben lediglich den Nachweis einer gestörten neuromuskulären Übertragung, unterscheiden hingegen nicht zwischen CMS und autoimmuner Myasthenia gravis.

Pharmakologische Tests
Die intravenöse Gabe von Edrophoniumchlorid (auch als »Tensilon-Test« bekannt) ist grundsätzlich ein hilfreicher Test. Wegen möglicher Nebenwirkungen und einer unzureichenden Sensitivität und Spezifität sowie Schwierigkeiten bei der Beschaffung der Substanz wird der Test inzwischen so gut wie nicht mehr durchgeführt. Der Test soll bei Kindern immer unter intensivmedizinischen Bedingungen (wegen respiratorischer Insuffizienz und Bradykardie) und ohne Vormedikation mit einem Cholinesterasehemmer erfolgen. Die klinischen Symptome müssen ausreichend ausgeprägt sein (z. B. deutliche Ptosis, Augenmotilitätsstörungen), um eine klinische (und/oder neurophysiologische) Beurteilung des Effekts zu ermöglichen (evtl. Durchführung des Tests am Nachmittag, um eine maximale Ausprägung der Symptome zu haben). Bei positiver Wirkung kommt es innerhalb von Minuten zu einer deutlichen Besserung. Ein negativer Test schließt eine Myasthenia gravis nicht aus, macht sie aber unwahrscheinlich. Eine Differenzierung zwischen Myasthenia gravis und kongenitalen myasthenen Syndromen ist nicht möglich.

Sonst ist ein Therapieversuch mit Pyridostigminbromid oral hilfreicher, vorausgesetzt dass Mutationen in *COLQ* und SCCMS klinisch und/oder genetisch ausgeschlossen sind

4.1.1.7 Sonstige Untersuchungen

CK
In der Regel normal, in Ausnahmefällen gering erhöht.

Bildgebung/MRT

- *Röntgenaufnahme des Thorax, evtl. Sonografie* zum Beleg/Ausschluss eines Thymoms (im Kindes- und Jugendalter sehr selten!) und Ausschluss anderer pulmonaler Affektionen
- *Computer- und Magnetresonanztomografie des Thorax (CT mit Kontrastmittel)* zur genauen Beurteilung von Größe und Lage des Thymus; dies ist auch für die präoperative Exploration notwendig

Muskelbiopsie

Die Muskelbiopsie zeigt unspezifische Befunde und wird nur bei schwieriger differenzialdiagnostischer Abgrenzung eingesetzt. Bisweilen finden sich hierbei lymphohistiozytäre Infiltrate im Endplattenbereich, die Anlass zur Verwechslung mit einer Myositis geben können.

4.1.1.8 Verlauf

Atmung
Die Atmung kann im Rahmen einer zunehmenden Muskelschwäche im Sinne einer restriktiven Ventilationsstörung oder aber auch im Rahmen einer Pneumonie oder bei Aspiration im Zusammenhang mit der Schluckstörung betroffen sein. In beiden Situationen besteht die Gefahr einer raschen Verschlechterung bis hin zur respiratorischen Insuffizienz!

Herz/Kreislauf
Eine primäre Herzbeteiligung ist nicht berichtet; möglich ist eine Rechtsherzbelastung bei Langzeit-Beatmung bei extrem schweren und therapieresistenten Fällen (extreme Seltenheit).

Ernährung/Gastrointestinaltrakt
Eine hochgradige Schluckstörung kann selten in der Akutphase vorkommen und die Verwendung einer nasogastrischen Sonde erforderlich machen. Eine PEG-Anlage ist die absolute Ausnahme bei extrem therapierefraktärer Schluckstörung.

Zentrales Nervensystem (ZNS)
Eine primäre ZNS-Beteiligung ist nicht berichtet.

Skelettsystem
Möglich sind bei eingeschränkter Mobilität und muskulärer Hypotonie Gelenkkontrakturen und/oder eine Skoliose im Krankheitsverlauf. Bei mütterlicher Myasthenie mit übertragenen Antikörpern ist allerdings eine Arthrogryposis multiplex möglich.

Kognitive/psychiatrische Probleme
Primäre Probleme sind nicht bekannt, wohl aber sekundäre psychische Belastungssituationen durch Erkrankung, Einschränkung der Lebensqualität und Krankheitsverarbeitung. Hier ist im Einzelfall auf diese Problematik zu achten und die Einbindung einer psychologischen Betreuung zu empfehlen.

Anästhesie
Grundsätzlich muss die Erkrankung vor der Narkose benannt werden. Es ist ein Notfallpass mitzuführen, in dem Myasthenie-verstärkende Medikamente gelistet sind. Dieser ist über das betreuende Zentrum oder die Deutsche Myasthenie Ge-

sellschaft (DMG) zu erhalten. Im Falle einer Narkose muss sichergestellt sein, dass für die postoperative Betreuung ein Intensivplatz zur Verfügung steht.

Wenn nötig, muss die orale Gabe von Cholinesterasehemmern auf eine intravenöse Gabe entweder von Pyridostigmin oder Physostigmin umgestellt werden.

Regelmäßige Kontrollen
Es empfiehlt sich eine Betreuung in einem spezialisierten Zentrum, das auch dem multidisziplinären Ansatz der Betreuung gerecht werden kann. Untersuchungsintervalle sind abhängig von Erkrankungsstadium und Therapiesituation alle 3 bis 6 bis 12 Monate. Es ist immer die Medikation zu prüfen und zu optimieren; die weiteren Inhalte sind individuell anhand der Zusatzprobleme zu planen, regelmäßig ist bei den Kindern ab 6–7 Jahren eine Lungenfunktion, bei den Jugendlichen die Durchführung eines standardisierten Scores vorgesehen. Für Kleinkinder gibt es noch keinen validierten Score, hier kann man bisher nur auf immer gleiche Untersuchungseinheiten zurückgreifen. Eine zentrale Stelle zur Koordination weiterer Zusatzuntersuchungen hat sich bewährt, in der Regel ist das der Neuropädiater.

4.1.1.9 Therapie

Grundsätzlich ist die Therapie der Myasthenia gravis im Erwachsenenalter, wenngleich spezielle Aspekte bei den Kindern zu beachten sind.

Die Therapie basiert stets auf:

- Symptomatischen Maßnahmen, die die neuromuskuläre Übertragung verbessern
- Maßnahmen, die die Antikörperproduktion hemmen

Evidenzbasierte Daten für das Kindesalter fehlen. Die Therapie muss individuell angepasst werden.

Symptomatische Maßnahmen
AChE-Inhibitoren sind die wesentliche symptomatische Therapie. In der Regel wird Pyridostigmin verwendet. Beginn mit 0,5 bis 1 mg/Kg KG in 4 Einzeldosen alle 4 Stunden während der Wachphasen, wenn notwendig auch zusätzlich nachts. Die Tagesdosis von 4–5 mg/Kg KG in 4–6 ED wird in der Regel gut vertragen, eine Dosissteigerung ist immer individuell anzupassen. Cholinerge Nebenwirkungen bei Überdosierung – wie Übelkeit, Durchfall, Schwitzen mit zunehmender Muskelschwäche – sind unbedingt zu beachten. Der Wirkungseintritt ist rasch innerhalb von 15 bis 30 Minuten nach Einnahme, die Wirkungsdauer beträgt ca. 3 bis 4 Stunden.

Eine Monotherapie mit AChE kommt nur in seltenen Einzelfällen in Betracht, die auf sehr niedrige Dosen sehr gut ansprechen und bei denen es auch im Verlauf zu keiner Dosissteigerung kommt. In der Regel muss eine Immuntherapie kombiniert werden.

Ursächlich orientierte Therapie

- *Glukokortikoide* sind ein wesentlicher Baustein. Die positive Wirkung tritt nach wenigen Wochen ein, in den ersten 10–14 Tagen kann es aber durch einen direkten Effekt auf die Synapse zunächst zu einer Verschlechterung kommen. Unklar ist, ob eine langsame Steigerung mit 0,5 mg/Kg KG/Tag tatsächlich diesen Effekt vermeiden hilft oder nur das Auftreten etwas hinauszögert. Alternativ kann auch unter klinischer Überwachung (in der Regel stationär) mit 1–2 mg/kg KG begonnen werden, max. 60–80 mg/Tag. Zur Minimierung der Nebenwirkungen empfiehlt sich eine alternierende Gabe alle 2 Tage. An Nebenwirkungen sind insbesondere Gewichtszunahme, Flüssigkeitsretention, Hypertonus, Diabetes mellitus, Osteoporose, psychische Störungen, Hautveränderungen, Katarakt, Glaukom, Ulcera und Neigung zu Infekten zu nennen. Deshalb sollte die Dosis und Dauer der Medikation so niedrig und kurz wie möglich gehalten werden; abhängig vom Schweregrade der Erkrankung und Dauer der Therapie sind frühzeitig Steroid-sparende Medikamente einzusetzen.
- *Weitere immunsuppressive Therapie:* Hier ist Azathioprin das meist benutzte Steroid-sparende Immunsuppressivum. Es sollte möglichst zeitgleich mit dem Steroid eingesetzt werden, weil der Wirkungseintritt erst nach bis zu 6 Monaten zu erwarten ist. In der Zwischenzeit muss die Immunsuppression mit einer Steroidtherapie erfolgen (s. o), um eine baldige Verbesserung der Symptomatik zu erreichen. Die Dosis zu Beginn ist 1 mg/Kg KG/Tag in 1–2 Einzeldosen, alle 4 Wochen ist eine Steigerung um 0,5 mg/Kg KG/Tag bis zu einer Enddosis von 2–3 mg/Kg KG/Tag sinnvoll. An Nebenwirkungen müssen besonders Schläfrigkeit, Knochenmarkdepression, eine reversible Hepatitis oder Pankreatitis berücksichtigt werden, bei Langzeittherapie sind im Jugendalter Assoziationen mit fatalen hepatosplenischen T-Zelllymphomen berichtet. Regelmäßige klinische und Laborkontrollen sind wichtig; bei weiblichen Patientinnen muss zu dem teratogenen Effekt beraten werden. Cyclosporin wird aufgrund seines Nebenwirkungsprofils nur als zweite Wahl eingesetzt. In Einzelfällen sind positive Effekte von neueren Medikamenten wie Mycophenolat Mofetil, Rituximab, Tacrolimus berichtet, sie sind bisher nicht für die Myasthenia gravis im Kindes- und Jugendalter zugelassen.
- *Die hochdosierte Immunglobulin-Gabe* (IVIG 2 g/Kg KG, aufgeteilt über 2 bis 5 Tage) ist effektiv bei akuter Eskalation der Therapie oder auch in Einzelfällen in größeren Abständen (alle 4 bis 6 Wochen) zur Dauertherapie, wenn andere Therapieoptionen nicht helfen. Insbesondere bei schwerem Krankheitsbild und drohender myasthener Krise sollte diese Therapie rechtzeitig (häufig noch vor einer Steroidbehandlung) zum Einsatz kommen. Nebenwirkungen wie Kopfschmerzen, Übelkeit und Erbrechen, allergische Reaktionen und eine aseptische Meningitis sind zu beachten.
- *Plasmaaustauschverfahren:* Die Plasmapherese ist zur Behandlung der myasthenen Krise einzusetzen; hier haben Studien im Erwachsenenalter diese mit der Gabe von hochdosierten IVIG als gleich wirksam bewertet. Wegen der besseren Verfügbarkeit und den geringeren Nebenwirkungen wird meist die IVIG-Therapie bevorzugt. Wichtig ist der Einsatz dieser Therapie in einem Zentrum mit Er-

fahrung und einem interdisziplinären Team. Weitere Eskalation der Therapie mit Biologika (Rituximab in der Off-Label-Anwendung, Eculizumab ist ab 6 Jahren zugelassen) in Abhängigkeit des Schweregrades. Weitere Medikamente für die Zulassung im Kindes- und Jugendalter werden in Studien untersucht (Wiendl et al. 2024).
- *Thymektomie:* in der Regel bei generalisierter Schwäche und positiven AChR-Ak bei postpubertären Kindern (Minimalinvasiv)[1]; kontraindiziiert bei MuSK positiven Patienten. Bei präpubertären Kindern individuell abzuwägen.

Bisher sind keine nachteiligen Langzeiteffekte bekannt, wobei ausreichend gute Daten noch fehlen. In ca. 40% der Patienten kann damit erreicht werden, dass langfristig keine Medikation notwendig ist. Sie sollte immer frühzeitig diskutiert und gegenüber einer Langzeit-Immunsuppression mit den Nebenwirkungen abgewogen werden. Es stehen heute offene und endoskopische Operationsverfahren zur Verfügung. Da im Kindes- und Jugendalter ein Thymom selten ist, sollte das endoskopische Verfahren nach entsprechender präoperativer Bildgebung des Thymus zum Einsatz kommen.

4.1.1.10 Prognose

Bei adäquater Diagnose und Therapie ist die Prognose der Kinder und Jugendlichen gut. Ein Übergang einer okulären Myasthenie in eine generalisierte Form ist bei Kindern vor der Pubertät in 15%, nach der Pubertät in ca. 45% zu erwarten. Allerdings kann die Immunsuppression über eine längere Zeit bei Peristenz der Symptome über Monate und Jahre notwendig sein. Refraktäre Fälle im Kinder- und Jugendalter sind selten, diese bedürfen dann aller Möglichkeiten der Eskalationstherapie.

Zu Impfungen siehe RKI/LL Diagnostik und Therapie myasthener Syndrome, www.dgn.org/leitlinien.

4.1.1.11 Webseiten

Deutsche Myasthenie Gesellschaft e. V. (https://dmg.online/)
Myasthenia gravis | Gesellschaft für Muskelkranke (https://www.dgm.org)

4.1.2 Transiente neonatale Myasthenie

Die diaplazentare Übertragung von Antikörpern der Mutter (in der Regel AChR-, in Einzelfällen MuSK-Antikörper) mit erkannter oder nicht erkannter Myasthenia gravis führt bei 10–20% der Neugeborenen in den ersten 72 Lebensstunden zu unterschiedlich ausgeprägten Symptomen. Sie zeigen eine generalisierte Muskelhypotonie, ein schwaches Schreien und eine Trinkschwäche; okuläre Symptome sind selten zu beobachten. Der Großteil der Kinder von Müttern mit Myasthenie zeigt keine Symptome, aber alle müssen intensiv während der ersten Lebenstage überwacht werden. Die Therapie besteht bei klinischer Symptomatik aus der Gabe von AChE-Inhibitoren; auf Nebenwirkungen, besonders der cholinergen Überdosierung, ist zu achten. Bei Schluckstörungen soll über eine Magensonde gefüttert werden, eine Beatmung ist selten erforderlich. Die Symptomatik klingt in der Regel entsprechend der Halbwertzeit der Antikörper nach Wochen ab; die Medikation muss auch parallel mit der Symptombesserung reduziert und beendet werden. Eine immunsuppressive Medikation ist nicht indiziert.

Die Übertragung maternaler Antikörper gegen den fetalen Azetylcholinrezeptor kann zu einem klinischen Bild einer Arthrogryposis multiplex kombiniert mit anderen dysmorphen Stigmata und anderen Symptomen führen. Diese Gruppe wird inzwischen als »Fetal Acetylcholine Receptor Antibody-related Disorders (FARAD)« bezeichnet.

4.1.3 Lambert-Eaton-Syndrom (LEMS)

4.1.3.1 Definition

Das Lambert-Eaton-Syndrom (LEMS) ist eine seltene Antikörper-vermittelte Autoimmunerkrankung, in 50–70% als paraneoplastisches Syndrom, typischerweise beim kleinzelligen Bronchialkarzinom. Die Manifestation ist überwiegend im Erwachsenenalter, in Einzelfällen ist der Beginn im Jugendalter/Kindesalter berichtet.

4.1.3.2 Pathophysiologie/Ätiologie

In 90% der Fälle können bei einem LEMS Antikörper gegen spannungsabhängige Kalziumkanäle an der präsynaptischen Membran der neuromuskulären Endplatte nachgewiesen werden (sog. Antivoltage-Gated Calcium Channel Antibody, Anti-VGCC). Diese bewirken eine unzureichende Öffnung der Kalziumkanäle, was über einen unzureichenden Kalziumanstieg zur verminderten Freisetzung von Acetylcholin (ACh) pro Nervenimpuls in den synaptischen Spalt führt. Durch die verminderte Bindung von ACh an den Acetylcholinrezeptoren (AChR) sind die Auslösung eines Muskelaktionspotenzials und damit die Kontraktion des Muskels gestört.

4.1.3.3 Epidemiologie

Die Prävalenz ist variabel und grundsätzlich abhängig von der Häufigkeit eines kleinzelligen Bronchialkarzinoms und dem Auftreten von autoimmunen Erkrankungen in den einzelnen Ländern. Es gibt keine Angaben für die Häufigkeit im Kindes-/Jugendalter, hier sind nur Einzelfälle beschrieben.

4.1.3.4 Klinische Symptome

Die o. g. Pathomechanismen erklären die klinischen Leitsymptome des LEMS. Dazu gehören:

- *Myasthene Symptome:* Schwäche in den Beinen > Armen, generalisierte Müdigkeit, selten okulobulbäre Symptome, eingeschränkte Atemfunktion
- *Abgeschwächte Muskeleigenreflexe:* Dieses Symptom kann durch vorherige Kontraktion des Muskels verstärkt auftreten.
- *Störungen des autonomen Nervensystems:* trockener Mund, metallischer Geschmack, lageabhängige Hypotension, Obstipation, bei Männern häufig Impotenz

Die Symptome können plötzlich oder langsam schleichend auftreten, plötzlich z. B. bei zugrunde liegendem Karzinom oder bei einem fieberhaften Infekt. Zur Symptomverstärkung kann es bei Wärme oder fieberhaften Infekten kommen.

4.1.3.5 Differenzialdiagnosen

- Myasthenia gravis: Obwohl die jeweiligen Leitsymptome eine Differenzierung erlauben, können in Einzelfällen die Symptomatik überlappend und die Antikörper-Befunde nicht eindeutig sein. Die Therapie kann in beiden Fällen mit AChE-Hemmern und 3,4-Diaminopyridin zur Symptombesserung führen. Dennoch ist die Differenzialdiagnostik wichtig, um bei LEMS die Tumorsuche und bei Myasthenia gravis die Thymektomie kritisch zu prüfen bzw. durchzuführen.
- Früh-/Neugeborene von betroffenen Müttern können sich klinisch sehr ähnlich verhalten, hier ist es wichtig, die Erkrankung der Mutter zu kennen.

4.1.3.6 Diagnostik

Neurophysiologische Diagnostik mit repetitiver Stimulation
Diese kann grundsätzlich an jedem Nerv erfolgen, sinnvoll erscheint die Untersuchung distal am Nervus medianus/Nervus ulnaris und am warmen und ruhenden Muskel. In der Regel ist das motorische Summenaktionspotenzial erniedrigt. Ähnlich wie bei der Myasthenie kommt es bei Stimulation mit 1–5 Hz zu einem Dekrement. Entscheidender Befund ist allerdings das Inkrement auf das Doppelte bei hoher Stimulationsfrequenz mit 20 bis 50 Hz. Diese Fazilitation kann auch durch maximale willkürliche Kontraktion des Muskels über 5–10 Sekunden erreicht werden (deutlich schonenderes Untersuchungsverfahren!).

Labordiagnostik
Nachweis von VGCC-Antikörpern im Serum.

Weitere Diagnostik

Es muss nach einer zugrunde liegenden Grunderkrankung gesucht werden:

- Lymphoproliferative Erkrankungen
- Kleinzelliges Lungenkarzinom
- Andere Autoimmunerkrankungen

> **Diagnosesicherung**
>
> Die Diagnose eines LEMS gilt als gesichert, wenn Muskelschwäche und Fazilitation sowie entweder erhöhte Anti-VGCC oder ein kleinzelliges Lungenkarzinom (extreme Rarität in der Pädiatrie) vorliegen.

4.1.3.7 Verlauf

Atmung
Die Atmung kann im Rahmen einer zunehmenden Muskelschwäche mit Befall der Atemmuskulatur bedingt durch Belastung, Infektionen oder maligner Grunderkrankung betroffen sein. In diesen Situationen muss die rasche Verschlechterung bis zur respiratorischen Insuffizienz kalkuliert werden.

Herz/Kreislauf
Eine primäre Herzbeteiligung ist nicht berichtet.

Ernährung/Gastrointestinaltrakt
Sollte die bulbäre Symptomatik so ausgeprägt sein, dass Kau- und Schluckakt nicht koordiniert funktionieren, und es dadurch zu verminderter Nahrungsaufnahme oder Aspirationen kommt, ist die Anlage einer PEG-Sonde sinnvoll.

Zentrales Nervensystem (ZNS)
Eine primäre ZNS-Beteiligung ist nicht berichtet.

Orthopädie
Möglich sind bei eingeschränkter Mobilität und muskulärer Hypotonie Gelenkkontrakturen und/oder eine Skoliose im Krankheitsverlauf. Dann ist frühzeitig im multidisziplinären Ansatz die orthopädische Mitbetreuung zu initiieren.

Psychiatrische Probleme/Psychologie
Primäre Probleme sind nicht bekannt, wohl aber sekundäre psychische Belastungssituationen durch Erkrankung, Einschränkung der Lebensqualität und Krankheitsverarbeitung. Hier ist im Einzelfall auf diese Problematik zu achten und die Einbindung einer psychologischen Betreuung zu empfehlen.

Anästhesie
Grundsätzlich muss die Erkrankung vor der Narkose benannt werden. Es ist ein Notfallpass mitzuführen. Dieser ist über das betreuende Zentrum oder die Deutsche Myasthenie Gesellschaft (DMG) zu erhalten.

Geburtshilfe
Eine mögliche Verschlechterung der Symptome bei der werdenden Mutter während der Schwangerschaft ist in Einzelfällen berichtet, auch das Tumorrisiko ist zu beachten. Statistische Aussagen hierzu liegen nicht vor. Magnesium (ein Kalzium-Antagonist) als Wehenhemmer sollte, insbesondere in hohen Dosierungen, vermieden werden.

Regelmäßige Kontrollen, Diagnostik, multidisziplinäres Management
Je nach Grunderkrankung muss die Betreuung zusammen mit Immunologen oder Onkologen durchgeführt werden.
Untersuchungsintervalle sind abhängig von Erkrankungsstadium und Therapiesituation alle 3 bis 6 bis 12 Monate. Es ist immer die Medikation zu prüfen und zu optimieren; die weiteren Inhalte sind individuell anhand der Zusatzprobleme zu planen.

4.1.3.8 Therapie

Grundsätzlich ist die Therapie des LEMS im Jugendalter wie bei Patienten im Erwachsenenalter durchzuführen, wobei immer individuell Schwere, Verlauf und Grunderkrankung zu berücksichtigen sind. Evidenz-basierte Daten für das Kindes- und Jugendalter fehlen.
Nach Sicherung der Diagnose LEMS ist umgehend eine ausführliche Tumorsuche wichtig und bei Tumornachweis dieser entsprechend zu behandeln.
Die symptomatische Therapie bei LEMS umfasst:

- *AChE-Inhibitor (Pyridostigminbromid)* wirkt in der Regel nicht positiv auf die Muskelschwäche (hier auch Verschlechterung möglich), kann aber den trockenen Mund verbessern. Im Jugendalter ist die Dosis wie bei Erwachsenen 30–60 mg alle 4 Stunden, Dosis und Dosissteigerung sind immer individuell anzupassen. Cholinerge Nebenwirkungen bei Überdosierung wie Übelkeit, Durchfall, Schwitzen mit zunehmender Muskelschwäche sind unbedingt zu beachten. Der Wirkungseintritt ist rasch innerhalb von 15 bis 30 Minuten nach Einnahme, die Wirkungsdauer beträgt ca. 3 bis 4 Stunden. Eine Beurteilung der Wirksamkeit sollte erst nach einigen Tagen erfolgen.
- *3,4-Diaminopyridin (3,4-DAP)* erhöht die Neurotransmitterfreisetzung an der zentralen und peripheren Synapse. Bei LEMS führt es bei den meisten Patienten zu einer Verbesserung der Muskelkraft und der autonomen Funktionen. 3,4-DAP wird beim Erwachsenen in einer Dosis von 5–25 mg 3–4 ×/Tag oral verabreicht, die Dosisanpassung erfolgt individuell, optimale Dosen variieren zwischen 15 und 60 mg/Tag. Die Wirkung tritt ca. 20 Minuten nach Gabe ein und

hält 4 Stunden an; die Wirkdauer kann durch die zusätzliche Gabe von AChE-Hemmern verlängert werden, was bei einer Kombinationstherapie berücksichtigt werden muss. Bisher berichtete Nebenwirkungen sind eher milde, z. B. Bauchkrämpfe und Durchfälle zu Beginn, zerebrale Krampfanfälle bei Dosen > 100 mg/Tag, Parästhesien. Bei höheren Dosen auch kardiale Arrhythmien. Asthmaanfälle wurden bei Patienten mit vorbestehendem Asthma bronchiale berichtet, deshalb soll das Medikament bei bekannten Krampfanfällen und Asthma bronchiale nicht eingesetzt werden. Eine Beurteilung der Wirksamkeit sollte auch hier erst nach einigen Tagen erfolgen.

Wenn diese Medikation dauerhaft nicht ausreichend zur Verbesserung führt, ist eine immunsuppressive Therapie indiziert, hier sind die am meisten eingesetzten Medikamente:

- *Glukokortikoide und Azathioprin.* Diese werden allein oder in Kombination eingesetzt; zur Dosis, Wirkung und Nebenwirkungen siehe Therapie bei Myasthenia gravis
- *Die hochdosierte Immunglobulin-Gabe* (IVIG 2 g/Kg KG, aufgeteilt über 2 bis 5 Tage) ist effektiv bei akuter Eskalation der Therapie oder auch in Einzelfällen in größeren Abständen (alle 4 bis 6 Wochen) zur Dauertherapie, wenn andere Therapieoptionen nicht helfen. Nebenwirkungen wie Kopfschmerzen, Übelkeit und Erbrechen, allergische Reaktionen und eine aseptische Meningitis sind zu beachten.
- *Plasmaaustauschverfahren.* Die Plasmapherese kann ebenfalls zur Eskalation bei starker Verschlechterung eingesetzt werden; IVIG und Plasmapherese wirken rasch und temporär, die Einsatzintervalle sind individuell festzulegen. Wichtig ist der Einsatz dieser Therapie in einem Zentrum mit Erfahrung und einem interdisziplinären Team.

4.1.3.9 Verlauf und Prognose

Grundsätzlich ist die Prognose abhängig von der zugrunde liegenden malignen Erkrankung oder anderer assoziierter autoimmuner Erkrankungen; bei rascher Symptomprogredienz ist die Prognose schlechter. Bei autoimmunem LEMS ohne Tumorerkrankung ist die Prognose abhängig vom Ausmaß der Muskelschwäche zu Beginn, nicht aber abhängig von der Höhe der Anti-VGCC oder der Auffälligkeiten in der Neurophysiologie. Eine konsequente Tumorsuche ist mindestens über 2 Jahre durchzuführen, erst danach ist das Risiko minimiert. Eine frühe Diagnosestellung und konsequente Behandlung sind wichtig. Bei einer Schwangerschaft können mögliche Beeinträchtigungen auftreten. Diese Aussagen gelten für das Erwachsenenalter, Daten im Kindes- und Jugendalter liegen nicht vor.

4.1.4 Transientes neonatales Lambert-Eaton-Syndrom (LEMS)

Die diaplazentare Übertragung von Antikörpern der Mutter (Anti-VGCC) mit erkanntem oder nicht erkanntem LEMS ist in Einzelfällen berichtet, in Einzelfällen kam es auch zur Frühgeburtlichkeit. Unterschiedlich ausgeprägte Symptome waren: Muskelhypotonie, Trinkschwäche und Bradykardien. Der Großteil der Kinder von Müttern mit LEMS zeigt keine Symptome, aber alle müssen intensiv während der ersten Lebenstage überwacht werden. Bei Schluckstörungen soll über eine Magensonde gefüttert werden. Die Symptomatik klingt in der Regel entsprechend der Halbwertzeit der Antikörper nach Wochen ab.

Aus den wenigen vorliegenden Daten können Empfehlungen resultieren:

- Engmaschige Überwachung der Schwangerschaft, Symptomverschlechterungen kalkulieren, Magnesium meiden
- Entbindung in einem Perinatalzentrum mit multidisziplinärer Betreuung
- Überwachung des Kindes über mehrere Tage in der Neonatologie, auch bei Symptomfreiheit, Bestimmung der Anti-VGCC bei Mutter und Kind, symptomatische Therapie des Kindes
- Empfehlungen zum Stillen abhängig von der Therapie der Mutter, Aussagen zum Antikörperübertritt in die Muttermilch liegen nicht vor

4.1.4.1 Webseiten

Deutsche Myasthenie Gesellschaft e. V. (info@dmg-online.de)

4.2 Kongenitales myasthenes Syndrom (CMS)

4.2.1 Definition

Kongenitale myasthene Syndrome (CMS) sind eine Gruppe genetisch und klinisch heterogener Erkrankungen der neuromuskulären Endplatte (NME). Man unterscheidet präsynaptische Störungen, Störungen im synaptischen Spalt und postsynaptische Defekte. Allen ist die gestörte neuromuskuläre Übertragung gemeinsam. Der Schweregrad kann enorm variieren und hängt von der zugrunde liegenden genetischen Ursache ab; er reicht von milder Einschränkung bis zu lebensbedrohlichen Situationen in der Neonatalzeit oder im Rahmen krisenhafter Verschlechterung bei älteren Kindern und Jugendlichen.

4.2.2 Pathophysiologie

Präsynaptisch können die Synthese und/oder der Einbau von Acetylcholin (ACh) in die synaptischen Vesikel gestört sowie die Calcium-abhängige Freisetzung von ACh am Nervenende eingeschränkt sein. Im synaptischen Spalt führen Mutationen in *COLQ*, kodierend für die Acetylcholinesterase (AChE), zur Störung der Effizienz von ACh am Acetylcholinrezeptor (AChR). »Loss-of-Function«-Mutationen, insbesondere des Gens *CHRNE*, kodierend für die Epsilon-Untereinheit des AChR, verursachen eine verminderte Dichte von AChR im Bereich der Endplatte. Einen ähnlichen Effekt haben genetische Veränderungen des Proteins Rapsyn, das normalerweise ein Clustern der Rezeptoren in hoher Dichte vermittelt. Bei den relativ seltenen »Slow-Channel«-CMS bewirken die »Gain-of-Function«-Mutationen in den Genen der AChR-Untereinheiten eine verlängerte Kanalöffnungszeit; bei den »Fast-Channel«-CMS bewirken die Mutationen funktionell eine zu kurze Kanalöffnungszeit.

4.2.3 Epidemiologie

Die CMS sind insgesamt selten, und machen ca. 10% aller Myasthenien aus (hier Prävalenz 25–125 : 10^6). Für die Subtypen der CMS liegen keine Daten vor.

4.2.4 Genetik-Erbgänge

Die meisten kongenitalen myasthenen Syndrome werden autosomal-rezessiv vererbt, wobei selbstverständlich bei den sehr kleinen Familien oft nicht unterschieden werden kann, ob es sich um eine Spontanmutation oder um einen rezessiven Erbgang handelt. Die *Slow Channel* kongenitalen myasthenen Syndrome (SCCMS) werden autosomal-dominant vererbt.

4.2.5 Klinische Symptome

Der Krankheitsbeginn ist überwiegend in den ersten zwei Lebensjahren, wobei sich Symptome auch erst im späteren Kindes- und Jugendalter sowie seltener im Erwachsenenalter zeigen können. Allerdings lassen sich bei diesen scheinbar spät beginnenden Formen bei genauem Nachfragen meist bereits sehr frühe Symptome finden.

Leitsymptom ist die belastungsabhängige Muskelschwäche. In ausgeprägten Fällen kann allerdings die Schwäche so deutlich sein, dass nur noch sehr geringe Schwankungen feststellbar sind. Insbesondere beim sehr kleinen Kind fehlt die später zu beobachtende tageszeitliche Schwankung. Bei einem Teil der myasthenen Syndrome finden sich zusätzlich dysmorphe Stigmata (länglicher Gesichtsschädel).

Suggestive klinische Symptome eines CMS im Neugeborenen- und Säuglingsalter können sein:

- »Floppy Infant« im ersten Lebensjahr
- Schwaches Schreien, Saug- und Schluckstörungen
- Respiratorische Probleme unterschiedlicher Ausprägung
- Arthrogryposis multiplex congenital als Hinweis für eine bereits intrauterine bestehende *verminderte Bewegung*

In jedem Alter:

- Ptosis
- Externe Ophthalmoplegie, die Patienten sind sich der Störung oft nicht bewusst, da sie unwillkürlich durch Kopfbewegungen Objekte verfolgen.
- Faziale Schwäche mit Hypomimie
- Bulbäre Symptome mit Schluckstörung
- Proximal betonte Muskelschwäche, Schwäche der Nackenbeuger
- Belastungsintoleranz
- Verzögerte motorische Entwicklung
- Fluktuation der Symptome über Tage/Wochen
- Krisen mit/ohne respiratorischer Insuffizienz bedingt durch Fieber, Infektion und Belastung
- Wiederholte Apnoen

4.2.6 Differenzialdiagnosen

Die wesentlichste Differenzialdiagnose ist die Abgrenzung gegenüber einer erworbenen myasthenen Symptomatik. Diese findet sich entweder im Rahmen einer

- Myasthenia gravis oder
- bei der Botulinum-Intoxikation.

Steht die Kombination aus Belastungsintoleranz mit Ptose im Vordergrund, müssen mitochondriale Erkrankungen bedacht werden. Hier unterliegt die Ptose allerdings in der Regel keinen tageszeitlichen Schwankungen.

Daneben können die meisten der unter *Floppy Infant* genannten Erkrankungen das Bild imitieren. Allerdings ist bei diesen Erkrankungen die Belastungsabhängigkeit deutlich weniger ausgeprägt.

Diagnosesicherung

Die Diagnose basiert auf dem typischen Bild mit in der Regel bereits früh beginnender, häufig, allerdings nicht immer belastungsabhängiger Muskelschwäche. Derzeit sind über 35 verschiedene krankheitsverursachende Gene bekannt.

4.2.7 Essenzielle Untersuchungen

4.2.7.1 Genetische Diagnostik

Es existieren keine strengen Genotyp/Phänotyp-Korrelationen. Patienten mit gleichen Mutationen in einem Gen können unterschiedliche klinische Symptome und Verläufe zeigen; andererseits können Mutationen in verschiedenen Genen ähnliche klinische Phänotypen verursachen.

In der Mehrzahl der Fälle wird wegen der Vielzahl in Betracht kommender Gene eine Hochdurchsatzgenetik (WES/WGS) durchgeführt. Folgende klinische Hinweise können bei der Interpretation hilfreich sein (in Einzelfällen evtl. sogar primär Einzelgenanalyse sinnvoll):

- *Ethnische Herkunft*
  - Mutation c.1267delG im *CHRNE*-Gen oft bei südosteuropäischen Patienten und/oder Roma
  - Mutation p.Asn88Lys (N88K) im *RAPSN*-Gen oft bei CMS-Patienten aus Mitteleuropa
  - »Founder Mutation« c.1293insG homozygot im *CHRNE*-Gen bei Patienten aus dem Maghreb
- *Episodische Apnoen*
  - Präsynaptische CMS (*CHAT, SLC5 A7, SLC18 A3*)
  - Synaptische CMS (*COLQ, COL13 A1*)
  - Postsynaptisches CMS (*RAPSN*, in seltenen Fällen *CHRNE*), *MYO9 A*, Natrium-Kanal-Myasthenie (*SCN4 A*)
- *Langsame oder fehlende Pupillenreaktion auf Licht*
  - AChE-Defizienz (*COLQ*-Mutationen)
- Selektiver Befall von Hals-, Hand- und Finger-Extensoren
  - »Slow-Channel«-Syndrom (Gene kodieren für die Untereinheiten des AChR), *SYT2* und bei älteren Patienten mit AChE-Defizienz (*COLQ*-Mutationen)
- *Arthrogryposis multiplex congenita (AMC)*
  - *RAPSN, CHRNA1, CHRND* und *CHAT*
  - Fetales Akinesie-Syndrom, das auch durch Mutationen in *CHRNG, DOK7, SNAP25B, SCN4 A* und *SYT2* verursacht werden kann
- *Fluktuation der klinischen Symptome über Tage und Wochen*
  - CMS mit Mutationen in *DOK7*
- Stridor und Stimmbandlähmung bei Neugeborenen oder Säuglingen:
  - *DOK7, CHRNE, MUSK*, Fast-Channel-CMS, Slow-Channel-CMS, *SCN4 A, COL13 A1*
- Assoziation mit Krampfanfällen oder geistiger Behinderung: *DPAGT1, GMPPB, PREPL, COL13 A1, ALG14, SNAP25B, SLC5 A7, SLC18 A3, SLC25 A1, UNC13B, LAMB2*
- Nierenbeteiligung: *LAMB2*
- *Fluktuation der klinischen Symptome über Tage und Wochen*
  - CMS mit Mutationen in *DOK7*

- Autosomal-dominante Vererbung: SCCMS (*CHRNA1, CHRNB1, CHRND, CHRNE*), *SYT2*
- *Doppelgipfliges Muskelaktionspotenzial*
  - AChE-Defizienz (*COLQ*-Mutationen) und »Slow-Channel«-Syndrom (Gene kodieren für die Untereinheiten des AChR)
- Muskelbiopsie
  - Tubuläre Aggregate bei: *GFPT1, DPAGT1, ALG2*-Mutationen
  - Autophagische Myopathie: *GFPT1, DPAGT1*
- Ausbleibende oder negative Effekte der AChE-Inhibitortherapie
  - Kein Effekt oder sogar Verschlechterung der Symptome bei CMS mit AChE-Defizienz (*COLQ*-Mutationen) und »Slow-Channel«-CMS (Gene kodieren für die Untereinheiten des AChR)
  - Kein Effekt oder nur kurzzeitige Verbesserung (Tage bis wenige Wochen) bei Patienten mit Mutationen in *DOK7, MUSK, AGRN*

4.2.8 Neurophysiologie

Im repetitiven Stimulationstest zeigt sich bei den postsynaptischen Störungen bei Stimulation mit 3 Hz ein Dekrement. Dieser Befund ist allerdings im Kindesalter nicht immer zuverlässig, zumal die häufiger betroffene proximale Muskulatur insbesondere beim kleinen Kind nur sehr schlecht untersucht werden kann. Die Einzelfaser-Elektromyografie, welche grundsätzlich Phänomene wie Jitter und Blockierungen zeigen kann, ist erst beim älteren Kind/Jugendlichen durchführbar.

4.2.9 Pharmakologische Testung

Ganz wesentlich für die diagnostische Einordnung, aber auch für das weitere therapeutische Vorgehen, ist der Nachweis einer Verbesserung oder auch Verschlechterung der Symptomatik unter Cholinesterasehemmern. Eine Möglichkeit hierzu ist hier der »Tensilontest«, also die Gabe von Edrophoniumchlorid, der inzwischen aufgrund potentieller Nebenwirkungen sowie der schwierigen Beschaffung der Substanz kaum mehr durchgeführt wird. Vorteil der Substanz ist die kurze Halbwertszeit. Nachteile: Diese Untersuchung muss unter intensivmedizinischen Bedingungen durchgeführt werden (wegen der Gefahr der Bradykardie, aber auch wegen der möglichen Verschlechterung bei Vorliegen eines Defekts im Abbau von Acetylcholin bzw. bei einer Störung der Repolarisation). Wichtig ist, klinische Symptome vorher zu identifizieren, die sich bei diesem Test auch bessern können, sonst ist die Aussagekraft fragwürdig. Umgekehrt spricht ein positiver Effekt zum einen für die Annahme einer neuromuskulären Übertragungsstörung, zum anderen auch dafür, dass eine langfristige Behandlung mit einem Cholinesterasehemmer sinnvoll ist.

Aus Sicht der Autoren kann als gute Alternative eine orale Behandlung versucht werden. Allerdings sollte auch diese wegen der Gefahr einer Verschlechterung initial am besten unter stationären Bedingungen durchgeführt werden. Idealerweise sollten vorher Mutationen in *COLQ* und in Genen kodierend für ein SCCMS klinisch und/oder genetisch ausgeschlossen sein.

4.2.10 Sonstige Untersuchungen

4.2.10.1 CK

Die CK-Werte liegen im Bereich der Norm. Die Untersuchung der CK dient in erster Linie differenzialdiagnostischen Erwägungen.

4.2.10.2 Sonstige Laborbefunde

Zur Ausschlussdiagnose werden Acetylcholinrezeptor-, MuSK-und lrp4-Antikörper untersucht, die beim kongenitalen myasthenen Syndrom unauffällig sind.

4.2.10.3 Sonografie

Spielt keine Rolle.

4.2.10.4 Muskelbiopsie

Die Muskelbiopsie spielt im klinischen Alltag in der Diagnostik kongenitaler myasthener Syndrome keine wesentliche Rolle. Sie kann bei der DD der Gliedergürtel-CMS und möglicher kongenitaler Myopathien hilfreich sein. Bei ersterer Erkrankung können tubuläre Aggregate vorliegen. Routinemäßig stehen die notwendigen histologischen und physiologischen Verfahren (Endplattenfunktionsdiagnostik, ultrastrukturelle Diagnostik der Endplatte) in Deutschland nicht zur Verfügung, müssen im individuellen Fall mit dem ausführenden Labor gut vorbesprochen sein.

4.2.11 Verlauf

4.2.11.1 Atmung

Die Atmung kann in zweierlei Weise betroffen sein: entweder im Rahmen bestimmter CMS-Subtypen (z.B. Mutationen in *CHAT, COLQ und RAPSN*) durch episodische Apnoen oder grundsätzlich bei CMS im Rahmen einer zunehmenden Muskelschwäche mit Befall der Atemmuskulatur bedingt durch Belastung oder Infektionen. In beiden Situationen muss die rasche Verschlechterung bis zur respiratorischen Insuffizienz kalkuliert werden. Bei suffizient behandelten Patienten sollten diese Situationen nicht mehr auftreten.

In jedem Fall sollten die Symptome einer nächtlichen respiratorischen Insuffizienz sowie Zeichen einer Obstruktion (lautes Schnarchen, Apnoephasen) regelmäßig abgefragt werden. Gegebenenfalls ist eine Untersuchung im Schlaflabor sinnvoll.

4.2.11.2 Herz/Kreislauf

Bei den bis heute bekannten CMS ist eine Herzbeteiligung nicht berichtet.

4.2.11.3 Skelettsystem

Aufgrund der Muskelhypotonie kann es zu deutlichen Fußfehlstellungen und Haltungsstörungen kommen, die individuell einer konservativen Therapie bedürfen. Bei unbehandelten Patienten können Kontrakturen und/oder eine Skoliose den Verlauf komplizieren. Hier ist frühzeitig im multidisziplinären Ansatz die orthopädische Mitbetreuung zu initiieren.

4.2.11.4 Kognitive/psychiatrische Probleme

In den letzten Jahren wurden besonders Gene beschrieben, die für präsynaptisch lokalisierte Proteine kodieren, die bei der Synthese, der Wiederherstellung und der präsynaptischen Neurotransmitterfreisetzung wichtig sind (z.B. *SLC5 A7, SLC18 A3, VAMP1, SNAP25B, UNC13 A, SYT2*).

Hier sind ZNS-Symptome einschliesslich zerebraler Krampfanfälle als Symptome zu berichten.

Zusätzlich können sich sekundär entwickelnde Symptome auftreten und sind entsprechend zu berücksichtigen.

4.2.11.5 Anästhesie

Grundsätzlich muss die Erkrankung vor der Narkose benannt werden. Es ist ein Notfallpass mitzuführen, in dem Myasthenie verstärkende Medikamente gelistet sind. Dieser ist über das betreuende Zentrum oder die Deutsche Myasthenie Gesellschaft (DMG) zu erhalten. Bei Eingriffen sollte die Möglichkeit einer intensivmedizinischen Überwachung gewährleistet sein.

4.2.11.6 Regelmäßige Kontrollen

Es empfiehlt sich eine Betreuung in einem spezialisierten Zentrum, das auch dem multidisziplinären Ansatz der Betreuung gerecht werden kann. Untersuchungsintervalle sind abhängig von Erkrankungsstadium und Therapiesituation alle 3 bis 6 bis 12 Monate. Es ist immer die Medikation zu prüfen und zu optimieren; die weiteren Inhalte sind individuell anhand der Zusatzprobleme zu planen, regelmäßig ist bei den Kindern ab 6–7 Jahren eine Lungenfunktion, bei den Jugendlichen die Durchführung eines standardisierten Scores (z.B. Besinger-Score und

QMGC) vorgesehen. Für Kleinkinder gibt es noch keinen validierten Score, hier kann man bisher nur auf immer gleiche Untersuchungseinheiten zurückgreifen.

4.2.12 Therapie

4.2.12.1 Medikamentöse Maßnahmen

AChE-Hemmer, 3,4-Diaminopyridin, Salbutamol, Ephedrin, Fluoxetin, Chinidinsulfat, und Acetazolamid haben nachweislich positive Effekte bei einzelnen Patienten mit CMS gezeigt (▶ Tab. 4.1). Liegt ein positives Ansprechen auf Edrophonium vor, wird eine Behandlung mit Pyridostigmin begonnen. Die Dosis muss individuell angepasst werden. Die Dosis sollte so verteilt werden, dass insbesondere in Zeiten, in denen die Ermüdung eine größere Rolle spielt (z. B. am Nachmittag) mehr Dosis bereitgestellt wird als am Vormittag. Außerdem muss überlegt werden, ob die Behandlung während der Nacht notwendig ist (bisweilen besteht während der Nacht eine Symptomatik im Sinne eines obstruktiven Schlafapnoesyndroms, welches die Behandlung mit einem Depot-Präparat sinnvoll macht). Ältere Patienten werden geschult, so dass sie selbst in der Lage sind, die Dosis in einem vorgegebenen Rahmen an die täglich wechselnden Anforderungen anzupassen.

Tab. 4.1: Therapie bei myasthenen Syndromen

Gen	Rationale Therapie
CHAT	AChE-Hemmer (Pyridostigmin) in einer individuellen Dosis, oft 4–5 mg/kg KG/Tag in 4–6 ED *wenn nötig, zusätzlich* 3,4-DAP 1 mg/kg KG/Tag in 4 ED; beim ausgewachsenen Kind bis zu 4 × 5–20 mg/Tag
COLQ	Ephedrin 3 mg/kg KG/Tag in 3 ED, Beginn mit 1 mg/kg KG/Tag und vorsichtig steigern; bei älteren Patienten: 2–3 × 25–50 mg/Tag Salbutamol bei Kindern, 2–6 Jahre alt: 0.1 mg/kg KG/Tag in 3 ED (max. 2 mg/Tag); bei Kindern, 6–12 Jahre alt: 2 mg 2–3 ×/Tag; bei Erwachsenen 4 mg 1–3 ×/Tag

4 Neuromuskuläre Übertragungsstörungen

Tab. 4.1: Therapie bei myasthenen Syndromen – Fortsetzung

Gen	Rationale Therapie
CHRNA1 CHRNB1 CHRND CHRNE	Strukturelle Defekte: AchE-Hemmer (Pyridostigmin) in einer individuellen Dosis, oft 4–5 mg/kg KG/Tag in 4–6 ED *wenn nötig, zusätzlich* 3,4-DAP 1 mg/kg KG/Tag in 4 ED, beim ausgewachsenen Kind bis zu 4 × 5–20 mg/Tag Salbutamol bei Kindern, 2–6 Jahre alt: 0,1 mg/kg KG/Tag in 3 ED (max. 2 mg/Tag); bei Kindern, 6–12 Jahre alt: 2 mg 2–3 ×/Tag; bei Erwachsenen 4 mg 1–3 ×/Tag Kinetische Defekte: Slow-Channel-CMS: Chinidinsulfat 15–60 mg/kg KG/Tag in 4–6 ED Bei Nebenwirkungen: Fluoxetin, bei Erwachsenen 80–100 mg/Tag, bei Kindern maximale Dosis nicht bekannt Fast-Channel-CMS: AchE-Hemmer in einer individuellen Dosis, oft 4–5 mg/kg KG/Tag in 4–6 ED *wenn nötig, zusätzlich* 3,4-DAP 1 mg/kg KG/Tag in 4 ED, beim ausgewachsenen Kind bis zu 4 × 5–20 mg/Tag *Chinidinsulfat- und Fluoxetin-Dosis müssen anhand der Serumspiegel überwacht werden!*
RAPSN	AchE-Hemmer (Pyridostigmin) in einer individuellen Dosis, oft 4–5 mg/Kg KG/Tag in 4–6 ED *wenn nötig, zusätzlich* 3,4-DAP 1 mg/kg KG/Tag in 4 ED, beim ausgewachsenen Kind bis zu 4 × 5–20 mg/Tag
DOK7	Ephedrin 3 mg/kg KG/Tag in 3 ED, Beginn mit 1 mg/kg KG/Tag und vorsichtig steigern; bei älteren Patienten: 2–3 × 25–50 mg/Tag 3,4-DAP 1 mg/kg KG/Tag in 4 ED, bis zu 4 × 5–20 mg/Tag Salbutamol bei Kindern 2–6 Jahre alt: 0,1 mg/kg KG/Tag in 3 ED (max. 2 mg/Tag); bei Kindern 6–12 Jahre alt: 2 mg 2–3 ×/Tag; bei Erwachsenen 4 mg 1–3 ×/Tag
MUSK	AchE-Hemmer in einer individuellen Dosis, oft 4–5 mg/kg KG/Tag in 4–6 ED und 3,4-DAP 1 mg/kg KG/Tag in 4 ED, beim ausgewachsenen Kind bis zu 4 × 5–20 mg/Tag
SCN4 A	AchE-Hemmer (Pyridostigmin) in einer individuellen Dosis, oft 4–5 mg/kg KG/Tag in 4–6 ED und Acetazolamid 2 × 250 mg/Tag
GFPT1 DPAGT1	AchE-Hemmer (Pyridostigmin) in einer individuellen Dosis, oft 4–5 mg/kg KG/Tag in 4–6 ED AchE-Hemmer in einer individuellen Dosis, oft 4–5 mg/kg KG/Tag in 4–6 ED

AchE = Acetylcholinesterase; ED = Einzeldosis; KG = Körpergewicht; kg = Kilogramm; mg = Milligramm; 3,4-DAP = 3,4-Diaminopyridin
* Modifiziert nach Schara und Lochmüller (2008)

4.2.12.2 Symptomatische Therapie

Zusätzlich zur medikamentösen Therapie soll bei Patienten mit CMS eine begleitende bedarfsorientierte Therapie einschließlich Physiotherapie, Logopädie, Ergotherapie eingeleitet werden.

Wenn es trotz einer individuell optimierten medikamentösen Therapie für die Nahrungsaufnahme notwendig erscheint, ist eine PEG-Sonde indiziert. Bei fortbestehender Beeinträchtigung der Atmung muss eine Atemhilfe erfolgen, z.B. nicht invasive Maskenbeatmung. Bei Kontrakturen und/oder Skoliose ist eine konservative/operative orthopädische Mitbetreuung wichtig, die Hilfsmittelversorgung muss problemorientiert erfolgen.

4.2.13 Verlauf

Im natürlichen Verlauf ohne adäquate Therapie können Patienten eine Skoliose, Gelenkkontrakturen, eine muskuläre Atrophie und/oder eine kontinuierliche Muskelschwäche entwickeln; im Rahmen von Apnoen und Krisen kann es zu Todesfällen kommen.

Bei einer frühzeitigen Diagnose und Einleitung einer effektiven Therapie sowie einer sinnvollen Betreuung und Beratung der Patienten mit CMS kann es aber in vielen Fällen zu einer deutlichen Verbesserung der Symptomatik und der Lebensqualität kommen, nicht selten auch zu einer kompletten Normalisierung. Wichtig ist aber zu berücksichtigen, dass es im Langzeitverlauf bei einigen CMS-Subtypen auch unter adäquater Therapie zu einer kontinuierlichen Muskelschwäche kommen kann, die dann eine Hilfsmittelversorgung notwendig macht. Deshalb erscheint eine Betreuung in einem spezialisierten Zentrum sinnvoll.

Wichtig: Die komplexen Phänotypen mit auch anderen Organbeteiligungen, bei denen das CMS ein Symptom darstellt, sind nicht umfassend mit der Therapie des CMS behandelt. Hier müssen andere Symptome mit therapiert werden, wie z.B. zerebrale Krampfanfälle. Grundsätzlich sind hier neue Therapiestrategien zu entwickeln.

4.2.13.1 Besonderheiten in Beratung

Bei einer genetisch determinierten Erkrankung müssen die Ausbeute einer umfassenden genetischen Diagnostik und bei positivem Mutationsnachweis das Wiederholungsrisiko und eine mögliche Pränataldiagnostik besprochen werden. Zusätzlich müssen eindringlich die Risiken von Apnoen und krisenhaften Verschlechterungen nach körperlicher Anstrengung oder Infekt sowie eine von der genetischen Diagnose unabhängige symptomatische und auf die individuellen Bedürfnisse ausgerichtete Therapie diskutiert werden.

4.2.14 Webseiten

Deutsche Myasthenie Gesellschaft e. V. (info@dmg-online.de)

4.3 Toxische Erkankungen der neuromuskulären Übertragung

4.3.1 Botulismus

4.3.1.1 Definition

Botulismus ist eine akute neuroparalytische Erkrankung bei Mensch und Tier, bedingt durch das Toxin des Anaerobiers Clostridium botulinum. Es sind mindestens 6 Formen bekannt, die anhand der Infektionsquelle und des Infektionsweges unterschieden werden.

4.3.1.2 Pathophysiologie/Ätiologie

Das hochpotente Botulinumneurotoxin wird gebildet von Chlostridium botulinum. Es gelangt über Wunden, Schleimhäute und den Darm in das Blut; primäre Zielstrukturen sind das periphere Nervensystem, präganglionäre sympathische und parasympathische sowie postganglionäre parasympathische und efferente motorische Nervenendigungen. Dort blockiert das Toxin die präsynaptischen spannungsabhängigen Kalziumkanäle und hemmt so die Freisetzung von Ach in den synaptischen Spalt. Durch die verminderte Bindung von Ach an die Acetylcholinrezeptoren (AchR) sind Auslösung eines Muskelaktionspotenzials und damit die Kontraktion des Muskels gestört. Bei älteren Kindern und Erwachsenen kommt es bevorzugt zur Toxinaufnahme durch vergiftete Lebensmittel. Bei Säuglingen können sich die oral aufgenommenen Chlostridien im Darmtrakt vermehren, die Quelle ist häufig mit Sporen kontaminierter Honig in der Nahrung.

4.3.1.3 Epidemiologie

Kindlicher Botulismus ist in Europa sehr selten. Innerhalb von 30 Jahren wurden in Europa 73 Fälle gemeldet.

4.3.1.4 Klinische Symptome

Leitbefunde sind:

- Periphere, schlaffe Paresen, die früh im Hirnnervenbereich lokalisiert sind. Häufig bemerken die Eltern früh ein ausdruckloses Gesicht. Hinzu kommen Schluckstörungen und eine Ptose (welche unter Umständen allerdings erst nach dem Aufsetzen des Kindes deutlich wird). Die Schluckstörung kann dazu führen, dass es trotz der Mundtrockenheit zum vermehrten Speichelfluss aus dem Mund kommt. Das Schreien ist schwach.
- Im Bereich der Extremitätenmuskulatur besteht häufig eine belastungsabhängige Muskelschwäche, eher seltener eine komplette Plegie. Die Nackenstrecker sind häufig betroffen.
- Fehlende Sensibilitätsstörungen
- Fehlende Bewusstseinsstörung (wobei die Beurteilung bei hochgradigen Paresen im Hirnnervenbereich erschwert sein kann)

Nachdem das Botulinumtoxin auch präsynaptische autonome Nerven mitbetrifft, finden sich bei den Patienten zusätzlich autonome Symptome, die durch die anticholinerge Wirkung bedingt sind:

- Ein Obstipation ist häufig eines der Initialsymptome.
- Eine Blasenatonie führt zur schlaffen Überlaufblase.
- Mydriasis
- Mundtrockenheit

4.3.1.5 Differenzialdiagnosen

In erster Linie müssen subakut auftretende Erkrankungen mit ähnlichen Symptomen bedacht werden:

- Andere Störungen der neuromuskulären Übertragung: Myasthenia gravis, kongenitale myasthene Syndrome, Lambert-Eaton-Syndrom
- Guillain-Barré-Syndrom, besonders Miller-Fisher-Variante: Während allerdings der kindliche Botulismus vor allem im ersten Lebensjahr vorkommt, treten diese Erkrankungen häufig erst ab dem 2. Lebensjahr auf.
- Mitochondriopathie
- Selten andere Erreger-bedingte Erkrankungen

Selbstverständlich müssen beim Säugling alle anderen im ▶ Kap. 4.1 (*»Floppy-Infant-Syndrom«*) genannten Ursachen mit überlegt werden. Im Grunde sollte allerdings bei jedem Säugling mit Floppy Infant die Möglichkeit eines Botulismus mit bedacht werden (ohne allerdings die Seltenheit der Erkrankung aus den Augen zu lassen).

Im klinischen Alltag sind allerdings häufigere Krankheitsbilder wie Sepsis, Elektrolytentgleisungen, neurometabolische Erkrankungen Störungen, die auf jeden Fall mit überlegt und wegen der therapeutischen Konsequenzen ausgeschlossen werden müssen.

Neoplasien des ZNS (z. B. Hirnstammtumore) zeigen trotz mancher ähnlicher Symptome meist eine etwas längere Entwicklung und oft auch Zeichen der Raumforderung. Bei unklarer Situation muss allerdings bildgebende Diagnostik durchgeführt werden.

Andere Ursachen wie neurometabolische Störungen, Encephalitiden lassen sich in der Regel durch zusätzliche zentralnervöse Symptome abgrenzen.

Diagnosesicherung

Die Kombination der wegweisenden klinischen Symptome (hirnnervenbetonte Muskelschwäche mit autonomen Symptomen) mit den neurophysiologischen Befunden und dem Toxinnachweis in Stuhl, Serum, Magenaspirat oder Nahrung sichert die Diagnose.

4.3.1.6 Essenzielle Untersuchungen

Neurophysiologie
Neurophysiologischer Leitbefund ist die Trias aus:

- Erniedrigtem motorischen Summenaktionspotenzial (CMAP) beim ausgeruhten Muskel
- Zunahme der Amplitude (Fazilitation) nach hochfrequenter, tetanischer Reizung oder nach tetanischer Anspannung
- (Fehlendes) Dekrement nach Fazilitation

Cave

Bei schwerer Intoxikation kann der Anstieg der Amplitude bei hochfrequenter Stimulation fehlen und somit falsch negative Ergebnisse vortäuschen.

Toxinnachweis
Entscheidend ist der Toxinnachweis, welcher innerhalb weniger Tage möglich ist. Dieser gelingt bei infantilem Botulismus in 88–100% im Stuhl, nur in 16% im Serum. Nachweis im Magenaspirat ist in Einzelfällen auch möglich.

Beim infantilen Botulismus sollte zusätzlich der Nachweis von Erregern oder deren Sporen im Stuhl versucht werden. Wegen der Obstipation ist zur Gewinnung von Material häufig ein Klysma notwendig.

4.3.1.7 Sonstige Untersuchungen

CK
Die CK dient nur der differenzialdiagnostischen Einordnung und ist üblicherweise normal.

4.3.1.8 Verlauf

Atmung
Die Atmung ist im Rahmen einer zunehmenden Muskelschwäche mit Befall der Atemmuskulatur betroffen. Nachdem die neuromuskuläre Transmission bis zu einem Ausfall von 90–95% der Synapsen noch funktionieren kann, muss unter Umständen mit einer extrem raschen Dekompensation gerechnet werden. Es sind zahlreiche Fälle mit hypoxischem Hirnschaden bedingt durch eine zu späte Indikation zur Intubation beschrieben!

Herz/Kreislauf
Eine primäre Herzbeteiligung ist nicht berichtet.

Ernährung/Gastrointestinaltrakt
Obstipation ist ein Leitsymptom des Botulismus. Bei bulbärer Symptomatik mit Störung des Kau- und Schluckakts, mit verminderter Nahrungsaufnahme und/oder Aspiration ist eine Magensonde indiziert.

Kognitive/psychiatrische Probleme
Eine primäre ZNS-Beteiligung ist nicht berichtet. Dies ist ein wichtiges differenzialdiagnostisches Kriterium zur Abgrenzung von zentralnervösen Erkankungen. Allerdings kann es mit zunehmender respiratorischer Insuffizienz durch die Hypoxie zu einer mentalen Beeinträchtigung kommen.

Regelmäßige Kontrollen
Entscheidend für die Möglichkeit zur Entlassung sind:

- Ausreichende Schluckfähigkeit
- Wiedererlangung der Schutzreflexe
- Ausreichende Atmung

Beim infantilen Botulismus durch endogene Botulinumtoxin-Synthese muss unter Umständen über längere Zeit mit einer Ausscheidung von Clostridium botuli, entsprechenden Sporen und Toxin gerechnet werden. Entsprechende Stuhlkontrollen sind deshalb in Rücksprache mit Infektiologen notwendig.

4.3.1.9 Therapie

- Intensivmedizinische Überwachung und symptomatische Therapie. Bei fehlenden Schutzreflexen und beginnender respiratorischer Insuffizienz muss rechtzeitig eine Intubation und Beatmung begonnen werden (siehe oben).
- Gabe eines polyvalenten Antitoxins so früh wie möglich
- In Einzelfällen Botulinum-Immunglobulin, noch keine etablierte Therapie
- Eine Antibiotikatherapie ist, sieht man von notwendiger Antibiose zur Behandlung von intensivmedizinischen Sekundärkomplikationen ab, nicht geeignet, den Verlauf zu beeinflussen (auch nicht beim infantilen Botulismus mit Toxinbildung im Darm). Möglicherweise wird hierdurch sogar die Freisetzung von Toxin noch zusätzlich gefördert. Aminoglykosidantibiotika können zusätzlich direkt die neuromuskuläre Übertragung verschlechtern.

4.3.1.10 Prognose

Die Erholung nach der akuten Erkrankung vollzieht sich langsam und dauert oft Monate bis Jahre. Sowohl die Geschwindigkeit der Krankheitsentwicklung als auch die Dauer bis zur Remission hängen vom Subtyp des Botulinumtoxins ab.

Der frühzeitige Einsatz von polyvalentem Antitoxin kann die Morbidität und die Mortalität deutlich senken, dennoch können Muskelschwäche, Schwindel, trockener Mund, Müdigkeit über Monate und bis zu 1–2 Jahren fortbestehen. Die okulobulbäre Symptomatik normalisiert sich zuletzt. Negative Prädiktoren für die Prognose sind:

- Kurze Inkubationszeit
- Junges Alter
- Rasche Progredienz mit Beatmungspflichtigkeit

In ungefähr 5% muss mit einem Relaps der Erkrankung gerechnet werden.

III Therapeutische Grundprinzipien

1 Gesetzliche Bestimmungen der Leistungsträger

§ 1 SGB IX Selbstbestimmung und Teilhabe am Leben der Gesellschaft:

»Behinderte oder von Behinderung bedrohte Menschen erhalten Leistungen nach diesem Buch und den für die Rehabilitationsträger geltenden Leistungsgesetzen, um ihre Selbstbestimmung und gleichberechtigte Teilhabe am Leben in der Gesellschaft zu fördern, Benachteiligungen zu vermeiden oder ihnen entgegenzuwirken. Dabei wird den besonderen Bedürfnissen behinderter und von Behinderung bedrohter Frauen und Kindern Rechnung getragen.«

Somit haben auch Patienten mit chronisch progredienten Formen einer neuromuskulären Erkrankung (NME) laut SGB ein gesetzlich verankertes Recht auf Rehabilitation, wodurch die Störung von Teilhabe und Alltagsaktivität reduziert werden. Der Ursprungsgedanke einer »körperlichen und seelischen Wiederherstellung« kann bei progredientem Verlauf aber nur teilweise Realität werden. Allerdings wird mit zunehmendem medizinischen Fortschritt bei effektiver medizinischer Betreuung und apparativer Unterstützung (bspw. nicht invasive Maskenbeatmung) eine berufliche Rehabilitation und bei adoleszenten Patienten die Unterbringung in einem Berufsförderungswerk zur Aus- und Weiterbildung unter bestimmten Bedingungen möglich. Im Falle von NME – einer Gruppe seltener Erkrankungen besonders im Kindes- und Jugendalter – ist dabei ein ausgesprochen individuelles Vorgehen notwendig. Trotz möglicher prognostizierter Krankheitsverläufe ist von einer starken Varianz der Verläufe auszugehen – so treten beispielsweise innerhalb einer Familie mit einer hereditären motorisch-sensiblen Neuropathie (HMSN) bei gleichem Genotyp unterschiedlich schwere Phänotypen auf. Das Spektrum reicht von milder Fußdeformität über belastungsinduzierte Schmerzen bis hin zu sehr eingeschränkter Gehfähigkeit. Diese auch für zahlreiche andere NME zutreffende Tatsache bedingt, dass ein starres Korsett vorgeplanter Therapie- bzw. Rehabilitationsprogramme nicht sinnvoll ist. Darüber hinaus fehlen bisher evaluierte Trainingsprogramme. Bewährt haben sich daher dynamische Konzepte, die auf den einzelnen Patienten individuell abgestimmt werden. Physiotherapie, Ergotherapie, Aquatherapie, Sprach- und Schlucktherapie haben oftmals nicht im eigentlichen Sinne eine Funktionsverbesserung, sondern Verbesserung zur Partizipation im Fokus (bspw. eine patienten- und bedarfsorientierte Hilfsmittelversorgung). Zunehmend kommen auch neuere Therapiekonzepte zum Tragen, teils in niedergelassener Praxis oder im Rahmen von Rehabilitationsprogrammen wie auch in Studien (bspw. Galileo®-Vibrationstherapie).

Leistungsträger der medizinischen Rehabilitation sind u. a. gesetzliche und private Krankenkassen sowie die Gesetzliche Rentenversicherung. Die Zuständigkeit wird nach Antragseingang geklärt. Die Erstellung eines sozialmedizinischen Gutachtens durch die Medizinischen Dienste kann notwendig sein. Das Antragsrecht ist ein persönliches. Die Antragsstellung obliegt somit dem Versicherten bzw. den Erziehungsberechtigten selbst. Einen Antragsvordruck erhält man beim Leistungsträger, für Rückfragen stehen Leistungsträger in Service-Centern zur Verfügung. Wegen der für Patienten oftmals nicht klaren Zuordnung der Zuständigkeiten ist es sinnvoll, bereits früh einen versierten Sozialpädagogen mit einzuschalten.

2 Grundsätze der Rehabilitation

Folgende Punkte sind wie bei rehabilitativen Maßnahmen anderer Erkrankungen auch essenziell und bedürfen ständiger Reevaluation:

- Prüfen des Rehabilitationspotenzials (bereits für Antragsstellung auf Rehabilitation wichtig)
- Definition realistischer Ziele (Funktionserwerb, Wiedererwerb »verloren gegangener« Fähigkeiten)
- Begrenzung von Zeiträumen, um Zwischenziele/Zwischenerfolge zu erfassen und neue zu vereinbaren
- Sichern und Überprüfen der Kooperation(sfähigkeit) von Patienten und Hilfspersonen

Je konsequenter klare Strategien mit allen Beteiligten verabredet werden, desto besser werden die Patienten von einer zielgerichteten Rehabilitation profitieren können (betrifft ambulantes und stationäres Setting). Im Falle klar formulierter und auf die Körperfunktion bezogener Rehabilitationsanträge kann das Risiko einer Ablehnung oft vermindert werden.

Nach Ausschöpfung aller rehabilitativer Maßnahmen oder wenn der Patient fehlenden Kooperationswillen für die Fortsetzung erkennen lässt, sind Interimsphasen weniger intensiver Therapiefrequenz oder auch Therapiepausen (bspw. Sommerferien) sinnvoll.

Von der auf die motorischen Funktionen gezielten Therapie des Patienten abgesehen, verfolgen ambulante und stationäre Therapiemaßnahmen auch den sehr wichtigen Aspekt der Krankheitsverarbeitung (Patient), Bewältigung (Patient und Bezugspersonen) und der Entwicklung von Strategien zum Umgang. Somit ist eine psychologische Betreuung chronisch erkrankter Menschen und deren Bezugspersonen essenziell (auf die Inhalte psychologischer Therapie wird in diesem Kapitel nicht näher eingegangen).

3 Besonderheiten rehabilitativer Maßnahmen bei Kindern und Jugendlichen mit neuromuskulären Erkrankungen

Bei den meisten neuromuskulären Erkrankungen handelt es sich um chronisch progrediente Prozesse, die durch Veränderung des Nerven-Muskel-Sehnenapparates konsekutiv Funktionseinschränkungen und -verluste zur Folge haben. Die individuellen und in überwiegender Zahl von erwachsenen Patienten abgeleiteten Trainingsprogramme unterscheiden sich nicht grundsätzlich im Einsatz bei Kindern und Jugendlichen und sind für kongenitale Myopathien, Muskeldystrophien (bspw. auch Gliedergürtelmuskeldystrophien und Dystrophinopathien), spinale Muskelatrophien (SMA) gleichermaßen bedeutsam. Hohe Evidenzstufen liegen für keine der Muskelerkrankungen vor; es finden sich Empfehlungen niederer Evidenz für die Myotone Dytrophie (DM1), die fazio-skapulo-humerale Muskeldystrophie (FSHD) und für mitochondriale Myopathien.

4 Psychosoziale Betreuung

Auf jeden Fall sollte regelmäßige sozialpädagogische Betreuung durchgeführt werden. Diese umfasst sowohl finanzielle Aspekte als auch Fragen der Krankheitsbewältigung durch den Patienten und die gleichfalls mitbetroffene Familie.
Wesentliche organisatorische Aspekte sind:

- Beratung zur Erlangung von Leistungen der Pflegekasse
- Beratung/Mithilfe bei der Beantragung des Schwerbehindertenausweises
- Beratung und Hilfe bei Fragen wie Kindergartenbesuch, Einschulung. Es muss gemeinsam mit den anderen Behandlern überlegt werden, welche Art der Beschulung sinnvoll ist (Regelschule oder spezielle Schule) und ob gezielte Maßnahmen wie Integrationshelfer, Hilfe beim Transport zur Schule notwendig sind.
- Widerspruchsverfahren gegen nicht richtig erscheinende Entscheidungen von Kostenträgern
- Hilfe bei der Suche nach geeigneten Ausbildungsmöglichkeiten (häufig in Zusammenarbeit mit den Arbeitsbehörden oder Berufsbildungswerken)

Daneben ist es allerdings mindestens ebenso wichtig, dem betroffenen Kind und seiner Familie Unterstützung bei der psychosozialen Bewältigung der Erkrankung anzubieten. Um dies zu erreichen sollte thematisiert werden, ob:

- der Kontakt zu Selbsthilfegruppe gewünscht ist. Wichtig ist ein enger Schulterschluss zwischen den Selbsthilfeorganisationen und den Behandlungszentren.
- die Unterstützung innerhalb der Familie, aber auch innerhalb des weiteren sozialen Lebensraums, stabil ist.
- eine psychotherapeutische Unterstützung der Familie oder des Patienten nötig ist. Häufig werden erst im Gespräch über die Bewältigung von Alltagsproblemen die oft erheblichen Nöte, die die Familien beim psychischen Umgang mit der Erkrankung haben, deutlich. Leider ist allerdings die Verfügbarkeit von Psychotherapeuten, die über ausreichende Expertise und Resourcen in der Betreuung neuromuskulärer Erkrankungen verfügen, in weiten Teilen des Landes noch nicht befriedigend.
- die Einbindung eines palliativmedizinischen Teams notwendig ist.

5 Physiotherapie

Sie beinhaltet klassischerweise Elemente zur Mobilisierung, Muskelkräftigung, Kontrakturprophylaxe sowie Hilfsmittelversorgung und -optimierung. Die Physiotherapie soll neben aktiver Unterstützung Anleitung zur selbstständigen Durchführung von Übungen/Maßnahmen sein sowie Erlerntes kontrollieren. Die Durchführung erfolgt in niedergelassener Praxis, zuhause oder im Rahmen sowohl ambulanter als auch stationärer Rehabilitationen.

Behandlungsziele müssen klar definiert und den Realitäten entsprechend sein. Geeignete und gut auf die Erkrankungen anwendbare Assessments (bspw. *North-Star Ambulatory Assessment, Egen Scale*) dienen der Bewertung der Ausgangssituation sowie der Verlaufs- und Erfolgskontrolle.

Wie bei allen Therapieformen gilt es, eine Überbelastung der Muskulatur zu vermeiden. Die Schmerzschwelle kann herabgesetzt sein, Zustände von übungsinduzierten Schmerzen oder Muskelkrämpfen sollten vermieden werden. Dehnungsübungen sollten dosiert erfolgen und möglichst »einfach« in den Alltag integriert werden.

Nachfolgend werden die typischen Elemente der Physiotherapie beschrieben.

Kontrakturprophylaxe kann durch

- Aktive Dehnungsübungen,
- Passives Dehnen (z. B. durch Bezugspersonen) und
- Hilfsmittelanpassung (wie Unterschenkel- und Oberschenkelorthesen) erfolgen.

Ziel der Vermeidung von Kontrakturen ist in erster Linie der Erhalt einer möglichst optimalen mechanischen Ausgangssituation, um so trotz der in der Regel vorhandenen Muskelschwäche noch ein Maximum an Bewegung zu gewährleisten. So kann beispielsweise durch Unterschenkelorthesen nicht nur eine während der Tragezeit bestehende Dehnung (als gewünschter therapeutischer Effekt), sondern auch eine verbesserte Funktionalität durch Stabilisierung des Fußes in Neutral-Null-Stellung und damit eine stabilere Statik erzielt und ein Gehen (frei oder hilfsmittelassistiert) besser ermöglicht werden. Bedeutung hat diese Option bei drohender Spitzfußkontraktur durch herabgesetzte Muskelkraft oder Immobilität, z. B. auch im Rahmen einer HMSN-bedingten Fußdeformität im Sinne eines Hohlfußes. Patienten mit unterschiedlichen Formen einer hereditären motorisch und sensiblen Neuropathie (HMSN) profitieren von der Versorgung mit Unterschenkelorthesen zum Erhalt besserer Gelenkbeweglichkeit im Sinne einer Kontrakturprophylaxe sowie zur therapeutischen Dehnung und Steigerung der Stabilität.

Allerdings muss man sich von Anfang an darüber im Klaren sein, dass unter Umständen die Entwicklung von Kontrakturen trotz adäquater Therapie nicht verhindert werden kann. Ursachen hierfür sind:

- Überwiegende Einnahme einer fixierten Position (z. B. die meiste Zeit des Tages andauerndes Sitzen im Rollstuhl bei spinaler Muskelatrophie)
- Krankheitsspezifische, letztlich noch nicht geklärte Faktoren (z. B. Beugekontraktur im Ellbogen bei Emery-Dreifuss-Muskeldystrophie)

Die Eltern und Patienten müssen über diese Grenzen des Machbaren informiert sein, um später unnötige Schuldgefühle zu vermeiden.

Die Behandlung von Kontrakturen sollte kein Selbstzweck sein und immer im Zusammenhang mit der Möglichkeit, Alltagstätigkeiten optimal zu bewältigen, gesehen werden. Eine Beugekontraktur im Kniegelenk und Hüftgelenk kann unter Umständen für einen Rollstuhlpatienten keine wesentliche Beeinträchtigung der Lebensqualität bedeuten, die regelmäßige Durchführung von Dehnungsübungen hingegen bisweilen schon.

Ähnliches gilt für die Verwendung von Nachtlagerungsschienen. Die Toleranz gegenüber diesem Hilfsmittel ist sehr unterschiedlich, die Evidenz nicht belegt. Der Progress einer chronisch progredienten Veränderung kann dadurch unter Umständen verlangsamt, aber nicht aufgehalten werden. Es muss deshalb abgewogen werden, inwieweit mögliche Schlafstörungen, Druckstellen bei schlecht sitzenden Nachtlagerungsschienen tatsächlich den Einsatz dieses Hilfsmittels rechtfertigen.

Eine generelle Empfehlung zur Kontrakturprophylaxe kann – unabhängig der zugrunde liegenden NME – erteilt werden. Die Empfehlung zur Anwendung von Unter- und Oberschenkelorthesen ist zurückhaltend, kann im individuellen Fall sinnvoll sein; Patienten mit HMSN profitieren häufig von der Orthesenversorgung.

Mobilisierung
Diese erfolgt durch aktiv-passive Bewegungsabläufe (durch Nutzung eines Bewegungstrainers mit Arm-Hand-, sowie Bein-Fußmodul). Diese apparategestützten Verfahren dienen einer Verbesserung der Ausdauer und reduzieren durch die ständigen Bewegungsabläufe den Progress drohender Bewegungseinschränkung. Durch die Möglichkeit, Belastungsstufen individuell auf den Patienten abzustimmen, ermöglichen Bewegungstrainer auch bei kaum vorhandener Muskelkraft ein hohes Maß an Bewegung. Darüber hinaus dienen diese Bewegungsabläufe als Osteopenieprophylaxe, als Kreislauftraining und bringen im Gruppen-Setting auch stark beeinträchtigten Patienten Erfolgserlebnisse und gleichzeitig die Möglichkeit der Teilhabe. *Der Einsatz kann – unter adaptierter Belastung – bei nahezu allen Patienten mit NME erfolgen.*

Muskelkräftigung und Ausdauertraining
Beschränkt sich (durch schrittweises Hochsetzen der Leistungsgrenzen) im eigentlichen Sinne besonders – aber nicht nur – auf Erkrankungen, die eine positive

Entwicklungsprognose haben (wie die juvenile Dermato-/Polymyositis oder ein Guillain-Barré-Syndrom). Evidenzbasierte Daten spezieller Trainingsprogramme fehlen weitgehend und sind – sofern vorhanden – aus dem Bereich erwachsener Patienten abgeleitet. Intensive Übungen zur Steigerung der Muskelkraft bei chronisch progredienten Formen neuromuskulärer Erkrankungen sind oft kontraindiziert und können den degenerativen Um-/Abbauprozess beschleunigen und zu vorzeitigen Funktionseinschränkungen führen (bspw. DMD). Die Daten zur Steigerung der Muskelkraft sind uneinheitlich und belastungsfähige Daten (für Kinder und Jugendliche) aus Studien fehlen. So zeigten Untersuchungen, dass ein moderates Krafttraining bei Patienten mit DMD und FSH-Dystrophie die Muskelkraft nicht negativ beeinflusst, aber auch keinen nachweisbaren Nutzen erbringt. Auch für die Gruppe der hereditären Neuropathien wird für ein Krafttraining keine eindeutige Evidenz gesehen. Allerdings ist die Anwendung bzw. Kombination unterschiedlicher Trainingselemente je nach Erkrankung, Erkrankungsstadium, Alter, Prognose und Kooperation(sfähigkeit) in einzelnen Fällen und Teilbereichen dennoch effektiv. So wurden Gruppen o. g. Erkrankungen nach verschiedenen Kriterien untersucht und zeigten eine Level-2-Evidenz für Kräftigungsübungen in Verbindung mit aerobem Ausdauertraining (die Herzfrequenz erreicht dabei nur 60–75 % der maximalen Herzfrequenz) und eine Level-3-Evidenz (Hinweise für eine Wirksamkeit) nur für aerobes Training. Atemtherapie mittels Lippenbremse (zum besseren Offenhalten der Atemwege) zeigte eine Level-3-Evidenz für Patienten mit DM und Myasthenia gravis (MG).

In besonderem Maße sind die Voraussetzungen für zum Einsatz kommende Therapien bei akuten oder schon im chronischen Stadium der Erkrankung befindlichen Patienten mit einer Dermatomyositis oder einer Polymyositis zu berücksichtigen. Aufgrund akuter Inflammation ist im akuten Stadium der Erkrankung eine Überbelastung aufgrund möglicher Verschlechterung der Krankheitsaktivität zu vermeiden und das Therapieprogramm am subjektiven Empfinden des Patienten, an der medikamentösen Therapie, an der Krankheitsaktivität sowie auch an erhöhten Werten der Kreatinkinase (CK) zu orientieren. Schon leichte körperliche Anstrengungen werden in der akuten Phase der Erkrankung schlecht toleriert. Die existierenden Daten entstammen auch hier den Untersuchungen erwachsener Patienten, aktuelle Studien zur Erfassung geeigneter rehabilitativer Maßnahmen bei juveniler Dermatomyositis sind in Vorbereitung oder stehen vor ihrer Beendigung. Allerdings geht man mittlerweile überwiegend davon aus, dass Muskelkräftigung (Kombination aus moderatem Kräftigungstraining und aerobem Ausdauertraining) einen positiven Effekt auf die Pathogenese hat, indem die chronische niedrigschwellige Inflammation sogar abgeschwächt wird. Die Untersuchung einer juvenilen Patientin zeigte signifikante Verbesserungen dynamischer und isometrischer Kraft sowie auch in den Ausdauerleistungen. So ist auch bereits in der Akutphase der Erkrankung der Beginn der Physiotherapie mit passiver Mobilisierung, Dehnung und Kontrakturprophylaxe angezeigt. Bei Besserung der akuten Symptome und Ansprechen der Erkrankung auf medikamentöse Therapie kann auch mit moderatem Muskelaufbautraining begonnen werden. Untersuchungen erwachsener Patienten nach einem 12-Wochen-Training (an fünf Tagen in der Woche mit 20-minütigem Widerstand-/

Krafttraining in Ergänzung zu einem 15-minütigen Ausdauer-Gehtraining) resp. 7-Wochen-Programm (täglich drei Sätze Widerstand-/Krafttraining mit maximal 10 Wiederholungen) bestätigten den positiven Effekt durch signifikant reduzierte Bewegungseinschränkung, eine verbesserte Partizipation und gleichzeitig – bestätigt durch MRT der Muskulatur, CK-Bestimmung und Muskelbiopsie – ohne negative Auswirkungen auf die Inflammation. Generell ist bei chronischen bzw. schweren Verläufen die Sauerstoffaufnahme/-verwertung der Muskulatur nachhaltig gestört und erklärt somit persistierende und nur wenig reversible Funktionseinschränkungen betroffener Muskelgruppen.

Trainingsprogramme für HMSN-Patienten, bestehend aus Widerstand-/Kräftigungstraining, passiver Dehnung sowie Gleichgewichtstraining und einem Bewegungstraining auf dem Laufband demonstrierten nach mehrwöchigem Trainingszyklus neben einer besseren Gelenkbeweglichkeit eine – allerdings nicht signifikante – Verbesserung des Gleichgewichts. Die in der Auswertung zahlreicher (erwachsener) Patientenresultate gesehenen Effekte reichen allerdings zum jetzigen Zeitpunkt nicht aus für eine generelle Empfehlung von Stretching und propriozeptivem Training zur Verbesserung des Gleichgewichts. Ein Bericht über ein 12 Wochen dauerndes Training (Krafttraining) einer 15 Jahre alten Patientin mit HMSN zeigte zwar eine Verbesserung der Beweglichkeit im oberen Sprunggelenk, allerdings keine Verbesserung des Gleichgewichts.

Gleichgewichtstraining/Koordinationstraining

Ziel ist es, dem Patienten hierdurch eine sichere und gleichzeitig kraftsparende Bewegung zu ermöglichen. Die Daten zum Gleichgewichtstraining sind uneinheitlich, allerdings kann in einzelnen Fällen Training auf einer Multifunktionsplattform auch mit visuellem Feedback zu einer Stabilisierung und Verbesserung des Gleichgewichts und zu einer Reduktion muskulär bedingter Schmerzen durch eine gebesserte sogenannte »Core«-Stabilität beitragen. Die Indikation zur Durchführung von Muskelkräftigung und Ausdauertraining muss sehr individuell gestellt werden und verlangt umfassende pathophysiologische Kenntnisse über die jeweilige Erkrankung. Eine Empfehlung ist daher je nach zugrunde liegender Ätiologie zu stellen.

Stehtraining/Vertikalisierung

Ziel ist zum einen eine altersadäquate Aufrichtung, um so dem Kind den Erwerb von Erfahrungen in einer vertikalen Position zu ermöglichen. Daneben ist langfristig eine verbesserte Zirkulation und die Prophylaxe einer immobilitätsbedingten Osteopenie zu erwarten.

Nach Operationen findet sie im Rahmen der Wiedergewinnung von Funktionen Anwendung. Die assistierte Vertikalisierung ist oft ein Zwischenschritt zur *selbständigen* Aufrichtung und ggf. (hilfsmittelunterstützten) Fortbewegung. Die Aufrichtung kann über Anwendung von Lifter-Systemen (mobil oder stationär), stationäre oder fahrbare Stehständer oder in Form einer kombinierten Rollstuhl-/Vertikalisierungsversorgung (elektronische/hydraulische Aufrichtung aus Sitzposition heraus) erfolgen. *Die Möglichkeit der Vertikalisierung sollte für jeden Patienten bedacht, muss aber individuell abgewogen werden.* Problematisch wird die Vertikalisierung dann, wenn deutliche Kontrakturen in Hüft- und Kniegelenk vorliegen. In diesen Fällen ist es meist sinnvoll, auf das Stehtraining zu verzichten.

Atemtherapie/Sekretmanagement
Zur Prophylaxe von Atemweginfekten spielt die Krankengymnastik eine wesentliche Rolle. Besonders wichtig hierbei ist es, den Patienten bzw. ihren Eltern ein optimales Sekretmanagement zu lehren. In Abhängigkeit vom Ausmaß der restriktiven Ventilationsstörung umfasst dies:

- Erlernen von Atem- und Hustentechniken (nur bei ausreichender Einatmung ist ein adäquater Hustenstoß möglich!)
- Vermittlung von Lagerungstechniken und Abklopftechniken zur Sekretlösung (ähnlich wie bei Patienten mit cystischer Fibrose)
- Anleitung zur Verwendung mechanischer Hustenhilfen (z. B. Cough Assist, Pegaso)

Aktives Atemtraining kann helfen, die Mobilität des Thorax zu erhalten und hat möglicherweise auch einen Einfluss auf die Kraft der Atemmuskulatur. Allerdings sollte rechtzeitig bei Auftreten einer (evtl. nur nächtlichen) respiratorischen Insuffizienz an die Einleitung einer nicht invasiven Heimbeatmung gedacht werden.

Die Anwendung von Atemtherapie kann für alle Patienten mit entsprechender ventilatorischer Einschränkung empfohlen werden. Sie muss dann aber unter Aufsicht erlernt und im Verlauf stetig kontrolliert werden.

Aquatherapie
Erleichterung von Bewegungsabläufen kann neben den erwähnten Möglichkeiten durch die Abnahme der Schwerkraft in warm temperiertem Wasser (Aquatherapie) gelingen.

Als oberstes Ziel physiotherapeutischer Bemühungen müssen Steigerung von Teilhabe und Funktionalität durch Erhalt oder Wiedergewinnen bestehender essenzieller Abläufe wie Aufstehen, Stehen, Gehen, Elevation der Arme und eine Erleichterung von Bewegungsabläufen durch die Abnahme der Schwerkraft in warm temperiertem Wasser (Aquatherapie) angestrebt werden.

Anleitung von Bezugspersonen
Hilfestellung bei Transferbewältigung, Lagerung und Lastenabnahme (bspw. Installation unterstützender Hilfsmittel wie Rutschtuch oder Lifter) muss im Rahmen des umfassenden Managements fest installiert sein. Bisweilen ist es sinnvoll, dass im häuslichen Umfeld eruiert wird, welche Hilfsmittel sinnvoll eingesetzt werden können.

Zusammenfassend sollte der Grundsatz gelten, dass jeder Patient Physiotherapie erhalten muss, generelle Empfehlungen für einzelne Komponenten sind aufgrund nicht vorhandener Daten schwer zu geben. Individuelle Konzepte zeigen allerdings im praktischen Alltag eindeutig positive Effekte, welche sich nicht nur auf die körperlichen Funktionen, sondern darüber hinaus auf die Psyche auswirken.

Hilfsmittelerprobung, -optimierung und -versorgung
Angesichts der Tatsache, dass viele Erkrankungen trotz Behandlung erhebliche Symptome mit sich bringen, nimmt die Hilfsmittelversorgung einen ganz entscheidenden Anteil der krankengymnastischen Tätigkeit ein. Die Hilfsmittelversorgung sollte in Zusammenarbeit mit externen Anbietern durchgeführt werden, aber nicht blind nach außen verlagert werden.

Beim Thema Rollstuhl muss in Kooperation mit Patient und Familie überlegt werden:

- Wann die Versorgung sinnvoll ist (zu frühe Versorgung kann das Problem mit sich bringen, dass die Kinder gänzlich auf das Gehen verzichten, zu späte Versorgung führt zur unnötigen Einschränkung des Lebensraums).
- Für welchen Zweck der Rollstuhl verwendet werden soll (z.B. nur für Ausflugsfahrten oder längere Schulausflüge).
- Ob die Kraft ausreichend für einen manuellen Rollstuhl ist, ob eine Restkraftunterstützung notwendig ist oder ein Elektrorollstuhl sinnvoller ist. In unklaren Fällen empfiehlt es sich, eine praktische Erprobung vor der definitiven Verordnung durchzuführen.
- Ob beim E-Rollstuhl eine Standardsteuerung ausreicht oder ob eine Sondersteuerung notwendig ist (z.B. bei sehr schwacher Handmuskulatur).
- Benötigt das Kind eine besondere Stabilisierung zum Sitzen (Nackenstütze, Sitzschale u.a.)?

Neben den klassischen »großen« Hilfsmitteln wie Rollstuhl und Stehständer sollten allerdings auch kleine Hilfsmittel mit überlegt werden, wie:

- Stiftverdickungen
- Spezielles Besteck
- Computer (evtl. mit spezieller Software) für den Schulunterrrricht
- Spezialtastaturen und vieles mehr

Die Versorgung mit Orthesen sollte ebenfalls gemeinsam mit der Physiotherapeutin überlegt und erprobt werden:

- Unterschenkelorthesen bei Fußheberparese
- Lange Beinschienen bei proximaler Muskelschwäche: Hier muss allerdings im Einzelfall kritisch überlegt werden, ob Aufwand und Nutzen in einem vernünftigen Verhältnis stehen oder ob eine primäre Rollstuhlversorgung evtl. sinnvoller wäre.
- Mit zunehmender Verfügbarkeit spielen zudem Umweltsteuerungssysteme eine immer größere Rolle. Auch hier muss, insbesondere nachdem diese Hilfsmittel häufig immer noch sehr teuer sind, präzise erarbeitet werden, was erreicht werden soll und kann.

Die adäquate Hilfsmittelversorgung muss alle Patienten erreichen und kann erheblich zu verbesserter Selbstständigkeit, Teilhabe und Lebensqualität beitragen.

6 Ergotherapie

Als »Disziplin« der oberen Extremitäten und der Koordination kommt der Ergotherapie maßgeblich Bedeutung zu im Hinblick auf Optimierung der Aktivitäten des täglichen Lebens, Transferbewältigung und Hilfsmitteloptimierung sowie der Funktionsverbesserung und -optimierung. Dabei ist eine enge Kooperation mit anderen therapeutischen Disziplinen wichtig und patientengerichtet.

Therapeutische Elemente sind der klassischen Ergotherapie entnommen und bedürfen einer entsprechenden Individualisierung. Auch hier dient die Therapie einer Teilhabeverbesserung und dem Ermöglichen eines hohen Maßes an Selbstständigkeit. Neben der häuslichen Umgebung schließt das schulische Aspekte ebenso ein wie eine zielgerichtete berufliche Entwicklung (bzw. Ausbildung). Aktivitäten des Alltags werden evaluiert, geübt oder durch Hilfsmittelunterstützung oder Umrüstung vorhandener Gegebenheiten optimiert.

Das ADL (*Activity of Daily Living*)-Training ist ein maßgebliches Element der Therapie und erfolgt meist »fächerübergreifend« mit den anderen therapeutischen Disziplinen zusammen. Ziel ist ein größtmögliches Maß an Selbstbestimmung und Selbstständigkeit durch Bewältigung alltäglicher Dinge wie Aufstehen/Zubettgehen, An- und Ausziehen, Kämmen, Zähneputzen, Toilettengang/Intimhygiene und damit auch eine Entlastung entsprechender Assistenzpersonen. Die Abläufe werden wiederholt trainiert, notwendige Assistenzsysteme installiert (bspw. Toilettensitzerhöhung, Griff neben der Toilette, Barrierefreiheit beim Zugang zur Dusche) und die Unterstützungsrate auf ein Minimum bzw. das Wesentliche beschränkt. Die Hilfspersonen (in der Regel die Familie) werden in die Abläufe mit einbezogen und angeleitet. In besonderem Maße gilt das für alle im Alltag notwendigen Transferleistungen. Die Maßnahmen dienen nicht nur einer Funktionsoptimierung des Patienten, sondern auch einer Entlastung der Hilfspersonen.

Neben einem Wiedererwerb von Funktionen (durch Bewegungstraining der oberen Extremitäten, Sensibilitätstraining durch Stimulationstechniken oder Dehnung relevanter Muskelgruppen) dienen die Therapien im Intervall oft auch der Ein- und Umstellung auf eine andere Phase im progredienten Verlauf der zugrunde liegenden Erkrankung.

Eine Versorgung mit Orthesen dient dabei oft nicht einer Verbesserung medizinischer Aspekte (wie z.B. einer durch Orthesen gewünschten dauerhaften Dehnung), sondern einer Funktionsverbesserung bei beispielsweise mangelhafter Daumenopposition oder eingeschränkter Fingerextension (bspw. Mecron®-Schiene).

Ergotherapie beinhaltet viele Elemente, die neben Funktionsoptimierung eine adäquate Hilfsmittelversorgung zum Ziel haben. *Grundsätzlich sollte Ergotherapie empfohlen werden, aufgrund therapeutischer Überschneidungen ist ein interdisziplinärer Austausch notwendig.*

7 Logopädie

Die Logopädie arbeitet intensiv in Kooperation mit den anderen therapeutischen Disziplinen zusammen.

Ziele der logopädischen Behandlung bei neuromuskulären Erkrankungen sind:

- Anbahnung einer oralen Nahrungsaufnahme bei sehr früher Störung der Mundmotorik (z. B. bei kongenitalen Myopathien, kongenitalen myasthenen Syndromen, Dystrophia mytonica)
- Verbesserung des Schluckakts (vor allem bei kongenitalen Myopathien, DM1, schwerer Myasthenia gravis, schwerer Dermatomyositis). Hier muss entschieden werden, ob durch Erlernen von Schlucktechniken bzw. unter Verwendung pürierter Kost eine ausreichend sichere Ernährung möglich ist. Es muss von Seiten der Logopädie abgeschätzt werden, ob eine orale Ernährung sinnvoll durchgeführt werden kann oder eine Sondenernährung vorzuziehen ist. In entsprechend geschulten Abteilungen kann evtl. eine Videofluoroskopie des Schluckaktes zusätzliche Informationen liefern. In der Regel ist eine Sondenernährung meist dann sinnvoll, wenn entweder eine deutliche Aspirationsgefahr besteht oder die Ernährung so lange Zeiträume in Anspruch nimmt, dass der ganze Tagesablauf von der Sorge um eine adäquate Nahrungsaufnahme geprägt ist.
- Beurteilung und evtl. Verbesserung der Eltern-Kind-Interaktion bei der Nahrungsaufnahme. Dies kann besonders bei Kindern mit kongenitalen Myopathien, die postpartal über längere Zeit mit der Sonde ernährt werden mussten, ein großes Problem darstellen.
- Verbesserung von Mundschluss und Mundmotorik (bei allen Erkrankungen, die mit Fazies myopathica einhergehen)
- Beinflussung einer Dysarthrie (z. B. bei Dysarthrie durch Störung der Zungenmotorik) oder bei gestörter Atemmechanik (bei neuromuskulären Erkrankungen mit einer restriktiven Ventilationsstörung).
- Anpassung von Kommunikationssystemen bei massiver Sprechstörung bis hin zur Anarthrie
- Neben der Krankengymnastik beschäftigt sich auch die Logopädie mit Atemtherapie (zur Atemwegshygiene, zum Erlernen von Strategien zum besseren Abhusten, zur Anleitung einer mechanischen Hustenhilfe (z. B. Cough assist, Pegaso) sowie zur Optimierung der Atemmechanik zur verbesserten Lautexpression).

Allgemeine Empfehlung:

Generell kann Logopädie bei Funktionseinschränkungen von

- Kauen und Schlucken,
- Sprache und Sprechen,
- Mundmotorik und
- interdisziplinär bei Ventilationsproblemen sowie
- bei Ernährungsproblemen uneingeschränkt empfohlen werden.

8 Anästhesie und Chirurgie bei neuromuskulären Erkrankungen

Für Kinder mit neuromuskulären Erkrankungen können möglicherweise zusätzliche Risiken bei operativen Eingriffen entstehen. Aus diesem Grunde ist es sinnvoll, dass sowohl Chirurgen als auch Anästhesiologen über die neuromuskuläre Erkrankung informiert sind, um mögliche Risiken zu minimieren. Es empfiehlt sich, zumindest in Fällen, in denen Narkoserisiken abschätzbar sind, den Patienten einen entsprechenden Notfallausweis (»Muskelpass«) auszustellen (erhältlich bei DGM).

Im Einzelfall müssen vor einer Operation folgende Risiken überlegt werden:

- Schädigung der Muskulatur
    - Anlage zur malignen Hyperthermie (z. B. bei *RYR1*-Mutationen, King-Denborough-Syndrome)
    - Risiko einer perioperativen Rhabdomyolyse (z. B. bei Dystrophinopathien, Myotonien)
- Respiratorische Komplikationen
    - Schwierige Intubation bei Anomalien des Gesichtsschädels (z. B. bei kongenitalen Myopathien mit Strukturanomalien)
    - Respiratorische Insuffizienz (z. B. bei neuromuskulären Übertragungsstörungen)
- Kardiale Probleme
    - Herzrhythmusstörungen (z. B. bei Dystrophia myotonica)
    - Akuter Herzstillstand (z. B. bei Emery Dreifuss)
- Metabolische Entgleisung (z. B. bei Mitochondriopathie)

In kritischen Fällen sollte darauf geachtet werden, dass postoperativ ein Intensivplatz verfügbar ist.

Bei Patienten mit möglicher Anlage einer malignen Hyperthermie muss eine Trigger-freie Narkose unter Vermeidung volatiler Anästhetika gewählt werden.

Bei Patienten mit myotonen Erkrankungen sollten nicht depolarisierende Muskelrelaxantien (z. B. Succinylcholin) vermieden werden.

IV Verzeichnisse

Literaturverzeichnis

Aguirre AS et al. (2023) Treatment of Facioscapulohumeral Muscular Dystrophy (FSHD): A Systematic Review. Cureus 15(6): e39903.

Al Khalili Y, Jain S, Lam JC et al. (2024) Brachial Neuritis. StatPearls. Treasure Island (FL): StatPearls Publishing.

Ambegaonkar G, Manzur AY, Robb SA et al. (2011) The multiple phenotypes of arthrogryposis multiplex congenita with reference ort h neurogenic variant. European journal of paediatric neurology: EJPN 15: 316–319.

Aponte Ribero V et al. (2023) Systematic Literature Review ort h Natural History of Spinal Muscular Atrophy: Motor Function, Scoliosis, and Contractures. Neurology 101: e2103–e2113.

Barišić N, Turudić D, Marić LS et al. (2022) Vaccination in pediatric acquired inflammatory immune-mediated neuromuscular disorders. European journal of paediatric neurology: EJPN: official journal ort h European Paediatric Neurology Society 36: 159–176.

Van den Bergh PYK, van Doorn PA, Hadden RDM et al. (2021) European Academy of Neurology/Peripheral Nerve Society guideline on diagnosis and treatment of chronic inflammatory demyelinating polyradiculoneuropathy: Report of a joint Task Force-Second revision. European journal of neurology: the official journal ort h European Federation of Neurological Societies 28(11): 3556–3583.

van den Bersselaar LR et al. (2022) European Neuromuscular Centre consensus statement on anaesthesia in patients with neuromuscular disorders. European journal of neurology 29(12): 3486–3507.

Birnkrant DJ et al. (2018) Diagnosis and management of Duchenne muscular dystrophy, part 1: diagnosis, and neuromuscular, rehabilitation, endocrine, and gastrointestinal and nutritional management. Lancet Neurol 17(3): 251–267.

Birnkrant DJ et al. (2018) Diagnosis and management of Duchenne muscular dystrophy, part 2: respiratory, cardiac, bone health, and orthopaedic management. Lancet Neurol 17(4): 347–361.

Bouchard C, Tremblay JP (2023) Limb-Girdle Muscular Dystrophies Classification and Therapies J Clin Med 12(14): 4769.

Brisca G et al. (2021) Management and outcome of benign acute childhood myositis in pediatric emergency department. Ital J Pediatr 47(1): 57.

Cavaletti, G et al. (2023) Toxic medications in Charcot-Marie-Tooth patients: A systematic review. J Peripher Nerv Syst 28(3): 295–307.

Chawla T et al. (2024) Phenotype-genotype spectrum of a cohort of congenital muscular dystrophies: a single-centre experience from India. Neurogenetics 25(4): 435–469.

Chin HL et al. (2024) A clinical approach to diagnosis and management of mitochondrial myopathies. Neurotherapeutics 21(1): e00304.

Cignetti NE et al. (2023) A standardized ultrasound approach in neuralgic amyotrophy. Muscle Nerve 67(1): 3–11.

Day JW, Howell K, Place A et al. (2022) Advances and limitations ort he treatment of spinal muscular atrophy. BMC Pediatr. 22(1): 632.

Della Marina A, Wibbeler E, Abicht A et al. Long term follow-up on pediatric cases with congenital myasthenic syndromes-a retrospective single centre cohort study. Front Hum Neurosci 14, Article 560860, https://www.doi.org/10.3389/fnhum.2020.560860.

De León AM, Garcia-Santibanez R, Harrison TB (2023) Article Topic: Neuropathies Due to Infections and Antimicrobial Treatments. Curr Treat Options Neurol: 1–17.

Dinov D, Donowitz JR (2022) Acute flaccid myelitis a review of the literature. Front Neurol. 13: 1034607.

Engel AG, Shen XM, Selcen D (2018) The unfolding landscape of the congenital myasthenic syndromes. Ann N Y Acad Sci. 1413(1): 25–34. https://www.doi.org/10.1111/nyas.13539. Epub 2018 Jan 21. PMID: 29355968; PMCID: PMC5800977.

Fortunato F et al. (2023) DMD deletions underlining mild dystrophinopathies: literature review highlights phenotype-related mutation clusters and provides insights about genetic mechanisms and prognosis. Front Neurol 14: 1288721.

GeneTable of Neuromuscular Disorders. https://musclegenetable.fr/index.html (Zugriff am 25.07.2025).

Gesellschaft für Neuropädiatrie: Diagnose und Therapie des Guillain-Barré Syndroms im Kindes- und Jugendalter. 4. Aufl. Version 1.0. (verfügbar unter: https://www.awmf.org/leitlinien/detail/ll/022-008.html, Zugriff am: 24.5.2023).

Guglieri, Bushby et al. (2022) Effect of Different Corticosteroid Dosing Regimens on Clinical Outcomes in Boys With Duchenne Muscular Dystrophy: A Randomized Clinical Trial. https://www.doi.org/10.1001/jama.2022.4315

Harms L, Sieb JP, Williams AE et al. (2012) Long-term disease history, clinical symptoms, health status, and health care utilization in patients suffering from Lambert Eaton myasthenic syndrome: Results of a patient interview survey in Germany. J Med Econ 15: 521–530.

Higuchi Y, Takashima H (2023) Clinical genetics of Charcot–Marie–Tooth disease. Journal of Human Genetics 68(3): 199–214.

Hopkins PM, Ruffert H, Snoeck MM et al. on behalf of The European Malignant Hyperthermia Group (2015) European Malignant Hyperthermia Group guidelines for investigation of malignant hyperthermia susceptibility. British Journal of Anaesthesia 115(4):531–539. https://www.doi.org/10.1093/bja/aev225

Hu X, Jing M, Feng J et al. (2020) Four cases of pediatric neuralgic amyotrophy treated with immunotherapy: one-year follow-up and literature review. J Int Med Res. 48(3): 300060520912082.

Jitpimolmard N et al. (2020) Treatment Updates for Neuromuscular Channelopathies. Curr Treat Options Neurol 22(10): 34.

Johnson NE et al. (2016) Disease burden and functional outcomes in congenital myotonic dystrophy: A cross-sectional study. Neurology 87(2): 160–167.

Joshi PR, Zierz S (2020) Muscle Carnitine Palmitoyltransferase II (CPT II) Deficiency: A Conceptual Approach. Molecules 25(8): 1784.

Klopstock T, Priglinger C, Yilmaz A et al. (2021) Mitochondrial Disorders. Dtsch Arztebl Int. 18(44): 741–748.

Kuitwaard K, van Koningsveld R, Ruts L et al. (2009) Recurrent Guillain-Barré-Syndrome. *J. Neurol. Neurosurg. Psychiatry* 80(1): 56–59.

Lehmann-Horn F, Jurkatt-Rott K, Rüdel R (2008) Diagnostics and Therapy of Muscle Channelopathies – Guidelines of the Ulm Muscle Centre. Acta Myologica; XXVII: 98–113.

Leslie N, Bailey L (1993) Pompe Disease. GeneReviews®.

Lim KRQ et al. (2020) Cardiac Involvement in Dystrophin-Deficient Females: Current Understanding and Implications for the Treatment of Dystrophinopathies. Genes (Basel) 11(7): 765.

Lindroos JLV, Bjørk MH, Gilhus NE (2024) Transient Neonatal Myasthenia Gravis as a Common Complication of a Rare Disease: A Systematic Review. J Clin Med 13(4): 1136.

Matthews E et al. (2023) Care Recommendations for the Investigation and Management of Children With Skeletal Muscle Channelopathies. Pediatr Neurol 145: 102–111.

McMillan HJ, Darras BT, Kang PB (2011) Autoimmune Neuromuscular Disorders in Childhood. In: Singer H (section ed). Pediatric Neurology. Current Treatment Options in Neurology.

Mori M, Kuwabara S, Yuki N (2012) Fisher syndrome: clinical features, immunopathogenesis and management. Expert Rev Neurother. 12(1): 39–51.

Munot P, Robb SA, Niks EH, Palace J; ENMC workshop study group. 242nd ENMC International Workshop: Diagnosis and management of juvenile myasthenia gravis Hoofddorp, the Netherlands, 1–3 March 2019. Neuromuscul Disord. 2020 Mar;30(3): 254–264. https://doi.org/10.1016/j.nmd.2020.02.001. Epub 2020 Feb 7. Erratum in: Neuromuscul Disord. 2021 Mar;31(3): 264. PMID: 32173249.

Nishio H et al. (2023) Spinal Muscular Atrophy: The Past, Present, and Future of Diagnosis and Treatment. Int J Mol Sci 24(15).

Noioso CM, Bevilacqua L, Acerra GM et al. (2023) Miller Fisher syndrome: an updated narrative review. Front Neurol. 14: 1250774.

Ohno K, Ohkawara B, Shen XM et al. (2023) Clinical and Pathologic Features of Congenital Myasthenic Syndromes Caused by 35 Genes – A Comprehensive Review. Int J Mol Sci 24(4): 3730.

Okamoto Y, Takashima H (2023) The Current State of Charcot-Marie-Tooth Disease Treatment. Genes 14(7): 1391. Basel.

Pachman LM et al. (2021) Juvenile Dermatomyositis: New Clues to Diagnosis and Therapy. Curr Treatm Opt Rheumatol 7(1): 39–62.

Panagiotou P, Kanaka-Gantenbein C, Kaditis AG (2022) Changes in Ventilatory Support Requirements of Spinal Muscular Atrophy (SMA) Patients Post Gene-Based Therapies. Children 9(8). Basel, Switzerland.

Pascual-Gilabert M, Artero R, López-Castel A (2023) The myotonic dystrophy type 1 drug development pipeline: 2022 edition. Drug Discov Today 28(3): 103489.

Pisciotta, C et al. (2021) Challenges in Treating Charcot-Marie-Tooth Disease and Related Neuropathies: Current Management and Future Perspectives. Brain Sci 11(11): 1447.

Quattrocelli M et al. (2021) Mechanisms and Clinical Applications of Glucocorticoid Steroids in Muscular Dystrophy. J Neuromuscul Dis 8(1): 39–52.

Radkowski P, Suren L, Podhorodecka K et al. (2023) A Review on the Anesthetic Management of Patients with Neuromuscular Diseases. Anesth Pain Med. 13(1): e132088.

Reuner U, Dinger J (2011) Myasthenie Kolloquium zum Thema: Lambert-Eaton-Syndrom und Schwangerschaft. Newsletter 1/2011, Themmler.

Saladini M, Nizzardo M, Govoni A et al. (2020) Spinal muscular atrophy with respiratory distress type 1: Clinical phenotypes, molecular pathogenesis and therapeutic insights. Journal of cellular and molecular medicine 24(2): 1169–1178.

Schara U, Lochmüller H (2008) Therapeutic strategies in congenital myasthenic syndromes. Neurotherapeutics: the journal of the American Society for Experimental NeuroTherapeutics 5(4): 542–547. https://doi.org/10.1016/j.nurt.2008.07.003

Spendiff S, Dong Y, Maggi L et al. & ENMC 260th workshop study group (2023) 260th ENMC International Workshop: Congenital myasthenic syndromes 11–13 March 2022, Hoofddorp, The Netherlands. Neuromuscular disorders: NMD, 33(9): 111–118. https://doi.org/10.1016/j.nmd.2022.12.006

Stunnenberg BC et al. (2020) Guidelines on clinical presentation and management of nondystrophic myotonias. Muscle Nerve 62(4): 430–444.

Tang Z et al. (2022) Surgical Treatment for Severe Cervical Hyperlordosis and Thoracolumar Kyphoscoliosis with Emery-Dreifuss Muscular Dystrophy: A Case Report and Literature Review. Orthop Surg 14(12): 3448–3454.

Titulaer MJ, Maddison P, Sont JK, et al. (2011) Clinical Dutch-English Lambert-Eaton Myasthenic Syndrome (LEMS) Tumor Association Prediction Score accurately predicts smallcell lung cancer in the LEMS. J Clin Oncol 29: 902–908.

Thompson R, Bonne G, Missier P et al. (2019) Targeted therapies for congenital myasthenic syndromes: systematic review and steps towards a treatabolome. Emerg Top Life Sci. 3(1): 19–37. https://www.doi.org/10.1042/ETLS20180100. Epub 2019 Jan 28. PMID: 30931400; PMCID: PMC6436731.

Urtizberea JA, Severa G, Malfatti E (2023) Metabolic Myopathies in the Era of Next-Generation Sequencing. Genes (Basel) 14(5): 954.

Valenti AC et al. (2022) Clinical Profile, Arrhythmias, and Adverse Cardiac Outcomes in Emery-Dreifuss Muscular Dystrophies: A Systematic Review of the Literature. Biology (Basel) 11(4): 530.

Valentine WM (2020) Toxic Peripheral Neuropathies: Agents and Mechanisms. Toxicol Pathol 48(1): 152–173.

Ware TL, Ryan MM, Kornberg AJ (2012) Autoimmune myasthenia gravis, immunotherapy and thymectomy in children. Neuromuscul Disord 22: 118–121.

Wiendl H., Schmidt J. et al. (2022) Myositissyndrome, S2k-Leitlinie. In: Deutsche Gesellschaft für Neurologie (Hrsg.), Leitlinien für Diagnostik und Therapie in der Neurologie. Online: www.dgn.org/leitlinien (abgerufen am 25.07.2025) (https://register.awmf.org/assets/guidelines/030-054l_S2k_Myositissyndrome_2024-10-verlaengert.pdf).

Wiendl H, Meisel A et al. (2024) Diagnostik und Therapie myasthener Syndrome, S2k-Leitlinie. DGN. In: Deutsche Gesellschaft für Neurologie (Hrsg.) Leitlinien für Diagnostik und Therapie in der Neurologie. Online: www.dgn.org/leitlinien (abgerufen am 25.07.2025) (https://register.awmf.org/assets/guidelines/030-087l_S2k_Diagnostik-Therapie-myasthener-Syndrome_2025-01.pdf).

Wilmshurst JM, Ouvrier RA, Ryan MM (2019) Peripheral nerve disease secondary to systemic conditions in children. Therapeutic advances in neurological disorders 12: 1756286419866367.

Xiao T et al. (2021) A pediatric case report and literature review of facioscapulohumeral muscular dystrophy type1. Medicine (Baltimore) 100(47): e27907.

Zambon AA, Pini V, Bosco L et al. (2023) Early onset hereditary neuronopathies: an update on non-5q motor neuron diseases. Brain: a journal of neurology 146(3): 806–822.

Ziegler A, Walter MC, Schoser BE (2023) Molecular therapies: present and future in neuromuscular diseases. Nervenarzt: 1–12.

A prospective, quantitative study of the natural history of facioscapulohumeral muscular dystrophy (FSHD): implications for therapeutic trials. The FSH-DY Group. (1997) Neurology 48(1): 38–46.

Autorenverzeichnis

Prof. Dr. med. Wolfgang Müller-Felber
Arzt für Neurologie und Psychiatrie, Arzt für Kinder- und Jugendmedizin
Schwerpunkt Neuropädiatrie
ehem. Leiter des Zentrums für neuromuskuläre Erkrankungen und klinische Neurophysiologie im Kindesalter
Dr. v. Haunersches Kinderspital
Universität München

Prof. Dr. med. Ulrike Schara-Schmidt
Ärztin für Kinder- und Jugendmedizin
Schwerpunkt Neuropädiatrie
Leitende Ärztin
Neuropädiatrie, Entwicklungsneurologie und Sozialpädiatrie
Zentrum für neuromuskuläre Erkrankungen im Kindes und Jugendalter
Universitätsklinikum Essen
Universität Duisburg-Essen

Dr. med. Astrid Blaschek
Ärztin für Kinder- und Jugendmedizin
Dr. v. Haunersches Kinderspital
Universität München

Dr. biol. hum. Dieter Gläser
Fachhumangenetiker
Leitung Molekulargenetik
MVZ genetikum GmbH Neu-Ulm

Dr. med. Sören Lutz
Arzt für Kinder- und Jugendmedizin
Schwerpunkt Neuropädiatrie
Chefarzt Mauritius Therapieklinik, Meerbusch

Abkürzungsverzeichnis

ACh	Acetylcholin
AChR	Acetylcholinrezeptor
ACMG	(American College of Medical Genetics)
ASD	Vorhofseptumsdefekt
ATPAse	Adenosintriphosphatase
BNP	Brain Natriuretic Peptide (natriuretisches Peptid Typ B)
BZ	Blutzucker
CCDFN	Congenital-Cataract-Facial-Dysmorphism-Neuropathy(-Syndrome)
CDG	Congenital Disorders of Glycosylation
CIDP	Chronisch inflammatorische demyelinisierende Polyneuropathie
CK	Kreatinkinase
CMAP	Motorisches Summenaktionspotenzial
CMD	Congenital Muscular Dystrophy (Kongenitale Muskeldystrophie)
CMT	Charcot-Marie-Tooth(-Hoffmann)-Erkrankung (= HMSN)
CMV	Cytomegalievirus
COX	Cytochrom Oxidase
CPT	Carnitin-Palmitoyl-Tranferase
CRP	C-reaktives Protein
CT	Computertomografie
DM1	Myotone Dystrophie
DML	Distale motorische Latenz
EBV	Ebstein-Barr-Virus
EKG	Elektrokardiogramm
EMG	Elektromyografie
ERT	Enzymersatztherapie
FHL-1	Four and a Half LIM Domain-Protein
GBS	Guillain-Barré-Syndrom
GOT	Glutamat-Oxalacetet-Transaminase
GPT	Glutamat-Pyruvat-Transaminase
HCV	Hepatitis-C-Virus
HE	Hämotoxylin-Eosin
HIV	Humanes Immundefizienz-Virus
HMSN	Hereditäre sensomotorische Neuropathie
INH	Isoniazid
KSS	Kearns-Sayre-Syndrom
Kg KG	Kilogramm Körpergewicht
LDH	Laktatdehydrogenase

LEMS	Lambert-Eaton-Myasthenie-Syndrom
LGMD	Limb-Girdle Muscular Dystrophy (Gliedergürtelmuskeldystrophie)
MD	Muskeldystrophie
MEB	Muscle-Eye-Brain(-Erkrankung)
MERRF	Myoklonus-Epilepsie mit Red Ragged Fibers
MH	Maligne Hyperthermie
MNGIE	Myo-Neuro-Gastrointestinale Enzephalopathie
MRT	Magnetresonanztomografie
NADH-TR	Nikotinamid-Adenin-Dinukleotid-Tetrazolium-Reduktase
NARP	Neuropathie-Ataxie-Retinitis Pigmentosa
NLG	Nervenleitgeschwindigkeit
NME	Neuromuskuläre Erkrankungen
PAS	Periodsäure-Schiffreaktion
PEG	Perkutane endoskopische Gastrostomie (= Magensonde)
PEO	Progressive externe Ophthalmoplegie
PFK	Phosphofruktokinease
RSV	Respiratory Syncytial Virus
RYR1	Ryanodine-Receptor 1
SDH	Succinatdehydrogenase
SEP	Somatosensorisch evoziertes Potenzial
SELENON	Selenoprotein-1
SMA	Spinale Muskelatrophie
SMARD	Spinale Muskelatrophie mit respiratorischem Distress
SNAP	Sensibles Summenaktionspotenzial
TRH	Thyreoidea-Releasing Hormon
VEP	Visuell evoziertes Potenzial
VEPTR	Vertikal expandierbare Titan-Rippen-Prothese
Vs	Versus
VSD	Ventrikelseptumsdefekt
WWS	Walker-Warburg-Syndrom
ZNS	Zentral-Nerven-System

Sachwortverzeichnis

A

Akute inflammatorische demyelinisierende Neuropathie (AIDP) 97
Akute motorische axonale Neuropathie (AMAN) 97
Arthrogryposis multiplex 34
– Neurogene 91
Augensymptome 64
Autoimmunmyositiden 241

B

Belastungsintoleranz 37
Bergström-Nadel 26
Bethlem-Myopathie 184
Beugekontrakturen (Ellbogen) 69
Bickerstaff-Enzephalitis 108
Borreliose 113
Botulismus 49, 277

C

Carrier-Status
– Myotubuläre Myopathie 195
Central-Core-Myopathie 190
Chronisch inflammatorische demyelinisierende Polyradikuloneuropathie (CIDP) 102
Chronisch progressive externe Ophthalmoplegie 48
CIDP 102
Critical-Illness-Neuro-Myopathie 109
Critical-Illness-Neuropathie 109

D

Dermatomyositis 241, 242
Dysathrie 50
Dystrophia myotonica (Myotonische Dystrophie) 231

E

Elektromyografie (EMG) 19
Elektronenmikroskopische Untersuchung 27
Externe Ophthalmoplegie 47

F

Faszikulationen 38
Fazies myopathica 49
Fibrillationen 39
Fibroblastenkultur 28
Floppy-Infant-Syndrom 31
– Differenzialdiagnose 32
Friedreich-Ataxie 133
FSHD 166

G

Gangliosid-Antikörper 106
Genetische Diagnostik 29
Glockenthorax 78
Glykosilierungsstörung 183
GQ1b-Antikörper 107
Guillain-Barré-Syndrom 97
– Chronisches 102

H

Hepatopathie 62
Hereditäre sensomotorische Neuropathie (HMSN) 118
– Charcot-Marie-Tooth-Erkrankung 118
Hirnfehlbildungen 60
HIV 115
Hopkins-Syndrom 94
Horner-Syndrom 46
Hörstörungen
– Dilatative 59
– Restriktive 59
Hypertrophe Kardiomyopathie 59

K

Kanalopathie 235
Kardiomyopathie 58
- Hypertrophe 59
Katarakt 65
Kognitive Störungen 61
Kongenitale Fasertypendysproportion 189
Kongenitale myasthene Syndrome (CMS) 267
Kontrakturen 68
Kugelberg-Welander-Syndrom 81

L

Laktat 16
Lambert-Eaton-Syndrom (LEMS) 262
- Transientes neonatales 267
Lamin A/C 185
Leberfunktionsstörung 62
Lepra 115
Leukenzephalopathie 61
LGMD 156

M

M. Fabry 133
M. Krabbe 133
M. Refsum 133
Makroglossie 51
Maligne Hyperthermie 226
McArdle 212
Merosindefizienz 182
Metachromatische Leukodystrophie 133
Miller-Fisher-Syndrom 49, 106
Mitochondriopathien 217
Molekulargenetik 29
Motoneuronopathien
- Hereditär 88
Muscle-Eye-Brain Krankheit 183
Muskel-Rippling 40
Muskelatrophie 42
Muskelbiopsie 25
Muskeldystrophie
- Duchenne 139, 148
- Emery-Dreifuss 172
- Fazio-skapulo-humeral 166
- Gliedergürtel 156
- Kongenitale 176
Muskelhypertrophie/Pseudohypertrophie 42
Muskelkrämpfe 140
Muskelschwäche 33
Myalgien 36
Myasthenia gravis 253

Myelitis
- Akute schlaffe 94
Myopathie
- Metabolische 132, 198
- Myotubulär 194
- Zentronukleäre 194
Myopathie metabolisch
- Phosphorylase-Mangel 212
- Saure-Maltase-Mangel 206
Myopathie-metabolisch
- Carnitin-Palmytoyl-Transferase-Mangel (CPT-II) 215
Myopathien
- Kongenital mit Strukturbesonderheiten 186
Myositis
- Benigne 250
- Dermatomyositis 242
Myosonografie 21
Myotone Dystrophie (Dystrophia myotonica, DM1) 229
Myotone Dystrophie Typ 1 44
Myotonia congenita 236
Myotonia congenita Becker 44
Myotonie 43

N

Nemaline Myopathie 188
Neuralgische Schulteramyotrophie 112
Neuroaxonale Dystrophie 133
Neurografie 18
Neuropathie
- Hereditäre sensomotorische 117
- Infektiöse 115
- Metabolische 132
- Motorische 92
- Toxische 135
Neurosonografie 23

O

Okuläre Myositis 48
Okulomotoriuslähmung 46
Optikusatrophie 66

P

Parsonage-Turner-Syndrom (neuralgische Schulteramyotrophie) 112
Periodische Lähmung 241
Poliomyelitis 94
Pompe-Erkrankung 206

Porphyrie 98
Ptosis 46

R

Respiratorische Insuffizienz 55
- Frühsymptom 57
- Kongenital 56
Retinitis pigmentosa 65
Retinopathia pigmentosa 65
Rhabdomyolyse 45
Rigid-Spine-Syndrom 69
Rippling 40

S

Schluckstörung 52
- Kongenital 52
Schwartz-Jampel-Syndrom 44
Selenoprotein-N1-Defizienz 184
Sensibilitätstörungen 53, 54
Skoliose 67
SMARD1 85
Spinale Muskelatrophie 73
- 5q-assoziiert 73
- Intermediärform 81
- Kugelberg-Welander 81
Sprechstörung 50
- Bulbäre 51
- Zerebelläre 51

Störung der Pupillomotorik 48
Strukturmyopathien 21

T

Tremor 40
Trophische Störungen der Skelettmuskulatur 41

U

Ullrich-Myopathie 184

V

Verkalkungen Dermatomyositis 249

W

Wadenhypertrophie 42
Walker-Warburg-Syndrom 183
Werdnig-Hoffmann-Syndrom 77
Western Blot 28

Z

Zerebrale Krampfanfälle 62
Zwerchfellparese 86
Zytoalbuminäre Dissoziation 104